全国卫生职业教育康复治疗类应用技能型
人才培养"十三五"规划教材

供康复治疗技术、老年服务与管理、中医学、中西医临床医学、护理及相关专业使用

老年康复

主　编　王　平　汪　洋　蔡　涛

副主编　张学仕　卢　哲　李和平　章　琪　李　鸾

编　委　（以姓氏笔画排序）

王　平　邢台医学高等专科学校

韦艳红　齐齐哈尔医学院附属第三医院

卢　哲　南阳医学高等专科学校

李　鸾　长春医学高等专科学校

李和平　郑州大学第一附属医院

余新华　十堰市太和医院

邹秋玉　湖南中医药大学第一附属医院

汪　洋　湖北中医药高等专科学校

张学仕　辽宁医药职业学院

陈安琪　黄冈职业技术学院

欧阳滢　南华大学附属第一医院

罗　红　荆州市第一人民医院

栾汝峰　阿克苏地区第二人民医院

章　琪　宁波卫生职业技术学院

彭罗平　湖南交通工程学院

韩　端　山东中医药大学第二附属医院

詹　艳　十堰市太和医院

蔡　涛　湖南环境生物职业技术学院

华中科技大学出版社
http://www.hustp.com
中国·武汉

内容提要

本书是全国卫生职业教育康复治疗类应用技能型人才培养"十三五"规划教材。

本书围绕老年人常见疾病的功能障碍特点、康复评定方法两大主题详细介绍了康复治疗的方法，全书分为十一章，重点介绍了常用的康复治疗技术的原则、特点、种类、基本理论和具体操作规范。

本书既可作为康复治疗技术及相关专业的教学用书，也可作为从事老年病工作的专业人员，尤其是康复医师及康复治疗师的临床参考用书。

图书在版编目(CIP)数据

老年康复/王平,汪洋,蔡涛主编. —武汉:华中科技大学出版社,2020.1(2025.1重印)
全国卫生职业教育康复治疗类应用技能型人才培养"十三五"规划教材
ISBN 978-7-5680-4317-5

Ⅰ. ①老… Ⅱ. ①王… ②汪… ③蔡… Ⅲ. ①老年病-康复医学-高等职业教育-教材
Ⅳ. ①R592.09

中国版本图书馆 CIP 数据核字(2019)第 066954 号

老年康复
Laonian Kangfu

王　平　汪　洋　蔡　涛　主编

策划编辑：罗　伟
责任编辑：孙基寿
封面设计：原色设计
责任校对：刘　竣
责任监印：周治超
出版发行：华中科技大学出版社(中国·武汉)　　电话：(027)81321913
　　　　　武汉市东湖新技术开发区华工科技园　　邮编：430223
录　　排：华中科技大学惠友文印中心
印　　刷：武汉市洪林印务有限公司
开　　本：889mm×1194mm　1/16
印　　张：17.5
字　　数：400 千字
版　　次：2025 年 1 月第 1 版第 10 次印刷
定　　价：58.00 元

全国卫生职业教育康复治疗类
应用技能型人才培养"十三五"规划教材

编委会

网络增值服务使用说明

欢迎使用华中科技大学出版社医学资源服务网yixue.hustp.com

1.教师使用流程

（1）登录网址：http://yixue.hustp.com （注册时请选择教师用户）

（2）审核通过后，您可以在网站使用以下功能：

管理学生

建立课程　　　　　　　　　　布置作业

下载教学
资源　　　　　　教师　　　　查询学生学习
　　　　　　　　　　　　　　记录等

2.学员使用流程

建议学员在PC端完成注册、登录、完善个人信息的操作。

（1）PC端学员操作步骤

①登录网址：http://yixue.hustp.com （注册时请选择普通用户）

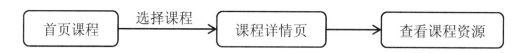

② 查看课程资源

如有学习码，请在个人中心-学习码验证中先验证，再进行操作。

```
首页课程 ──选择课程──> 课程详情页 ──────> 查看课程资源
```

（2）手机端扫码操作步骤

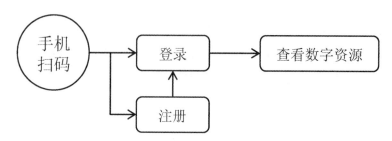

随着我国经济的持续发展和教育体系、结构的重大调整,职业教育办学思想、培养目标随之发生了重大变化,人们对职业教育的认识也发生了本质性的转变。我国已将发展职业教育作为重要的国家战略之一,高等职业教育成为高等教育的重要组成部分。作为高等职业教育重要组成部分的高等卫生职业教育也取得了长足的发展,为国家输送了大批高素质技能型、应用型医疗卫生人才。

康复医学现已与保健医学、预防医学、临床医学并列成为现代医学的四大分支之一。现代康复医学在我国发展有30多年历史,是一个年轻但涉及众多专业的医学学科,在我国虽然起步较晚,但发展很快,势头良好,在维护人民群众身体健康、提高生存质量等方面起到了不可替代的作用。

2017年国务院办公厅发布的《关于深化医教协同进一步推进医学教育改革与发展的意见》中明确指出,高等医学教育必须"坚持质量为上,紧紧围绕人才培养质量要素,深化教育教学改革,注重临床实践能力培养","以基层为重点,以岗位胜任能力为核心,围绕各类人才职业发展需求,分层分类制订继续医学教育指南,遴选开发优质教材"。高等卫生职业教育发展的新形势使得目前使用的教材与新形势下的教学要求不相适应的矛盾日益突出,加强高职高专医学教材建设成为各院校的迫切要求,新一轮教材建设迫在眉睫。

为了更好地顺应我国高等卫生职业教育教学与医疗卫生事业的新形势和新要求,贯彻落实《国家中长期教育改革和发展规划纲要(2010—2020年)》中"以服务为宗旨,以就业为导向"的思想精神,以及国家《职业教育与继续教育2017年工作要点》的要求,充分发挥教材建设在提高人才培养质量中的基础性作用,同时,也为了配合教育部"十三五"规划教材建设,进一步提高教材质量,在认真、细致调研的基础上,在全国卫生职业教育教学指导委员会专家和部分高职高专示范院校领导的指导下,我们组织了全国近40所高职高专医药院校的近200位老师编写了这套以医教协同为特点的全国卫生职业教育康复治疗类应用技能型人才培养"十三五"规划教材,并得到了参编院校的大力支持。

本套教材充分体现新一轮教学计划的特色,强调以就业为导向、以能力为本位、以岗位需求为标准的原则,按照技能型、服务型高素质劳动者的培养目标,坚持"五性"(思想性、科学性、先进性、启发性、适用性)和"三基"(基本理论、基本知识、基本技能)要求,着重突出以下编写特点:

(1)紧扣最新专业目录、教学计划和教学大纲,科学、规范,具有鲜明的高等卫生职业教育特色。

(2)密切结合最新高等职业教育康复治疗技术专业教育基本标准,紧密围绕执业资格标准和工作岗位需要,与康复治疗师资格考试相衔接。

(3)突出体现"医教协同"的人才培养模式,以及课程建设与教学改革的最新成果。

(4)基础课教材以"必需、够用"为原则,专业课程重点强调"针对性"和"适用性"。

(5)内容体系整体优化,注重相关教材内容的联系和衔接,避免遗漏和不必要的重复。

(6)探索案例式教学方法,倡导主动学习,科学设置章节(学习情境),努力提高教材的趣味性、可读性和简约性。

(7)采用"互联网+"思维的教材编写理念,增加大量数字资源,构建信息量丰富、学习手段灵活、学习方式多元的立体化教材,实现纸媒教材与富媒体资源的融合。

这套新一轮规划教材得到了各院校的大力支持和高度关注,它将为新时期高等卫生职业教育的发展作出贡献。我们衷心希望这套教材能在相关课程的教学中发挥积极作用,并得到读者的青睐。我们也相信这套教材在使用过程中,通过教学实践的检验和实际问题的解决,能不断得到改进、完善和提高。

**全国卫生职业教育康复治疗类应用技能型人才培养
"十三五"规划教材编写委员会**

随着社会科技和经济的发展，人们的生活水平持续提高，人类的平均寿命不断延长，人口老龄化现象日趋突出，我国尤为严峻。预计到 2020 年，60 岁及以上人口将达 2.48 亿，占总人口的17.17%，2025 年，老年人口将达 3 亿，成为名副其实的超老年型国家。伴随着我国人口老龄化、高龄化的不断发展，失能、失智老人的规模不断扩大，老年人患病率高、患病种类多、患病时间长、并发症多、治疗难度高等现实问题，对医疗、康复、护理、照料服务的需求不断增加，其中康复医学作为患者重新回归社会的桥梁医学，将面临新的挑战。老年康复学是康复医学的重要组成部分，是应用医学科技和康复工程等手段，与社会康复相互配合，改善因伤、因病致残的老年人生理和心理的整体功能，达到全面康复，为重返家庭、回归社会创造条件，故老年康复是康复治疗技术专业学生应该掌握的一门临床实用性课程。

本书主要以教育部医学类高职高专院校的康复治疗技术专业学生教学为目标，紧密结合课程标准，遵循"以就业为导向，医教协同"的编写原则，提升"基于工作过程的教学模式改革"理念，采用"工学结合"人才培养模式，突出"任务驱动"特色的编写方法，尤其注重学生康复医学理念和专业治疗技法的培养，增强学生的实践操作能力和创新思维能力，以培养高素质技能型、创新型康复专业人才为己任。

本书围绕老年人常见疾病的功能障碍特点、康复评定方法两大主题详细介绍了康复治疗的方法，重点介绍了常用的康复治疗技术的原则、特点、种类、基本理论和具体操作规范，围绕临床的实用性展开内容。本书不仅可作为康复治疗技术专业的教学用书，还可以作为从事老年病工作的专业人员，尤其是康复医师及康复治疗师的临床参考用书。

　　参与本书编写的作者均为多年从事康复医学教学、临床、科研的骨干,且在该学科领域具有一定成就和造诣的专家、教授,有着丰富的临床与教学经验。但由于水平有限,加之康复医学知识更迭较快,书中纰漏尚难避免,诚请广大读者提出宝贵的意见,以便再版时修订。

编者

目 录

MULU

目　录

第一章　老年康复概论

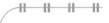

学习目标

掌握:老年康复的概念、老年疾病特点。

熟悉:老年康复的目的、注意事项,老年常见疾病的种类。

了解:老年人年龄划分标准,衰老的影响因素、表现及抗衰老的策略。

本章PPT

老年人全身的组织和器官都有不同程度的老化和功能减退,生活自理能力下降,伤病多,且多病共存。老年人的伤病往往比年轻人病情复杂,病势沉重,病程迁延,并且容易致残。因此解决"病而不残,伤而不残,残而不废"的康复医学,对生理能力下降的老年人和伤病老年人至关重要。在人口老龄化的当代,老年人的康复医疗日益受到重视。老年人康复的内容与一般的康复医疗相比,更加注重结合老年人的特点。

第一节　老年与康复概述

一、老年人的年龄划分标准及人口老龄化

（一）老年人年龄划分标准

衰老变化是循序渐进的,它受到先天性的遗传因素及后天性的环境因素等方面的影响,而且每个老年人的个体差异很大,衰老的速度不尽相同。即使在同一个老年人身上,其各种脏器与系统的衰老变化也并不是完全一致的。因此,"老年"这一词只具有相对的意义,很难绝对地说从什么时候起算进入老年期。目前,由于各国人口平均寿命的不同,政治、经济、文化状况的差异,对老年人的年龄划分还没有统一的国际标准。

世界卫生组织规定,发达国家或地区,65岁及以上的人群定义为老年人;发展中国家或地区,60岁及以上的人群定义为老年人。我国目前依然采用发展中国家的标准。

（二）人口老龄化

人口老龄化,是指人口年龄结构中,老年人口数占总人口数的比例不断上升的动态变化过程。发达国家或地区65岁及以上人口占总人口的比重达到7%;发展中国家或地区60岁及以上的人口占总人口比例达到10%,作为该国家或地区进入老龄化社会的标准。评价一个国家或地区人口年龄结构情况,通常采用老年人口系数、老年人口负担系数、老少比等指标。

1. 老年人口系数　老年人口系数又称老年人口比重,是指老年人口占总人口的百分

Note

1

比,也是反映人口老龄化的主要指标。其计算公式如下。

$$老年人口系数 = \frac{60\ \text{周岁或}\ 65\ \text{周岁以上人口数}}{\text{总人口数}} \times 100\%$$

2. 老年人口负担系数 老年人口负担系数也称抚养系数、抚养比,是指人口总体中老年人口数与劳动年龄人口数之比。它表明,从整个社会来看,每 100 名劳动年龄人口负担多少老年人。65 周岁及以上可能有人参加劳动,15～64 岁的劳动年龄人口中也可能有人实际未参加劳动。其计算公式如下。

$$老年人口负担系数 = \frac{65\ \text{岁及以上人口数}}{15 \sim 64\ \text{岁人口数}} \times 100\%$$

3. 老少比 老年人口数与少年儿童人口数的比值(用百分数表示)称为老少比,是反映一个国家或地区人口年龄结构的重要指标。计算公式如下。

$$老少比 = \frac{65\ \text{周岁及以上人口数}}{0 \sim 14\ \text{周岁人口数}} \times 100\%$$

1999 年底,我国正式步入老年型社会,现在正在向人口高龄化迈进,其特点为老年人口绝对数大,增长速度快,生活质量不高,老年期死亡率、残疾率高,进入老年期后存活时间较短,往往重病缠身等。因此,在经济尚不发达的情况下,如何解决老龄化和老年人的康复医疗问题是我们不得不面临的挑战。

二、康复的概念

(一) 康复

康复的原意是"复原",在中国、日本称为"康复",在中国香港称为"复康",在中国台湾称为"复健"。1981 年世界卫生组织(WHO)医疗康复专家委员会给康复下的定义是:"康复是指应用各种措施以减轻残疾的影响和使残疾人重返社会。康复不仅是训练残疾人使其适应周围的环境,而且也需要调整残疾人周围的环境和社会条件,以利于他们重返社会。"

(二) 康复医学

康复医学是指应用医学及相关技术,使功能障碍者的潜在能力和残存功能得到充分发挥的医学科学。WHO 的定义是:"康复医学是对身体残疾者和精神障碍者,在身体上、精神上和经济上使其尽快恢复所采取的全部康复治疗措施。"

三、老年康复的概念

老年康复是老年医学的重要部分,也是康复医学的重要分支,是研究老年人与康复的学科。

老年康复是针对 60 岁及以上的老年人群,以提高、维护和重建老年人生活自理能力为主要目的,而采取的一系列有目的、有计划的康复措施,从而提高老年人生命质量,减轻子女负担,使其重返社会。

四、老年康复的目的

老年康复工作的目的,在于恢复年迈体衰者及因伤、病致残老年人的日常生活活动能力,提高生活自理程度,减少发生久病卧床和老年性痴呆的机会,力争重返社会。职业康复在老年人中并不重要。凡有明确的残疾或功能障碍、慢性病以及年迈体衰者,均适用于康复医疗。对年迈体衰者的康复大部分属于预防性康复处置,即通过卫生教育、健康管理增强老年人体质,以减少伤病。伤病后尽早开始康复医疗这条原则对老年人也适用。如无并发症的急性心肌梗死患者,发病第二天即可活动肢体,几天后就可下床。早期进行康复医疗者与传统的长时间卧床休息者相比,不但恢复得早,后遗症少,而且心理恢复亦好。

老年康复不是单纯地为了延长生命,而是要延长老年人的有活力、健康的预期寿命,使老年人保持独立生活能力(无伤残)或改善生活质量,通过终生努力保持良好的健康状况。

五、老年康复的注意事项

由于康复医疗能避免残疾、长期卧病和老年性痴呆,有着重大的社会效益和经济效益,因此对老年人康复必须采取积极态度。要对应进行康复的老年人劝之以情(热情积极地动员),晓之以理,并示之以法(制定切合实际的康复步骤和方法,即康复程序),坚持长期康复治疗,避免半途而废。老年人对于康复,往往缺乏积极求治的意志,又缺乏合作的耐心,加之心理衰退、耳目失聪、患多种疾病并活动不便,往往不能完成规定的康复程序,因此对老年人康复,必须有耐心,对功能恢复的预后估计必须慎重。老年人体育和健康活动是老年人康复的重要组成部分,因此老年病或康复医疗单位应与老年人活动中心、老年大学、门诊所、保健站、敬老院、企业、街道以及老年人体育协会等结合开展老年人体育、康乐活动,组织以康复中心(部)为指导的各级康复网络,充分发挥基层(或社区)康复在老年人康复中的威力。在康复中应针对患者病情、预后、心理素质以及经济条件等特点,制定切合实际的日常康复医疗程序。康复医师、专科医师、专业治疗师、护士等定时会诊,随时修正原定程序。

久病卧床老年人的日常生活活动,如整容、进餐、大小便、着装、活动等,都程度不同地需要其他人帮助,只能部分自理或完全不能自理。所谓久病卧床一般是指历时数月以上,在日本规定需在半年以上。一般一旦卧病,很少能重新起床活动。

久病卧床的原发疾病有重症脑卒中、进行性的脊髓变性疾病和类风湿性疾病、综(复)合性残疾(如截瘫患者患偏瘫,偏瘫患者患急性心肌梗死等)、重症精神病和老年性痴呆。有的老人开始所患的仅是一般疾病,但因病情较重,往往长期卧床休息,若未注意早期康复,久之全身功能将受影响,形成残疾和废用综合征,终致久病卧床,甚至更严重的结局。预防久病卧床最重要的措施是预防性康复,对未病老年人加强卫生教育,做好卫生与健康管理,动员他们参加文体活动,以增强体质。已患病的老年人应避免长期卧床,倡导早下床、早活动并及早进行各种康复治疗。

知识链接

老年综合评估(comprehensive geriatric assessment,CGA)是全面关注与老年人健康和功能状态相关的所有问题,从疾病、体能、认知、心理和社会等多层面对老年患者进行全面的评估,进而确定治疗目标,做针对性的干预。

CGA 对早期发现导致老年人残障的因素及制定、调整康复计划具有重要意义。

(张学仕)

第二节　衰老与对抗衰老的策略

老化(ageing)是生命现象的自然规律。人体从出生到成熟期后,随着年龄的增长,在形态、功能和心理方面出现的进行性、衰退性变化,称为老化或衰老。一般分为生理性衰老与病理性衰老两类。生理性衰老是机体在生长过程中随增龄而发生的渐进性、受遗传因素影响的、全身复杂的形态结构与生理功能不可逆的退行性改变;病理性衰老是指因疾病或异常因素导致的老化,可使衰老现象提早出现。

一、衰老的影响因素

(一)疾病因素

疾病因素是造成衰老的最重要因素,特别是一些慢性病对人体组织器官的损害可加速老化。

(二)环境因素

环境污染对健康造成不良的影响越来越严重,可使衰老加快。

(三)生活因素

饮食不节、缺乏体力活动及运动、极度消瘦或肥胖、过度疲劳、失眠等因素均是加速人类衰老的原因之一。

(四)心理因素

俗话说"笑一笑十年少,愁一愁白了头",现代医学已证实不良的心理情绪如精神焦虑和创伤、情绪经常波动等都可使衰老加快。

二、全身各系统生理功能的老化表现

(一)感觉系统

1. 皮肤　皮肤松弛、光泽度下降、弹性差,出现皱纹。皮脂腺萎缩,易发生皮肤干燥。皮肤中感受外界环境的细胞数减少,对冷、热、痛觉、触觉等反应迟钝。

2. 眼和视觉　角膜的屈光力减退引起远视及散光。晶状体调节功能和聚焦功能逐渐减退,出现老花。晶状体浑浊,易发生老年性白内障,致盲率较高,严重影响老年人的生活质量。晶状体悬韧带张力降低,影响房水回流,导致眼压升高。病理性眼压升高可引起视神经损害和视力障碍,发生青光眼。老年黄斑变性、眼底动脉硬化等可导致视力下降。

3. 听觉　听神经功能逐渐减退,听力逐渐丧失,严重者导致老年性耳聋。

4. 味觉和嗅觉　味蕾逐渐萎缩,功能逐渐减退,使老年人偏食味道浓重的食物。嗅神经数量减少对气味的分辨能力下降。

(二)呼吸系统

1. 鼻、咽、喉　老年人鼻、咽、喉黏膜变薄,使防御功能下降,易反复发生呼吸道感染。

2. 气管和支气管　老年人气管和支气管黏膜上皮和黏液腺退行性改变,容易患慢性支气管炎,俗称"老慢支"。

3. 肺　老年人肺小血管硬化,肺血流量减少,肺容量减少,弹性下降,使肺通气不足,肺弹性回缩能力减弱,肺活量与最大呼气量减少。

（三）消化系统

1. 唾液腺和口腔　老年人唾液腺萎缩,唾液分泌减少,导致口干和说话不畅及影响食物的吞咽。牙齿咬合面的釉质和牙本质逐渐磨损,对冷、热刺激易过敏;牙髓的暴露易引起疼痛和感染。牙槽骨萎缩,牙齿部分或全部脱落,影响咀嚼功能。

2. 食管和胃肠　老年人食管黏膜逐渐萎缩,可发生不同程度的吞咽困难。反流性食管炎食管癌的发病率也增高。胃肠血流量减少,胃酸、胃蛋白酶分泌减少,胃肠蠕动减慢、排空时间延长。

3. 肝、胆、胰　肝脏解毒功能减弱,使老年人用药易发生肝损害。胆囊不易排空,易发生胆结石。胰腺分泌胰岛素的生物活性下降,造成胰岛素相对或绝对不足,易患老年性糖尿病。

（四）循环系统

1. 心脏　老年人心脏体积增大,心排血量减少,心室收缩速度减慢,心肌细胞纤维化,使心肌的兴奋性、自律性、传导性降低。

2. 血管　血管弹性纤维减少,胶原纤维增多,使血管增厚变硬,外周循环阻力增加,引起血压上升。血管硬化对压力的反应性降低,致使老年人由卧位突然变为坐位或立位时出现血压下降,即发生体位性低血压。老年人易患动脉硬化、冠心病、脑血管意外等疾病。

（五）泌尿系统

1. 肾脏　肾单位减少,间质纤维化,肾小球硬化,肾小管细胞脂肪变性,肾功能减退。

2. 输尿管　老年人输尿管平滑肌层变薄,支配肌肉活动的神经细胞减少,输尿管收缩降低,将尿送入膀胱的速度减慢,并且容易反流,引起肾盂肾炎。

3. 膀胱和尿道　膀胱和尿道肌肉萎缩,括约肌松弛,膀胱容量减少。易出现尿外溢,尿失禁,残余尿增多,尿频,夜尿量增多、排尿无力,甚至排尿困难等。

（六）内分泌系统

1. 下丘脑和垂体　重量减轻,血液供给减少,激素水平下降。

2. 腺体　前列腺增生,导致尿道阻塞而引起排尿困难;性腺功能逐渐减退,出现更年期综合征的表现;甲状腺发生纤维化和萎缩,激素的生成率减少使基础代谢率下降;肾上腺的皮质、髓质细胞均减少,使老年人保持内环境稳定的能力与应激能力降低;胰岛萎缩,老年人胰高血糖素分泌异常增加,使糖尿病特别是非胰岛素依赖型糖尿病的发病率增高。

（七）运动系统

1. 骨骼　老年人骨骼中的有机物质如骨胶原、骨黏蛋白质含量减少或逐渐消失,骨质发生进行性萎缩。椎间盘变薄,脊柱缩短,骨质疏松导致脊柱后凸,使身材变短。骨骼容易发生变形和骨折。

2. 关节　老年人关节软骨、关节囊、椎间盘及韧带的老化和退行性改变,加之骨质增生,使关节活动范围随年龄增长而越来越小。

3. 肌肉　随着年龄的增长,肌肉萎缩,组织内脂肪增加,皮下脂减少而使体重下降,使老年人容易疲劳,出现腰酸腿痛。

（八）神经系统

1. 脑与神经元的改变　脑血流量减少,脑组织萎缩,脑、脊髓重量减轻,脑细胞减少,周围神经细胞数减少,髓鞘变薄。轴突和树突也伴随神经元的变性而减少,使运动和感觉神经纤维传导速度减慢。

2. 感知觉能力的改变　老年人的触觉、温觉和振动觉阈值升高,并出现记忆力减退、思维判断能力降低、反应迟钝。

3. 反射功能的改变　反射易受抑制。腹壁反射迟钝或消失;深反射减弱或消失。

三、抗衰老策略

衰老是人生命周期中不可避免地出现的自然现象,是一种不可逆转的变化过程。但是,通过采取恰当的措施和适当的保健,可以延缓衰老的进程,将生活不能自理推迟到生命的最后。

1. 宜早不宜晚　衰老一旦发生,要将衰老逆转,"返老还童",目前,还没有有效的办法。但是,我们可以在衰老未出现之前,就采取各种措施来预防和延缓衰老的到来,有人主张年轻时就建立预防老化的保健观念,但有些问题,比如不良的饮食习惯在幼年甚至更早就已经形成了,为老年期的疾病发生埋下了隐患,因此,预防衰老应该越早越好。

2. 生活要有规律　规律的作息时间是日常保健的基础,如起居有常,三餐定时定量定质。可根据一年四季适当调整起居饮食时间,也就是中医所说的"顺应四时"。生活有规律可以使人体各个系统功能较为正常,有利于营养的消化吸收,使人有充沛的体力去工作。

3. 饮食要合理　饮食是影响人体健康和寿命的最重要因素之一。随着人们生活水平的提高,物质极大丰富,工作、社交频繁,一些人外出就餐机会增多,极易造成饮食的不合理。如暴饮暴食、食无定时、食无节制、挑食偏食等,日久就会造成营养过剩,或营养摄入不均衡,从而出现高血压、高血脂、高血糖等多种饮食不合理造成的疾病。过量饮酒可导致脂肪肝及肝硬化。所以饮食合理,荤素搭配,适量适度尤为重要。

4. 坚持适当运动　生命在于运动,虽然大家都明白这个道理,但是,能形成良好的运动习惯,且长期坚持的人并不多。选择自己喜欢或适合自己的运动方式,每周 3～5 次,每次 30 min 以上。运动的好处非常多,如提高心肺功能,降低血压;改善不良情绪;提高工作效率;增进食欲;改善睡眠质量等。

5. 保持良好的情绪　消极负性的情绪可以导致躯体疾病。良好的心理素质不仅有益于增强体质,提高抗病能力,而且可以提高工作效率,享受生活带来的各种美好和幸福体验。

（张学仕）

第三节　老年人疾病特点

人进入老年期,各器官在形态和功能两方面都有不同程度的衰退,容易患各种疾病。

Note

一、老年人患病特点

一般来说,老年人疾病的特点可概括为"多病共存,症状不典型,并发症多,发展迅速,表现特殊"。

多病共存是老年人患病的典型特点,且与年龄增长成正比。老年人体内器官组织结构和功能逐步发生退化和病变,一个系统或一种器官本身同时可存在多种病理改变,或同时患多个系统多种器官的疾病,例如不少老年人患有高血压、冠心病,还同时患有糖尿病、糖尿病肾病、慢性支气管炎;其次,同一脏器可发生多种疾病,如冠心病、肺心病、心肌炎同时存在于一人,还存在发病快、病程短,容易发生全身衰竭的特点。老年人敏感性降低,体温调节能力差,发热时不如年轻人明显;相反对冷的反应也差,容易发生低温状态而不自觉;对疼痛的反应亦较差,如心肌梗死、急性阑尾炎、急性胆囊炎时仅轻微不适,前者如治疗不及时可迅速致死,后两者可引起穿孔致腹膜炎而危及生命。因此,对老年患者的客观检查尤为重要。总之,老年人脏器储备功能低下,适应力降低,抵抗力减弱,机体不稳定性增高,免疫力减退,尤其是高龄患者,一旦有应激情况发生,如患感染性疾病时病情会迅速恶化,使原来处于勉强平衡状态的某些脏器,容易在发病后功能迅速降低,亦可出现多器官功能衰竭,预后极差。

老年人疾病首发、病情发展或药物不良反应,通常以跌倒、不想活动、精神症状、大小便失禁及自理能力丧失的一项或几项作为表现,因此也将之称为老年病发病的"五联征"。

老年人发病往往症状轻微,表现多不典型,极易发生误诊和漏诊。对家属来说,容易把老年人的大病看成小病,把新病看成老病,以致耽误诊疗。同时,老年人患病或原有疾病加重,明显的表现常常是轻者精神萎靡,重者陷入沉睡甚至昏迷,并且同样的症状在不同年龄的诊断可以不同,如"烧心"或心口痛,在青年人以溃疡病最多见,而老年人则有食管炎的可能,甚者为心绞痛、心肌梗死。病情重、症状轻,如患肺炎时,咳嗽轻、痰少、不发热、白细胞不高,仅表现为神志淡漠;如患心肌梗死时可无心绞痛发作;如患糖尿病多年但无任何不适感,也无明显的"三多一少",如遇某种诱因突然出现酮症酸中毒,如患高血压、心功能不全数年无明显症状出现,会突然发生脑出血、脑梗死及急性心力衰竭。

因此,老年病的预防工作应该从成年甚至青年时代即开始。对于已患有高血压、冠心病、糖尿病、慢性支气管炎、肺气肿、肺心病、脑梗死、心功能不全、更年期障碍、老年焦虑抑郁综合征等慢性疾患的老年患者,为了维系健康和良好的生活质量,应该定期到医院进行健康检查。通过定期检查,可以全面了解自己的健康状况,听取医生的意见和建议,用以指导以后的生活保健,借此可以对其他的疾病进行复查,加以比较,确定有无发展、加重和减轻,有利于医生制定综合治疗和保健方案。另外,通过健康体检,可以发现一些重要的疾病,例如有不少的恶性肿瘤,就是在进行健康体检、人口健康普查,或在看其他疾病时发现的。因此,定期体检是一种十分重要的预防措施,它还是加强老年患者和医生联系的一种方法,便于医生对更多的老年患者实行保健医疗指导。

二、老年病的种类

老年人易患的疾病称为"老年病",通常包括以下三个方面。

(一) 老年人特有的疾病

这类疾病只发生在老年人中,并带有老年人的特征。在老年人变老过程中,机能衰退和障碍发生,如老年性痴呆,老年性精神病,老年性耳聋,脑动脉硬化以及由此导致的脑卒中等。这类与衰老退化变性有关的疾病随着年龄的增加而增多。

（二）老年人常见的疾病

这类疾病既可在中老年期（老年前期）发生，也可能在老年期发生。但以老年期更为常见，或变得更为严重。它与老年人的病理性老化，机体免疫功能下降，长期劳损或青中年期患病使体质下降有关。如高血压、冠心病、糖尿病、恶性肿瘤、痛风、震颤麻痹、老年性变性骨关节病、老年性慢性支气管炎、肺气肿、肺源性心脏病、老年性白内障、老年骨质疏松症、老年性皮肤瘙痒症、老年肺炎、高脂血症、颈椎病、前列腺肥大等。

（三）青中老年皆可发生的疾病

在各年龄层都可发生的疾病，在老年人身上有其特殊性。例如，各个年龄的人都可能发生肺炎，但老年人具有症状不典型、病情较严重的特点。又如，青、中、老年皆可发生消化性溃疡，但老年人易发生并发症或发生癌变。

三、老年人常见疾病特点

我国老年人易患的疾病依次为肿瘤、高血压与冠心病，慢性支气管炎与肺炎、胆囊病、前列腺肥大、股骨骨折与糖尿病等。而病死率依次为肺炎、脑出血、肺癌、胃癌、急性心肌梗死等。

（一）老年恶性肿瘤

恶性肿瘤是引起老年人死亡的第一位疾病，60%以上的肿瘤发生于65岁以上的老年人。老年人常见的恶性肿瘤有肺癌、胃癌、食管癌、肝癌、宫颈癌、大肠癌、乳腺癌和前列腺癌等。其临床特点如下。

1. 发展相对缓慢　老年人的恶性肿瘤多为高分化型，恶性程度低，发展较年轻人缓慢。

2. 癌的转移机会比年轻人少　癌的转移机会与年龄增长成反比，高龄老人特点更加明显。

3. 隐性癌比例增加　隐性癌是指无任何相关临床症状和体征，在特殊检查下偶然发现或生前未发现，不是死亡原因，在尸检中发现的癌症。

4. 重复癌增多　老年期重复癌的发病率为10.6%。重复癌又称多原发癌，是指同一个体的单个或多个器官，同时或先后发生2个或2个以上相互独立的原发性恶性肿瘤。与转移癌不同，对重复癌应积极采取手术治疗，手术切除之后效果较好；而转移癌通常采取姑息性放疗或化疗。

5. 治疗难度大　老年人多病共存，在肿瘤治疗过程中，除了针对肿瘤本身的治疗外，还应考虑多种合并疾病，因此难度和风险都大大增加。

（二）老年慢性阻塞性肺疾病

慢性阻塞性肺疾病（COPD）是老年人呼吸系统的常见病和多发病，患者常因急性呼吸衰竭而导致死亡，年龄越大，发病率越高。主要表现为呼吸困难，慢性咳嗽通常为首发症状，咳痰多为白色黏痰或白色泡沫样痰，气短是COPD的标志性症状。老年人患病的临床特点如下。

（1）呼吸困难更突出。老年人随着气道阻力的增加，呼吸功能发展为失代偿时，轻度活动，甚至静息时即有胸闷、气促发作。

（2）症状、体征不典型。老年患者通常没有明显的临床症状。

（3）易反复感染，并发症多。老年人气道屏障功能和免疫功能减退，体质下降，故易反复感染，且肺源性心脏病、休克、电解质紊乱等并发症的发生率增高。

（三）老年高血压病

老年高血压病是指 60 岁以上的老年人，在未使用抗高血压药物的情况下，血压连续 3 次、非同日测得的值达到或超过临界值，即收缩压≥140 mmHg 和（或）舒张压≥90 mmHg；如老人已经服用降压药物，则血压即便在临界值以下，依然认定为高血压。其临床特点如下。

（1）单纯收缩期高血压多见，脉压增大。老年人单纯收缩期高血压（ISH）占老年高血压患者的 60％以上，且年龄越大，发生率越高。脉压（差）增宽与病死率和心血管事件的发生率成正相关。

（2）常见血压昼夜节律异常，不仅表现为清晨高血压增多、高血压合并体位性低血压和餐后低血压患者增多，而且昼夜节律异常发生率高。

（3）并发症多，且多病共存冠心病、脑卒中是常见且严重的并发症，常与糖尿病、高脂血症、肾功能不全等疾病共存。并发症和多种疾病之间相互影响，使得病情复杂多变，病死率高。

（4）易发生假性高血压。老年人由于肱动脉高度硬化，致使袖带测压的值比动脉插管测压的值高出 10～100 mmHg。这种收缩压增高是一种假象，故称假性高血压。临床上如不注意鉴别，盲目使用大量降压药，可导致血压过低以致昏厥及脑梗死等问题。

（5）白大衣高血压增多。白大衣高血压是指患者仅在诊室内测得血压升高而在诊室外血压正常的现象。也是一种假性高血压的表现，应注意鉴别。

（四）脑出血

多见于中老年人（50 岁以上），常在情绪激动、寒冷、用力排便等诱因时突然发病，多数伴有长期高血压病史，临床表现与出血量和出血部位有关，其中，壳核出血最常见，占脑出血的 50％～60％。其临床特点如下。

（1）前驱症状不明显。老年人发病一般无前驱症状，少数可有头晕、头痛及肢体无力等表现。

（2）神经功能缺失严重。老年人发生脑出血时，可出现严重的神经功能缺失，其中意识障碍最多见。

（3）并发症多。如心肌梗死、心律失常、应激性溃疡、非酮症高渗昏迷等。

（五）老年糖尿病

糖尿病（diabetes mellitus，DM）是一组由多病因引起的以慢性高血糖为特征的代谢性疾病，是由于胰岛素分泌和（或）作用缺陷所引起的疾病。老年糖尿病包括 60 岁以后才发病或者 60 岁以前发病而延续至 60 岁以后的糖尿病患者。

其临床特点如下。

（1）发病率高。糖尿病主要发生在中老年，全球大约 2.85 亿糖尿病患者中，将近一半为 60 岁以上人群。

（2）起病隐匿且症状不典型。绝大多数老年糖尿病患者没有明显的"三多一少"症状，部分患者可表现为疲乏无力、尿频、四肢酸痛麻木、视力障碍等。

（3）并发症多且严重。老年患者由于发病隐匿，常以并发症为首发症状，如有的患者因视力下降检查眼底发现有特征性的糖尿病视网膜病变，有的患者因急性心肌梗死、脑血管意外急诊住院时发现糖尿病。

①急性并发症　高渗性非酮症性糖尿病昏迷为严重急性并发症,老年患者多见,多发生于原来轻症糖尿病或无糖尿病史者,病死率常高达50%左右;酮症酸中毒,是糖尿病常见的并发症,老年人发病较青年人低,但病死率高。

②慢性并发症　视网膜病变高发;合并高血压时,易导致肾功能急剧减退;自主神经病变多见,足部溃疡、感染及截肢风险较高;大血管病变,使心脏、脑和周围血管疾病风险增加2~7倍;缺血性心脏病常无症状,冠状动脉常多支受累。

（4）易出现低血糖反应。老年人进食后胰岛素分泌高峰延迟,可出现反应性低血糖;由于受个体差异、自身保健能力、用药依从性等因素影响,老年人在药物降糖过程中易发生低血糖反应。

（六）退行性骨关节病

退行性骨关节病(degenerative osteoarthritis)又称骨性关节炎(OA)、老年性关节炎,是多发于中年以后的慢性退行性关节疾病所引起的功能障碍,是老年人致残及生活质量下降的主要原因,而膝关节OA占全身关节发病率的首位。

起病隐匿,进展缓慢。主要临床表现是反复发作的关节疼痛、僵硬、肥大和进行性运动受限。

1. 疼痛　关节疼痛、肿胀、不适是主要症状,也是功能障碍的主要原因,主要特点为隐匿发作、持续钝痛,多发生于活动后,休息可缓解。病情发展后疼痛加重,休息和睡眠时也有疼痛,夜间可痛醒,关节活动因疼痛而受限,致使持物、行走和下蹲困难。

2. 晨僵和黏着感　发作时间少于30 min,黏着感是指晨起或久坐后,开始活动时感到僵硬,站立片刻并稍活动即可缓解,多见于老年人的下肢关节。

3. 其他症状　关节内卡压,主要见于膝关节,易致摔倒。

4. 体征　关节畸形、压痛和被动痛、关节活动弹响(骨摩擦音,以膝关节多见)以及活动受限。

（七）老年帕金森病

帕金森病(parkinson disease,PD),又名震颤麻痹,主要病变在黑质纹状体系统的多巴胺能神经元进行性丢失以及残存神经元内路易氏包涵体的形成,起病隐匿、缓慢进展,震颤和肌强直是本病的重要特征。

（1）早期症状不明显。老年帕金森病通常以少动为首发症状,如行走等动作缓慢,易误认为是年老所致,而常被忽视。有些老人常因肩胛带和骨盆带肌强直而引起关节疼痛,易被误诊为骨关节病。

（2）起病或症状体征呈不对称性。60%~70%的患者首发症状是一侧上肢静止性震颤,安静时出现或明显,随意运动时减轻或消失,紧张时加重,入睡后消失。几个月到数年后震颤累及对侧或下肢。表情肌紧张强直和运动障碍(呈特殊面容、姿势与步态)。严重患者伴有记忆障碍、痴呆、生活不能自理,甚至卧床不起。

（3）左旋多巴治疗反应良好。急性和慢性左旋多巴试验是评价帕金森病的一种简单易行的方法。

由于老年人特有的生理、心理及社会特点,使其患病在疾病发生的原因、临床特点、治疗及康复方面均具有其自身特点,因此,在确诊及制定康复计划时,应注意结合老年人特点,制定切实可行、确保安全的康复实施计划。

（张学仕）

第二章　老年康复评定

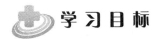 **学习目标**

掌握：老年康复评定的方法。
熟悉：老年康复评定的意义、目的和流程。
了解：康复评定的概念。

第一节　老年康复评定概述

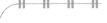

本节 PPT

一、老年康复评定的概念

老年康复评定又被称为老年康复诊断，是对病、伤、残老年患者功能状况及其水平进行定性、定量分析，并形成结论和障碍诊断的过程。它是通过收集患者病史和相关资料，使用检查和测量等方法，发现和确定功能障碍发生的原因，有效和准确地评定功能障碍的种类、性质、部位、范围、严重程度、发展趋势、预后和转归，以及制定康复治疗计划和评定疗效的过程。通过全面系统且记录详细的康复评定，才可能明确患者功能障碍的具体问题，制定、修改相应的康复治疗计划，并对康复治疗效果做出客观评价。老年康复评定是正确进行康复治疗的基础，是康复医学的重要组成部分。

老年康复评定包括涉及器官或系统水平的单项评定、涉及日常生活能力等个体水平的个体评定以及涉及个体和社会功能状态水平的全面评定等不同层次的功能评定，或者是以上各层次功能的综合评定。老年康复评定可分为老年临床评定（clinical evaluation）和老年功能评定（functional evaluation）。老年临床评定是指对疾病、功能障碍及临床全部资料进行综合的过程，它包括患者总体身心状况及疾病症状、体征、诊断与辅助检查结果等。老年功能评定是描述个体能力及其受限与否的过程，既包括对身体局部单一功能评定，又包括对总体功能评定。功能评定涉及躯体功能、精神（心理）功能、言语功能和社会功能等方面。老年临床评定为康复治疗提供安全保障，是康复治疗的基础；老年功能评定是临床评定的进一步深入，是康复疗效的保证。

二、老年康复评定的意义和目的

老年康复评定是制定正确康复治疗原则、计划与具体实施方案的前提和基础，对指导康复治疗、判断疗效及预后都有实际意义。通过康复评定，能帮助患者了解自身疾病

Note

及活动能力情况,促使患者增强信心,提高治疗积极性;能帮助治疗师随时掌握患者病情和功能变化情况,确定康复后果,控制康复治疗质量;也能发现社会康复方面存在的问题,为社会对残疾人提供帮助给出依据,为相关卫生行政部门提供新的发病资料。康复评定具体目的如下。

(一)掌握功能障碍情况

首先要了解患者个人生活、家庭状况及社会环境,然后确定其功能障碍范围、性质及程度,以及影响功能障碍的相关因素。

通过对功能障碍范围的了解,明确功能障碍是哪一个或哪几个方面受限,如脊髓损伤,可以是单纯性躯体运动功能障碍,也可以同时存在心理障碍等。

通过对功能障碍性质的了解,掌握引起功能障碍的组织器官缺陷,如先天性原因形成心脏病、后天性因素引发脑卒中、继发性原因导致肌肉萎缩等。

通过对功能障碍程度的分析,区分损伤、活动受限和参与限制三个不同层次障碍,明确是组织器官水平缺陷,还是个体自身活动能力受到影响,还是个体与外界交往、发挥社会作用受到限制。

(二)指导制定康复治疗计划

不同性质的功能障碍需要采用不同治疗措施。通过康复评定,寻找和分析导致功能障碍的原因及困扰患者重返家庭和社会的因素,确定问题所在,并设定与之相关的符合患者实际情况的康复目标,然后根据不同目标,制定出适当的康复治疗计划。制定康复治疗计划包括确定治疗原则、选择治疗方法和具体措施。无论是确定治疗原则还是选择治疗方法和具体措施,均需以正确的康复评定为基础。

(三)评价康复疗效及筛选有效疗法

经过一段时间治疗、训练后,应进行再次评定,通过与初期评定结果及正常值进行比较,了解治疗效果,从而制定或修改下一阶段治疗方案,再治疗,再评定,循环往复,直至达到既定康复目标或停止治疗。同时,在康复治疗效果的评价中,对不同治疗方法采用客观而统一的标准进行衡量,比较其疗效差别,有利于筛选出更有效的治疗方法。

(四)判断患者预后状况

由于患者病、伤、残的范围、性质或程度不同,同一种疾病或相似功能障碍的康复进程和结局可以不同。通过对患者情况全面评价,对其结局可有一定预见性。对其今后转归判断,可使患者及家属对未来有恰当的期望值及心理准备,并为制定更加切实可行的康复治疗计划提供客观依据。

(五)评估康复投资的使用效率

康复评定是评估或衡量康复医疗机构医疗质量与效率的一个重要手段,通过对一定时间内患者功能恢复程度进行评定,可以有效评估康复投资的使用效率情况,从而能不断地寻找用最短时间、最低费用来获得最佳康复效果这一目标。

三、老年康复评定流程

老年康复评定工作流程一般可以概括为收集资料、分析研究、制定康复治疗计划三个阶段。另外,康复小组定期召开的评定会也是康复评定过程中的重要内容。

(一)收集资料

收集资料包括了解患者病史,对患者进行检查与测量等。

1. 采集病史　主要包括主诉、现病史、功能史、既往史、患者概况和家族史等。另外，还要注意了解患者的康复目标和期望等。在康复评定中，一般可通过与患者及其家属交流来采集病史。

（1）主诉　主诉是患者通过语言表达的最主要问题。常常是以症状为表现的损伤，或者是残疾或残障的前期表现，预示着某种或某一组疾病。比如：货车司机诉说自己不再能爬上货车，不仅提示其神经肌肉或骨科疾病，也表明其因该疾病导致了工作能力丧失。

（2）现病史　现病史是指患者病后的全过程，即病患发生、发展、演变和诊治的过程。

（3）功能史　功能史是指患者病后功能或能力的变化情况。了解功能史，可以区分疾病导致功能障碍的类型与状况，确定残存能力。首先是日常生活活动能力的了解，包括交流能力、进食能力、自我修饰能力、洗澡能力、如厕能力、穿衣能力、床上活动能力、自我转移能力、运动能力等。

（4）既往史　既往史是指患者过去的疾病、外伤和健康状况。了解既往史便于确认患者发病前的基础功能水平。包括既往的全身情况、头颈部情况以及呼吸、心血管、消化、泌尿生殖、神经、肌肉骨骼等系统情况。

（5）患者概况　患者概况包括患者的一般情况及个人史、社会史、职业史等。

（6）家族史　通过了解家族史可以确定家族遗传性疾病，测定患者家庭支持系统的人员健康状况，以帮助制定患者出院后进一步康复计划。

2. 检查测量　了解患者的病史情况后，还要对全身情况进行检查测量，从而对患者的伤病和障碍情况进行科学、客观了解。康复检查与测量包括一般临床检查和测量的全部项目，通常以神经科和骨科检查最为重要。康复检查的范围有一般情况与生命体征、皮肤与淋巴、头、眼、耳、鼻、口腔与咽喉、颈、胸、心脏与外周血管系统、腹、泌尿生殖系统与直肠、肌肉骨骼系统、神经系统。康复检查通过视、触、叩、听，可以寻找进一步支持和形成诊断的依据，帮助建立诊断；还可以通过获得体检结果以确定疾病引发的残疾和残障，确定残存的躯体、心理和智力上的能力，并以此作为功能独立性重建基础。

为确保结果的准确性，检查测量应注意：①要消除患者及其家属顾虑，争取积极配合；②要有目的性，根据需要选择相应检查测量项目；③检查测量手法准确、方便，每次评定时间不能过长，避免引起患者疲劳和疼痛；④检查测量尽量由同一位评定者进行；⑤明确检查条件、姿势、肢位、运动基点、运动平面和轴线等。

（二）分析研究

分析研究是指将采集的病史资料和检查测量结果进行科学的综合、比较、分析和解释的过程，是评定过程的重要内容。

1. 确定障碍并分析障碍产生原因　对收集到的资料进行归纳和分类整理，确定患者存在的问题，了解当前存在问题的严重性与复杂性、多部位或多系统受累的可能性以及原有疾病的状况与目前的稳定性等。并将问题分为功能障碍、能力障碍及社会因素障碍三类。然后进一步分析和确定障碍发生的原因。主要从两个层面进行分析。

（1）分析功能障碍原因　某一种功能障碍可以由多种因素引起，确定哪些因素是引起某种特定障碍的主要原因，理解症状、体征与障碍之间的内在联系，对于采取对因治疗，制定治疗方案具有重要指导意义。当因果关系不很清楚时，可以采用试验性治疗来证实或否认临床分析，并通过复查评定来观察疗效以确定是否需要重新整理临床分析思路。

13

（2）分析功能性活动能力障碍原因　人体完成各种功能性活动需要多系统功能的整合，故而，相关组织、器官或系统的功能损伤都将可能影响到日常生活活动。多种病理损害可引起某一种日常生活活动能力障碍。如类风湿关节炎患者不能正常用筷子进食，可以是手指关节挛缩导致的，也可以是关节急性炎症引起的。反过来，一种功能障碍可以影响到多种日常生活活动的完成。如手指因关节挛缩而产生了抓握功能障碍，则患者进食、书写、系扣、梳洗等多种日常生活活动能力均受到影响。

2. 确定残存功能或能力　在确定障碍并分析障碍产生原因后，还要通过分析检查测量结果，确定患者残存有哪些功能或能力。在康复治疗中，既要进行功能或能力的恢复训练，也需要提高患者的这些残存功能或能力。

3. 得出障碍学诊断　障碍学诊断是阐明细胞、组织、器官、系统水平的异常对系统（特别是运动系统）和作为社会人的整体功能水平的影响的诊断，它在采集病史、进行各种检查测量并了解临床诊断的基础上判断障碍本质和确定障碍名称。障碍学诊断不同于临床诊断，两者的区别见表2-1-1。

表 2-1-1　障碍学诊断与临床诊断的区别

区别点	障碍学诊断	临床诊断
性质	诊断细胞、组织、器官、系统水平的异常对系统和人的整体功能水平的影响	诊断疾病或细胞、组织、器官、系统水平的异常
目的	确定患者障碍程度、制定功能障碍康复方案	确定疾病种类、制定疾病治疗方案
种类	功能缺损障碍诊断、功能性活动能力障碍诊断、社会性不利因素障碍诊断	病因诊断、病理解剖诊断、病理生理诊断
对象	需要康复的功能障碍者	疾病或外伤者

障碍学诊断在明确障碍种类之外，还应尽可能对当前障碍程度及预后给予评定。障碍学诊断是正确制定康复治疗计划的基础，在康复诊疗中要求尽早确定诊断以便于及时治疗。

（三）制定康复治疗计划

障碍学诊断确立后，患者障碍所在、程度与预后得到明确，这就为给患者设定适宜的远期与近期康复目标提供了可能，并可在此基础上选择和制定适当的康复治疗计划。

1. 康复治疗计划的内容与作用　是给特定的功能障碍患者制定的个性化康复目标和具体的康复方案。一个完整的康复治疗计划包括诊断、主要的功能障碍、康复目标、具体康复措施（治疗部位、方法、时间、频度等）及治疗过程中的注意事项等。

康复治疗计划让康复小组成员统一治疗目标和手段而不会互相误解。由于康复治疗计划给出的治疗方法仅为原则性的，康复治疗师仍然可以充分发挥自己的专业技能，以适宜手段和方法来获得良好的康复疗效。

康复治疗计划也是医患双方及其他专业人员检验预后和预期结果的工具。康复治疗计划不必一成不变，应根据康复目标的完成情况进行动态调整，可以产生和确定新目标，也可以删除不必要或不可能的目标。

2. 康复治疗计划的制定方法

（1）设定康复目标　康复目标包括远期目标和近期目标。远期目标是在康复治疗结束时所期望的功能活动水平；近期目标是实现远期目标的一个个阶段性目标，是实现远期目标的基础和具体步骤。随着康复进展，新的近期目标不断出现并被实现，这样逐步接近并最终实现远期目标。

由于患者年龄、职业、文化背景、经济状况的不同,其康复要求也不相同,应根据患者具体情况制定个性化康复目标。康复目标模糊和不准确可能使得康复治疗发生错误,因此,一个拟实施的康复目标应包括:①有可测量的结果;②可用具体方法进行检查;③有目标实现的预期时间。

（2）制定康复治疗和训练方案　康复目标制定后,便是选择为达到康复目标所需的治疗手段,安排适当的治疗量,并提出注意事项。

康复治疗和训练方案可以通过表格或处方等形式表达。无论是表格还是处方,通常都应包括:①患者一般情况如姓名、性别、年龄、住院号、病区、病室、床号等;②疾病诊断和残疾状态;③病史和康复评定摘要;④康复目标;⑤治疗安排,包括治疗训练的手段、部位、剂量和参数、频度、总次数、所需设备等;⑥注意事项,包括为保障患者安全所需的检测、妨碍治疗或治疗禁忌的疾病与问题;⑦方案制定者的签名和日期。

常用的康复治疗训练手段涉及中国传统康复治疗(the rehabilitation of traditional Chinese Medicine)、物理治疗(physical therapy,PT)、作业治疗(occupational therapy,OT)、言语治疗(speech therapy,ST)、心理治疗(psychotherapy)、康复工程(rehabilitation engineering)及其他疗法如药物与手术等。

（汪　洋）

第二节　老年康复评定方法

本节 PPT

为了更好地表达各种残损、残疾和残障,需要通过数据来显示评定结果,但是由于功能障碍的复杂性,康复评定尚无法完全采用数据定量形式来进行,根据评定目的与要求不同,灵活采用多种方法进行评定是现实的选择。

一、身体功能评定

（一）关节活动度评定

1. 概述　关节活动度(range of motion,ROM)是指关节运动时所通过的运动弧或转动的角度,分为主动关节活动度(AROM)和被动关节活动度(PROM):前者是指由肌肉主动收缩产生的关节活动度;后者是指无随意的肌肉收缩,仅由外力产生的关节活动度。关节活动度评定是指对关节运动时所通过的运动弧或转动角度的评定,主要是对主动关节活动度的评定,是康复评定的主要内容之一。

2. 评定方法　一般采用量角器进行测量。量角器一般有$180°$、$360°$和指关节量角器之分,以$180°$通用量角器最常用。量角器由一个带有半圆形或圆形角度计的固定臂和一个移动臂组成,两臂交叉点即为轴心。量角器操作简单、携带方便、使用广泛。

测量时,根据所测量的关节大小不同选择合适的量角器。使用时,量角器轴心一般应与关节的运动轴一致,固定臂与关节的近端骨长轴平行,移动臂与关节的远端骨长轴平行。

（二）肌力评定

1. 概述　肌力是指肌肉(或肌群)在肌肉骨骼系统负荷的情况下,为维持姿势、启动

Note

或控制运动而产生一定张力的能力。也可将其视为肌肉收缩所产生的最大力量,又称绝对肌力。肌力评定的主要目的:①判断肌力有无减弱及其部位与程度;②分析发现肌力减弱的可能原因;③预防肌力失衡引起的损伤和畸形;④为制定康复治疗、训练计划提供依据;⑤评价康复治疗、训练的效果。

2. 评定方法 常用的肌力评定方法有徒手肌力评定(manual muscle testing,MMT)、应用简单仪器进行肌力评定、等速肌力测试等。

徒手肌力评定是指在借助重力或徒手施加外在阻力的前提下,测试肌肉(或肌群)产生最大自主收缩能力的一种肌力评定方法。在评定过程中,要求评定对象分别处于减重力、抗重力和抗阻力等特定体位下,然后评定者通过触摸所测肌肉肌腹、肌腱收缩的感觉,观察所测肌肉在特定体位下完成运动的能力以及关节活动范围来判断肌力的大小和等级。徒手肌力评定一般采用 Lovett 分级法,将肌力分为 0~5 级(表 2-2-1)。

表 2-2-1　Lovett **分级法**

级别	名称	评定标准
0	零(zero,Z)	无可见或可感觉到的肌肉收缩
1	微缩(trace,T)	可扪及肌肉轻微收缩,但不能引起关节活动
2	差(poor,P)	在减重状态下能做关节全范围活动
3	可(fair,F)	能抗重力做关节全范围活动,但不能抗阻力
4	良好(good,G)	能抗重力及抗一定阻力运动
5	正常(normal,N)	能抗重力及抗充分阻力运动

(三) 痉挛与肌张力评定

1. 概述 肌张力(muscle tone)是指人体在安静松弛状态下,肌肉保持一定紧张状态的能力。

2. 评定方法 采用改良 Ashworth 分级法评定(表 2-2-2)。改良 Ashworth 分级法属于痉挛手法评定方法之一。

表 2-2-2　改良 Ashworth **分级法**

级别	评定标准
0 级	无肌张力增加
1 级	肌张力略微增加,受累部分被动屈伸时,在关节活动范围之末时出现突然卡住然后呈现最小阻力或释放
1+ 级	肌张力轻度增加,表现为被动屈伸时,在关节活动后 50% 范围内出现突然卡住,然后均呈现最小阻力
2 级	肌张力增加较明显,通过关节活动范围的大部分时肌张力均明显增加,但受累部分仍能被较容易地移动
3 级	肌张力严重增高,被动活动困难
4 级	僵直,受累部分被动屈伸时呈现僵直状态,不能活动

(四) 平衡功能评定

1. 概述 平衡(balance)是指身体重心偏离稳定位置时,通过自发、无意识的或反射性的活动,以恢复自身稳定的能力。

2. 评定方法 主要介绍 Berg 平衡量表(Berg balance scale)。Berg 平衡量表为综合性功能检查量表。此量表通过观察多种功能活动来评价评定对象重心主动转移的能力,对评定对象动、静态平衡进行全面检查,是一个标准化的评定方法。Berg 评定量表将平衡功能从易到难分为 14 项内容进行检查(表 2-2-3)。

表 2-2-3 Berg 平衡量表评定内容

检查序号	评定内容
1	从坐位站起
2	无支持站立
3	无支持坐位
4	从站立位坐下
5	转移
6	闭目站立
7	双脚并拢站立
8	上肢向前伸展并向前移动
9	从地面拾起物品
10	转身向后看
11	转身 360°
12	将一只脚放在凳子上
13	两脚一前一后站立
14	单腿站立

Berg 平衡量表包含 14 个动作项目,根据评定对象完成的质量,将每一评定项目均分为 0、1、2、3、4 五个功能等级予以记分。4 分表示能够正常完成所检查的动作,0 分则表示不能完成或需要中等或大量帮助才能完成。最低分为 0 分,最高分为 56 分。检查工具包括秒表、尺子,椅子、小板凳和台阶。测试用椅子高度要适当。

(五)步态分析

1. 概述 步态是指人体行走时的姿态,是人体结构及其功能在行走时的外在表现,包括跑与行走两种状态。四肢、躯干、神经系统及某些全身性疾病都会影响一个人的步态。步态分析是指利用力学原理及解剖学、生理学知识对人体行走状态进行分析比较的一种研究方法。

2. 分析方法 步态分析有定性分析和定量分析方法。

步态的定性分析是由评定者以目测法观察评定对象的行走过程,然后根据所得资料,通过与正常步态比较,并按照一定的观察顺序逐项进行分析评定,最终对步态做出结论的过程。其方法简便,易于操作,是目前临床上常用的手段。为避免评定对象反复行走检查引起体力不支,也可以利用摄像机记录整个行走过程,以便日后反复观察分析,从而提高步态分析的客观性和可靠性。

定量分析是指通过器械或专用设备获得具体数据来对步态进行分析的方法。简单器械设备有卷尺、秒表、量角器以及能留下足印的设备;复杂器械如电子角度计、肌电图、录像、高速摄影及步态分析仪等。通过获得的运动学参数、动力学参数、肌电活动参数及能量参数来分析步态特征。步态的定量分析可为制定康复治疗计划、评价治疗效果提供

Note

客观依据。

（六）感觉功能评定

1. 概述 感觉功能以神经系统为结构基础。当感觉器官中的感觉细胞（感受器）受到某种刺激而产生相应神经冲动时，经过一定的神经传导通路，到达大脑皮层特定部位，通过综合分析，从而产生相应的感觉。因此，感觉的产生是通过感觉器官或感受器、神经传导通路和皮层中枢三部分的协调活动来完成的。

2. 评定方法

（1）触觉 嘱评定对象闭目，评定者用棉签或软毛笔轻触其皮肤，让评定对象回答有无轻痒的感觉，或让评定对象数所触次数。给予刺激的强度应该一致，刺激速度不能过频，注意两侧对称部位的比较。检查四肢时，刺激走向应与长轴平行；检查胸腹部时，刺激走向应与肋骨平行。检查顺序为：面部、颈部、上肢、躯干、下肢。

（2）痛觉 嘱评定对象闭目，分别用大头针尖端和钝端以同等力量轻刺其皮肤，要求评定对象立即说出具体感受（疼痛、疼痛减退、疼痛消失、痛觉过敏），并指出受刺激部位。测试时注意比较两侧对称部位，对痛觉减退的评定对象检查应从障碍部位向正常部位逐渐移行，而对痛觉过敏的评定对象要从正常部位向障碍部位逐渐移行。

（3）温度觉 嘱评定对象闭目，用分别盛有冷水和热水的两支试管，交替接触其皮肤2～3 s，让评定对象回答"冷"或"热"的感觉。检查时应注意两侧对称部位的比较。所用试管直径宜小，管底面积与皮肤接触面不要过大。测试用冷水温度在5～10 ℃，热水温度为40～45 ℃，如果低于5 ℃或高于50 ℃，则刺激时可引起痛觉反应。

（4）压觉 嘱评定对象闭目，评定者以拇指用力按在其皮肤表面上挤压肌肉或肌腱，让评定对象回答是否感到压力。对瘫痪患者，压觉检查常从有障碍部位开始，直至正常部位。

（5）运动觉 嘱评定对象闭目，评定者用拇指和食指轻轻捏住其手指或足趾两侧，上下移动5°左右，让评定对象说出移动方向。如感觉不明显可加大运动幅度或测试较大关节，以了解其减退程度。

（6）位置觉 嘱评定对象闭目，评定者将其肢体移动并停止在某个位置上，让评定对象回答肢体所处位置，或用另一侧肢体模仿出相同位置。正常人能准确说出或模仿出正确位置。如在闭眼后进行指鼻试验、跟膝胫试验等共济运动测试，亦为位置觉检查方法。

（7）振动觉 嘱评定对象闭目，评定者将每秒震动256次的音叉柄端放置在骨隆起处，让评定对象回答有无振动感及振动感持续时间。检查常用的骨隆起部位有胸骨、锁骨、肩峰、鹰嘴、尺桡骨茎突、腕关节、棘突、髂前上棘、股骨粗隆、腓骨小头，以及内、外踝等。检查时应注意身体上下及左右对比。正常人有共鸣性振动感，随着年龄不断增加振动感逐渐丧失。

（8）皮肤定位觉 嘱评定对象闭目，评定者用棉签或手指轻触其皮肤，再让评定对象用手指出被刺激部位。正常误差为手部小于3.5 mm，躯干小于10 mm。

（9）两点辨别觉 区别一点刺激还是两点刺激的感觉称为两点辨别觉。嘱评定对象闭目，评定者用两脚规、叩诊锤的两尖端或两针尖同时轻触其皮肤，距离由大至小，让评定对象回答感觉到"1点"或"2点"，测试评定对象区别两点的最小距离。检查时应两点同时刺激，用力均等。正常人身体各部位两点辨别觉的差异较大，其中：舌尖最为敏感，距离为1 mm；指尖为3～5 mm；指背为4～6 mm；手掌为8～15 mm；手背为20～30 mm；前胸为40 mm；背部为40～50 mm；上臂和大腿部距离最大，约为75 mm。

（10）体表图形觉　辨别写在皮肤上的图形或字的感觉称为体表图形觉。嘱评定对象闭目,评定者用手指或笔杆在其皮肤上画图形(圆形、方形、三角形)或写数字(1～9),让评定对象说出所画的内容。

（11）实体觉　实体觉是检测手对实物大小、形状、性质的识别能力。嘱评定对象闭目,评定者将一熟悉的物品(笔、钥匙、硬币、手表等)置于其手中,令评定对象抚摸后说出该物品的名称和属性。检查时先测患侧,再测健侧。

（12）重量觉　重量觉是检测手对物品重量的分辨能力。嘱评定对象闭目,评定者将大小相同,形状相等,但重量不一的物品逐一置于其手上(泡沫块、塑料块、木块、铁块),或双手同时分别放置不同重量的检查物品,让评定对象将手中物品重量与前一物品重量进行比较,或双手进行比较后说出谁轻谁重。

（13）材质识辨觉　识别不同材质的感觉称为材质识辨觉。嘱评定对象闭目,评定者将棉花、丝绸、羊毛等物品逐一放在其手中,让评定对象触摸后说出材料的名称或质地(光滑或粗糙)。

（七）心肺功能评定

1. 概述　心肺功能是人体新陈代谢的基础,是维持人体生命活动不可缺少的重要组成部分。当需要对患者进行心肺康复治疗,或其他康复治疗前必须明确患者的心肺功能状况时,应当先对患者的心脏功能和呼吸功能作出客观、准确的评价,以便制定切实可行的康复计划措施。

2. 评定方法

（1）美国纽约心脏病协会心功能分级(NYHA)　该分级方法主要用于心脏病患者心功能的初步评定,并可指导患者的日常生活活动及康复治疗。缺点是该方法主要依赖评定对象个人的主观表现,同时也受评定对象表达能力影响,所以评定结果有时存在一定差异(表 2-2-4)。

表 2-2-4　心脏功能分级(美国纽约心脏病协会)

分级	临床情况	持续-间歇活动的能量消耗/(kcal/min)	最大代谢当量/(METs)
Ⅰ级	患有心脏疾病,其体力活动不受限制。一般体力活动不引起疲劳、心悸、呼吸困难或心绞痛	4.0～6.0	6.5
Ⅱ级	患有心脏疾病,其体力活动稍受限制,休息时感到舒适。一般体力活动可引起疲劳、心悸、呼吸困难或心绞痛	3.0～4.0	4.5
Ⅲ级	患有心脏疾病,其体力活动大受限制,休息时感到舒适。轻于一般体力活动即可引起疲劳、心悸、呼吸困难或心绞痛	2.0～3.0	3.0
Ⅳ级	患有心脏疾病,不能从事任何体力活动,在休息时也有心功能不全或心绞痛症状,任何体力活动均可使症状加重	1.0～2.0	1.5

Note

（2）心电运动试验方案　根据评定对象个体情况及试验目的的不同,选择不同的方案。方案难易应适度,运动试验的起始负荷必须低于评定对象的最大承受能力,每级运动负荷最好持续 2～3 min,运动试验总时间控制在 8～12 min 为宜。Bruce 平板运动试验方案:为变速变斜率运动,是目前最常用的方案。它通过同时增加速度和坡度来增加负荷,所以每级之间耗氧量和运动负荷增量也较大(一般在 2.5～3 METs),易于达到预定心率(表 2-2-5)。最高级别负荷量最大,一般人不会超过最大级别。Bruce 平板运动试验方案的主要缺点是运动负荷增加不规则,起始负荷较大(4～5 METs),运动增量较大,老年人及体力差者往往不能耐受第一级负荷或负荷增量而难以完成试验。另外,因每级之间的运动负荷增量较大,也不易精确测定缺血阈值。Bruce 平板运动试验方案从走开始,逐渐增加负荷达到跑的速度,在从走到跑的速度临界点,评定对象通常难以控制自己的节奏,心电图记录质量也难得到保证。

表 2-2-5　Bruce 平板运动试验方案

级别	速度 /(km/h)	坡度 /(%)	持续时间 /min	耗氧量 /(mL/(kg·min))	最大代谢当量 /METs
0	2.7	0	3	5.0	1.7
1/2	2.7	5	3	10.2	2.9
1	2.7	10	3	16.5	4.7
2	4.0	12	3	24.8	7.1
3	5.5	14	3	35.7	10.2
4	6.8	16	3	47.3	13.5
5	8.0	18	3	60.5	17.3
6	8.8	20	3	71.4	20.4
7	9.7	22	3	83.3	23.8

（3）呼吸功能徒手评定　让评定对象做一些简单的动作或短距离行走,再根据其出现气短的程度来对呼吸功能作出初步评定。分为 0～5 级。

0 级:日常生活能力和正常人一样。

1 级:一般劳动较正常人容易出现气短。

2 级:登楼、上坡时出现气短。

3 级:慢走 100 m 以内即感气短。

4 级:说话、穿衣等轻微动作即感气短。

5 级:安静时也觉气短,不能平卧。

该方法简便易行,但主要依据评定对象的主观感受,故评定结果有时存在误差。

（4）肺呼吸功能测定

①潮气量(TC)　为一次平静呼吸时进出肺内的气量,正常成人约 500 mL。

②补吸气量(IRV)　在平静吸气后,再用力吸气所能吸入的最大气量。

③补呼气量(ERV)　在平静呼气后,再用力呼气所能呼出的最大气量。正常男性约 910 mL,女性约 560 mL。

④深吸气量(IC)　在平静呼气后再尽力吸气所吸入的最大气量,即潮气量加补吸气量。正常人深吸气量应占肺活量的 2/3,约为补呼气量的 2 倍,是肺活量的主要组成部分。正常男性约 2600 mL,女性约 1900 mL。

⑤肺活量（VC）　肺活量为潮气量、补吸气量和补呼气量之和。有两种测量法。一期肺活量：深吸气后尽力呼出的全部气量。正常男性约 3470 mL，女性约 2440 mL。分期肺活量：将相隔若干次平静呼吸所分别测得的深吸气量加补呼气量即是，用于对慢性阻塞性肺病患者的测定。

⑥残气量（RV）及功能残气量（FRC）　残气量及功能残气量分别是最大深呼气后和平静呼气后残留于肺内的气量。它们均不能用肺量计直接测得，而需用气体分析方法间接测算，要求测定气不能与肺进行气体交换，常用氮气、氦气来检测。正常男性残气量（1380±631）mL，女性（1301±486）mL；正常男性功能残气量（2270±809）mL，女性（1858±552）mL。残气量及功能残气量增加见于肺气肿，减少见于弥漫性肺间质纤维化等病变。

⑦肺总量（TLC）　深吸气后肺内所含的总气量，为肺活量及残气量之和。肺总量增加见于支气管哮喘、肺气肿等阻塞性肺病，肺总量减少见于肺不张、肺间质纤维化等限制性肺病。

⑧每分通气量（VE）　每分钟出入肺的气量，即潮气量与呼吸频率的乘积。正常男性静息状态 VE 为（6663±200）mL，女性为（4217±160）mL。

⑨最大通气量（MVV）　以最快的频率和最大的幅度呼吸 1 min 的通气量。临床上，实际测定时间一般为 15 s，将所测得通气量乘以 4 即为最大通气量。正常男性为（104±2.71）L，女性（82.5±2.17）L，实测值低于预测值的 70% 为异常。最大通气量是临床上常用的通气功能障碍判定指标，受呼吸肌肌力、体力、胸廓、气道及肺组织病变的影响。

⑩用力肺活量（FVC）　又称时间肺活量，是指深吸气后用最大力量、最快速度所能呼出的气量。正常人用力肺活量与肺活量相当，有通气阻塞时用力肺活量大于肺活量。正常人在 3 s 内可将肺活量几乎完全呼出。根据用力肺活量描记曲线可计算出第 1、2、3 s 所呼出的气量及各占用力肺活量的百分率，正常值分别为 83%、96%、99%。阻塞性通气障碍患者，他们每秒呼出气量及占用力肺活量百分率减少，限制性通气障碍者百分率增加。临床也可采用一秒率作为判定指标，其正常值应大于 80%。

⑪肺泡通气量（VA）　指每分钟进入呼吸性细支气管及肺泡的气量。进入肺的气量，只有肺泡通气量这部分气量才能参与气体交换，反映了有效通气量。另一部分存留在呼吸性细支气管以上气道中的气量（约 150 mL）不参与气体交换，称解剖无效腔（即死腔气，VD）。而进入肺泡中的气体，若无相应肺泡毛细血管血流与其进行气体交换，也会产生死腔效应，称为肺泡死腔。肺泡死腔与解剖无效腔合称生理无效腔。呼吸越浅，无效腔占潮气量的比率越大，所以，浅快呼吸的通气效率比深慢呼吸要差。

⑫通气功能障碍分型　通气功能障碍可分阻塞性、限制性和混合性三种类型。临床上主要根据肺活量或最大通气量的实测值占预计值的百分比以及一秒率来判断肺功能情况（表 2-2-6）和通气功能障碍类型（表 2-2-7）。

表 2-2-6　肺功能不全分级

肺功能分级	实测值占预计值的百分比/（%）	一秒率/（%）
基本正常	大于 80	大于 70
轻度减退	80～71	70～61
显著减退	70～51	60～41
严重减退	50～21	不超过 40
呼吸衰竭	不超过 20	

表 2-2-7　肺通气功能障碍分型

肺功能指标	阻塞性	限制性	混合性
肺活量	正常或降低	明显降低	降低
最大通气量	明显降低	降低或正常	降低
一秒率	明显降低	正常或升高	降低

二、言语与吞咽功能评定

（一）失语症

1. 概述　失语症（aphasia）是因为脑损伤而引起已经获得的语言能力受损或丧失，主要表现为语言表达能力和理解能力障碍。这种障碍并非因耳聋、痴呆或发音器官功能障碍所致，而且与智力损伤不成比例。

2. 评定方法　失语症有很多种分类方法。其中，Benson 失语分类是近代失语分类的代表之一，而波士顿失语症诊断分类是当前英语国家广泛采用的失语分类方法。在我国，使用较多的是改良波士顿失语症诊断分类（表 2-2-8）。

表 2-2-8　改良波士顿失语症诊断分类

失语症类型	病灶部位
传导性失语（CA）	左弓状束及缘上回
Wernicke 失语（WA）	左颞上回后部
Broca 失语（BA）	左额下回后部
经皮质运动性失语（TCMA）	左 Broca 区前上部
经皮质感觉性失语（TCSA）	左颞顶分水岭区
混合性经皮质失语（MTCA）	左分水岭区大灶
皮质下失语（SCA）	丘脑或基底节、内囊
命名性失语（AA）	左颞顶枕结合区
完全性失语（GA）	左额顶颞叶大灶

（二）构音障碍

1. 概述　由于神经系统损害，引起与言语有关的肌肉出现麻痹或者运动不协调，从而导致言语障碍，称之为构音障碍（dysarthria）。通常患者听、学、理解正常，能正确选择词汇且能按语法排列，但却表现为发音和言语不清，甚至不能闭合嘴唇、完全不能讲话或者丧失发声能力。

2. 评定方法　常用的构音障碍评定方法有中国康复研究中心评定法等。中国康复研究中心评定法包括构音器官检查和构音检查两部分，可以评定是否有构音障碍，以及构音障碍的种类和程度，推断原发疾病以及损伤程度。

（1）构音器官检查的目的　在于观察构音器官形态及粗大运动，以确定构音器官是否有器质性异常或运动障碍。构音器官检查通常需要结合医学、实验室检查及语言评定才能做出诊断。

（2）构音器官检查的范围　包括呼吸情况、面部、口部肌肉、喉、硬腭、腭咽机制、舌、下颌和反射等。

（3）构音器官检查的用具 压舌板、手电筒、秒表、长棉棒、指套、叩诊锤以及鼻镜等。

（4）构音器官检查的方法 首先观察构音器官在安静状态下的情况,接着评定者对患者发出指令,或亲自示范,让患者执行或者模仿,然后评定者再进行观察并做出评定。观察的项目包括:①构音器官的哪个部位有运动障碍;②构音器官的形态及运动有无异常;③若发现异常,需要判断异常属于中枢性的、周围性,还是失调性的;④判定异常的程度;⑤判断运动范围是否受限,协调运动控制是否不佳;⑥判断是否有速度低下;⑦判断肌力是否低下;⑧通过协调运动与连续运动判断运动的准确性、精巧性及圆滑性。

（5）房间及设施要求 室内要保持安静,光线充足,通风良好,而且没有可能分散患者注意力的物品。室内备有一张训练台和两把无扶手椅。评定者与患者可隔着训练台对向而坐,也可患者坐在训练台正面,评定者坐在侧面,椅子高度应保证评定者和患者视线处于同一水平线。为避免分散注意力,除年龄过小的儿童外,患者家人或护理人员不要在室内陪伴。

（6）检查用具 50张单词检查用图卡以及压舌板、消毒纱布、卫生纸、吸管、录音机、记录表。

（7）检查范围和方法 包括会话、单词检查、音节复述检查、文章水平检查、构音类似运动等内容。

①会话 询问患者姓名、年龄、职业以及发病情况等,观察患者是否能发声、讲话,以及清晰度、音调和音量变化,有无气息音、震颤、鼻音化等。一般进行约 5 min,需要录音。

②单词检查 检查采用 50 张图片,全部用国际音标,记录也用国际音标。若无法用国际音标记录时,要尽量详细描述。检查时,先向患者出示图片,再让患者依据图片上的意思命名,不能自述可以采用复述引出,要一边检查一边将检查结果记录在表上。一些表示正确、置换、省略、歪曲等的标记符号与记录方法见表 2-2-9。50 个单词检查完毕以后,再记录 50 个单词中查出的异常音节。

表 2-2-9 构音检查记录方法

表达方式	举例			判断类型	标记
	汉字	汉语拼音	国际音标		
自述出,无构音错误	大蒜	dasuan	tAsuAn	正确	○
自述,无歪曲但由其他音替代	大蒜	Dàsuàn t	t AsuAn tʰ	置换	—
自述,省略、漏掉音	大蒜	dàsuàn	tAsuAn	省略	/
自述与目的音相似	大蒜	d àsuàn	t AsuAn	歪曲	△
歪曲严重,很难判定是哪些音歪曲	大蒜	Dàsuàn ×	t AsuAn ×	无法判断	×
复述引出	大蒜	(dàsuàn)	(tAsuAn)		（ ）

③音节复述检查 按照普通话发音方式,设计 112 个常用和较常用的音节。其目的在于当患者复述时,观察发音,注意其异常的构音运动,并发现其构音规律及特点。其方法为评定者说一个音节后,让患者复述,标记方法与单词检查法相同,同时也将异常的构音运动填入构音操作栏中,确定构音错误的发生机制。

④文章水平检查 在限定、连续的言语活动中,观察患者音量、音调、韵律、呼吸运用。若患者具有阅读能力则让其自己朗读;反之,则由评定者复述引出,记录方法与前面

Note

的方法相同。检查用的句子如:"他是个工程师;房间里的温度很适中;蔚蓝的天空上飘着几朵白云;南极是个奇异的地方,很多科学家都去那里探险;我们搬进了楼房,两室一厅,宽敞明亮,比以前的房子舒适多了。"

⑤构音类似运动　根据普通话的特点,选用具代表性的15个音的构音类似运动。评定者示范,让患者模仿,观察患者能否做出,在结果栏的"能"与"不能"项记录。这一检查可以发现患者构音异常的运动基础,如一个不能发[p]的患者,在做这一检查时发现不能鼓腮、叩腮吐气。

(8)结果分析　把在单词、音节、文章、构音运动检查中发现的异常分别记录在表2-2-10中,再加以分析。对表中主要栏目的说明如下。

错音:指发某个音时出现错误,如发"大蒜"的[d]或发"布鞋"的[b]时出错。

错音条件:指在什么条件下发成错音,如与某些音结合时或在首音节以外,等等。

错误方式:指所发的异常音或方式。

一贯性:包括发声方法和错法,若患者发音错误是一贯性的,就在发音错误栏中以"＋"标记。例如,在所检查的词汇中把所有的[p]都发错就标记"＋";反之,有时正确,有时错误,则标记"－"。错法:错时的性质是否恒定。比如把所有[k]都发成[t]则表示恒定,以"＋"标记;反之,若有时错发为[t],而有时又错发为别的音,则以"－"标记。

被刺激性:在单词水平出现错误时,若用音素或音节提示能够纠正,就是有被刺激性,以"＋"标记;反之,为无被刺激性,以"－"标记。

构音类似运动:能够完成规定音的构音类似运动标记为"＋",不能完成则标记为"－"。

错误类型:基于临床上发现的构音异常,总结出14种常见错误类型,即省略、歪曲、置换、口唇化、软腭化、硬腭化、齿龈化、送气音化、不送气化、鼻音化、边音化、摩擦不充分化和无声音化等。

表 2-2-10　构音检查结果分析

项目	结果
(1) 错音	
(2) 错音条件	
(3) 错误方式	
(4) 一贯性 { 发音方法 / 错法	
(5) 被刺激性 { 音节 / 音素	
(6) 构音类似运动	
(7) 错误类型	
备注	

(三) 吞咽障碍

1. 概述　吞咽障碍(dysphagia)是由于下颌、唇、舌、软腭、咽喉、食管上段括约肌或食管功能受损而引起的进食障碍,包括口、咽或食管的吞咽障碍。吞咽障碍是神经系统疾病和咽喉部疾病中常见且严重的并发症,除了易导致营养不良、脱水外,也可引起误吸、呛咳、吸入性肺炎、窒息等,甚至可危及生命。进行吞咽功能评定,目的在于了解是否存在吞咽障碍,找出吞咽障碍的可能病因,发现吞咽过程中存在的解剖生理异常,为制定康复训练方案提供客观依据。

2. 评定方法　对于吞咽障碍的评估,可采用国内外常用的洼田饮水试验量表(表2-2-11)进行评定。让患者喝下两三茶匙水,如无问题,嘱患者取坐位,将 30 mL 温水一口咽下,记录饮水情况:①可一口喝完,无噎呛;②分两次以上喝完,无噎呛;③能一次喝完,但有噎呛;④分两次以上喝完,且有噎呛;⑤常常呛住,难以全部喝完。对于情况①,若5 s内喝完,为正常;超过 5 s,提示为可疑吞咽障碍;情况②也为可疑;情况③④⑤则确定为有吞咽障碍。

表 2-2-11　洼田饮水试验评分标准

评分	吞咽困难程度	程度
1	一饮而尽而无呛咳为正常,若喝完超过 5 s 为可疑	优
2	两次以上喝完无呛咳为可疑	良
3	一次喝完有呛咳为异常	中
4	两次以上喝完有呛咳为异常	可
5	呛咳多次发生而不能将水喝完为异常	差

疗效判断标准如下。

治愈:吞咽障碍消失,饮水试验评定 1 级。

有效:吞咽障碍明显改善,饮水试验评定 2 级。

无效:吞咽障碍改善不明显,饮水试验评定 3 级以上。

三、心理与认知功能评定

(一) 心理评定

1. 概述　心理评定是应用精神病学、心理学理论和技术对人的各种心理特征进行量化概括和推断的评价方法。严重创伤和疾病常引起患者一系列心理变化,通过心理功能评定能够准确掌握患者心理状况,帮助患者采取积极应对措施,调整心理环境。

2. 评定方法　常见的心理评定种类包括智力测验、人格测验、情绪测验。智力测验中具有代表性的是韦氏智力量表。我国学者龚耀先根据韦氏成人智力量表,于 1981 年主持修订成符合我国国情的韦氏成人智力量表(WAIS-RC)。

艾森克人格问卷(Eysehck personality questionnaire,EPQ)由英国的艾森克夫妇编制,是国际公认的,也是临床上常用的人格测验工具。分为儿童版(7～15 岁)和成人版(16 岁以上)两种类型。艾森克人格问卷测验程序简便易行,内容也较适合我国国情,在国内临床广泛应用。

汉密尔顿抑郁量表(Hamilton depression scale,HAMD)由英国的汉密尔顿于 1960 年发表,是目前国内和国际上最常采用的由医务人员进行抑郁评定的量表。

(二) 认知功能评定

1. 概述　认知是认识和知晓事物过程的总称,是人们为了适应环境需要而获得和应用信息的能力。认知功能是人们感知外部世界、适应客观环境的重要保证。当某些伤痛损伤脑组织后常导致认知功能障碍,进而影响患者对外界环境的感知和适应,使其发生社会适应性障碍而难以独立生活和工作。

2. 评定方法　在评定患者的认知功能障碍之前,应首先确定患者有无意识障碍,能否理解评定者意图并按要求去做。目前判断意识障碍程度最为通用的国际量表是 Glasgow 昏迷量表（Glasgow coma scale，GCS）（表 2-2-12）。简明精神状态检查（mini-mental state examination，MMSE）是临床较常用的一种认知功能状态评定，检查耗时 5～10 min，包含 30 项内容，以每项 1 分计分，满分为 30 分，评定标准：文盲不低于 17 分，小学文化程度不低于 20 分，初中文化程度以上不低于 24 分，小于 17 分即为痴呆。在标准分数以下者考虑存在认知功能障碍，需做进一步检查（表 2-2-13）。

表 2-2-12　Glasgow 昏迷量表（GCS）

项目评分	刺激	患者反应
睁眼（E）		
4	自发	自己睁眼
3	语言	大声提问时患者睁眼
2	疼痛	捏患者时能睁眼
1		捏患者不睁眼
运动反应（M）		
6	口令	能执行简单的命令
5	疼痛	捏痛时患者拨开医生的手
4		捏痛时患者撤出被捏的部位
3		捏痛时患者身体呈去皮质强直（伸直，内收、内旋、踝跖屈）
2		捏痛时患者身体呈去大脑强直（上肢伸展，内收、内旋，腕指屈曲；下肢同去皮质强直）
1		对疼痛无反应
语言反应（V）		
5	语言	能正确会话，能回答医生，他（她）在哪儿，他（她）是谁，以及年月日
4		语言错乱，定向障碍
3		说话能被理解，但无意义
2		能发出声音，但不能被理解
1		不发声

表 2-2-13　简明精神状态检查（MMSE）

编号	测试内容	评分
1	今年的年份？	
2	现在是什么季节？	
3	今天是几号？	
4	今天是星期几？	
5	现在是几月份？	
6	你现在在哪一省（市）？	
7	你现在在哪一县（区）？	
8	你现在在哪一乡（镇、街道）？	

续表

编号	测试内容	评分
9	你现在在哪一层楼上?	
10	这里是什么地方?	
11	复述:皮球	
12	复述:国旗	
13	复述:树木	
14	辨认:铅笔	
15	复述:四十四只石狮子	
16	按卡片闭眼睛	
17	用右手拿纸	
18	将纸对折	
19	放在大腿上	
20	说出一句完整的句子	
21	计算:$100-8=$	
22	计算:$92-8=$	
23	计算:$84-8=$	
24	计算:$76-8=$	
25	计算:$68-8=$	
26	回忆:皮球	
27	回忆:树木	
28	回忆:树叶	
29	辨认:手表	
30	按样作图:要求画出两个封闭多边形相交,一个是四边形,一个是五边形。	

四、活动能力与生存质量评定

(一)日常生活活动能力评定

1. 概述 日常生活活动(activities of daily living,ADL)是指人们为了满足日常生活的需要,每天进行的最基本的必要活动(包括衣、食、住、行及个人卫生等)。

2. 评定方法 常用的日常生活活动量表评定方法有 Barthel 指数评定、功能独立性测量(functional independence measurement,FIM)等。Barthel 指数评定法是一种应用广泛的日常生活活动能力评定方法。其操作简单,可信度和灵敏度高,不仅用于评定治疗前后的功能状况,还可用来预测治疗效果、住院时间及预后等。

Note

3. 评定内容 Barthel指数包括修饰、穿衣、洗澡、进食、上厕所、控制小便、控制大便、床椅转移、行走和上下楼梯共10项内容。根据是否需要帮助及所需帮助程度分为0、5、10、15分四个功能等级,总分为100分(表2-2-14)。

表2-2-14 Barthel指数评定等级与评分标准

项目	评分	标准
1. 修饰	0	依赖他人或需要帮助
	5	自理(可独立完成梳头、洗脸、刷牙、剃须等)
2. 穿衣	0	依赖他人
	5	需要帮助(适当时间内至少完成一半工作)
	10	自理(独立系鞋带,解、扣纽扣,开关拉链,穿鞋及穿脱肢具)
3. 洗澡	0	依赖他人或需要帮助
	5	自理(无需指导或帮助而能安全进出浴池并自理洗澡)
4. 进食	0	较大或完全依赖
	5	需要部分帮助(如切面包、抹黄油、夹菜、盛饭)
	10	全面自理(能使用各种必要的装置,适当时间内能独立进食各种食物,但不包括取饭、做饭)
5. 如厕	0	依赖他人
	5	需要部分帮助(如穿脱衣裤、使用厕纸)
	10	自理(独立进出厕所、使用厕纸、穿脱裤子、冲洗或清洗便盆)
6. 控制大便	0	失禁或昏迷
	5	偶有失禁(每周不超过1次),或需要器具帮助
	10	无失禁;如果需要,能使用灌肠剂或者栓剂
7. 控制小便	0	失禁或昏迷或需由他人导尿
	5	偶有失禁(每24 h不超过1次,每周超过1次),或需器具帮助
	10	无失禁;如果需要,能使用集尿器
8. 床椅转移	0	完全依赖他人,无坐位平衡,需要2人以上帮助或使用提升机
	5	需要大量帮助(1～2人,身体帮助),能坐
	10	需要少量帮助(言语或身体帮助)
	15	自理(独立从床上转移到椅子上并返回,包括从床上坐起、刹住轮椅、抬起踏板)
9. 行走	0	依赖,不能步行
	5	需要大量帮助(在轮椅上能行走45 m)
	10	需要少量帮助(需要1人帮助步行45 m(言语或身体帮助)或独立使用轮椅行走45 m,且能拐弯)
	15	独立步行(可用辅助器,在家及附近独立行走45 m)
10. 上下楼梯	0	不能
	5	需要帮助(言语、身体、手杖帮助)
	10	独立上下楼梯

（二）生存质量评定

1. 概述 生存质量（quality of life，QOL），又叫生活质量，世界卫生组织提出的生存质量定义是：不同文化和价值体系中的个体与对他们的目标、愿望、标准以及所关心的事情有关的生存状况的体验。生存质量的概念有着丰富的内涵，包含了个体的生理健康、心理状态、独立能力、社会关系、个人信仰和与周围环境的关系。因此，生存质量主要是指个体的主观评价，这种对自我的评价是根植于其所处的文化、社会环境之中的。

2. 评定方法

（1）观察法 在一定时间内由评定者对特定个体的心理行为表现或活动、疾病症状及副反应等进行观察，从而判断其生存质量。适合一些特殊患者的生存质量评价，比如精神病患者、植物人、老年性痴呆、危重患者等。

（2）询问法 评定者通过与评定对象广泛交谈来了解对方的心理特点、行为方式、健康状况、生活水平等，进而对其生存质量进行评价。询问法具有较灵活、适用面广、主观性强、花费大、结果分析处理较难等特点。

（3）量表法 目前广为采用的方法，即通过使用具有较好信度、效度和反应度的标准化量表对评定对象的生存质量进行多维综合评价。临床上常用的量表有世界卫生组织生存质量评定量表简表（WHOQOL-BREF）和健康调查简表即 SF-36 量表。

五、电诊断

电诊断包括肌电图检查、神经传导测定、诱发电位检查等评定方法，是康复评定的重要内容和手段之一，对神经和肌肉病变的诊断与评估起着非常重要的作用。

（一）肌电图

1. 概述 狭义上讲的肌电图是指用同心圆针插入肌肉中收集针电极附近一组肌纤维的动作电位（motion unit，MU）以及在插入过程中肌肉处于静息状态下，肌肉做不同程度随意收缩时的电活动。如果收集到的是单根肌纤维的电位，则称为单纤维肌电图。如果要研究整个运动电活动，则可应用巨肌电图；如果研究一个肌群的电活动，可应用表面肌电图。广义肌电图还包括神经传导，神经重复电刺激等有关周围神经、神经肌肉接头和肌肉疾病的电诊断学。

2. 正常肌电图 对骨骼肌的针电极肌电图检测，一般分为四个步骤来观察。①插入电活动：观察记录针插入肌肉时所引起的电位变化。②放松时：观察肌肉在完全放松时是否有异常自发电活动。③轻收缩时：观察运动单位电位时限、波幅、位相和发放频率。④大力收缩时：观察运动单位电位募集类型。

3. 异常肌电图

（1）插入电活动 常见的有插入电位延长，即针电极插入时电活动持续时间超过300 ms，则为插入延长，其延长的电活动可以以正锐波、肌强直电位、复杂重复放电方式出现，插入电位延长多见于神经源性疾病，在多发性肌炎也可以见到。但肌肉纤维化后或严重肌萎缩时，插入电位可减少或消失。在插入电位后出现连贯的正锐波，有时可以持续几秒，甚至达几分钟，其频率在每秒 3～30 次之间。这种紧随插入电位后出现的正锐波在神经受损 10～14 天后出现。在慢性失神经肌肉以及多发性肌炎急性期，进展严重，大量肌纤维坏变时也会出现。

（2）肌强直放电 肌强直是在自主收缩之后或者是在受到电或机械刺激之后肌肉的不自主强直收缩。肌电图上出现针电极插入或动针时瞬间激发的高频放电，可以是正锐波样或纤颤电位样放电,波幅和频率变化较大,波幅可时大时小,电位可突然出现,或突然消失,称为肌强直放电。检查时,可以听到典型的飞机俯冲样声音。这种现象多见于肌强直性疾病和少数神经源性损害和肌源性损害病变。

(3)自发性电位　①纤颤电位:当肌肉放松时肌纤维自发收缩产生的电位。其特点是一种起始为正相波而后为负相波的双相波,时限为 $1\sim5$ ms,波幅为 $20\sim200$ μV,发放频率比较规则,多为每秒 $0.5\sim10$ Hz,有时高达 30 Hz。在扩音器上同时听到清脆、有如破碎的声音。一块肌肉上出现两处以上的纤颤电位,可考虑是病理性的。出现纤颤电位首先想到下运动神经元损害,但也可见于肌营养不良、肌炎、肌纤维破坏、低钾或高钾血症等。②正锐波:正锐波是一个起始部位正相,继之伴随出现一个时限较宽、波幅较低的负相波。它可以伴随插入电位出现,也可以自发发放,其波幅变化范围较大,从 $10\sim100$ μV,有时可达 3 mV,同纤颤电位一样,它的发放频率比较规则,介于每秒 $0.5\sim10$ Hz,有时达 30 Hz。在肌电图检查时,可发出比较钝的爆米花声。正锐波出现的意义与纤颤电位相同。③束颤电位:一个运动单位里全部或部分肌纤维的不随意自发放电所产生的电位,其频率低,常为 $2\sim3$ Hz,节律不规则。束颤电位的出现常见于前角细胞病变,但 10% 的正常人可出现良性束颤电位,所以束颤电位要与纤颤电位、正锐波同时存在时才有病理意义。④肌纤维颤搐:肌纤维颤搐是复合的重复发放,在临床检查时可见皮肤下面的肌肉蠕动。相同运动单位的冲动,是以 $0.1\sim10$ s 的间隔、规律性爆发出现,伴有 $2\sim10$ 个棘波的发放、频率为每秒 $30\sim40$ 次。多见于面部肌肉、脑干胶质瘤和多发性硬化患者,也可见于慢性周围神经病。⑤复杂重复放电:又叫肌强直样放电或怪样放电,是一组失神经纤维的循环放电。表现为突发突止,电位波幅为 50 μV~1 mV,时限为 $50\sim100$ ms,频率为每秒 $5\sim100$ 次重复发放,每次发放形态基本一致,并且会出现持续的像机关枪样的声音。它可以在神经源性损害或肌源性损害中出现,但通常它的出现多提示病变进入慢性过程。

(二)神经传导检测

1. 概述　神经传导检测是借助神经受电刺激后能产生兴奋性及传导性的原理,应用脉冲电流刺激运动或感觉神经,记录激发电位,计算冲动在某一段神经的传导速度,以此来判断神经传导功能,协助诊断周围神经病变的存在及发生部位的检查方法。

2. 测定和计算方法

(1)测定方法　对神经干上远、近两点超强刺激时,可在该神经所支配的远端肌肉上记录各刺激点的诱发电位。

(2)计算方法　由不同点施以刺激到出现诱发电位的时间称为潜伏期,两个刺激点的潜伏期之差称为传导时间,再从人体测两点之间的距离,代入下列公式,即为传导速度。

$$运动神经传导速度(m/s)=\frac{两个刺激点之间的距离(mm)}{该段神经传导时间(ms)}$$

以尺神经为例记录电极为小指展肌,在尺神经腕部刺激,复合肌肉动作电位(CMAP)潜伏期为 2.8 ms;肘部刺激,CMAP 潜伏期为 6.9 ms,测出两个刺激点之间的距离为 220 mm,则尺神经由腕至肘的运动神经传导速度(MNCV)为 220/(6.9−2.8)=53.7 m/s。

(三)诱发电位

1. 概述　诱发电位(evoked potential,EP)是指中枢神经系统在感受内在或外部各种特异性刺激过程中所产生的生物电活动。诱发电位的出现与刺激之间有确定的和严格的时间和位相关系,即所谓"锁时"特征,具体表现为有固定潜伏时。在临床实践中,诱发电位常用来评价感觉和运动通路的功能状态以及高级神经活动(如认知功能)。

2. 诱发电位检测目的 ①用于功能障碍筛查;②作为疾病诊断依据,并帮助定位;③鉴别器质性和功能性疾病;④评定病情变化及疗效;⑤进行术中监测;⑥判断预后。

3. 诱发电位检测要求与特点 诱发电位与其他临床神经电生理检测一样,包括刺激系统、记录系统和信号处理系统。由于诱发电位尤其是短潜伏期诱发电位的波幅较低,其信号处理系统中必须应用平均叠加技术,平均叠加次数视诱发电位类型而不同。平均叠加技术有其技术和理论上的不足,在实际应用中应尽可能地减少噪声源。为保证检出结果的可靠,诱发电位检测要求至少重复一次,必要时需重复检测多次。需要利用各种滤波技术以排除伪迹。诱发电位记录导联标准采用国际脑电图10~20系统电极安装法。

诱发电位只能作为定量指标;绝对潜伏期受诸多因素的影响,临床意义不大,只有当其超出正常值的2或3倍时才可视为异常;双侧相应波的侧间潜伏期差值为自身对照值,可消除身高、肢长、性别、年龄等因素的影响,在临床应用中意义更大;因正常人的波形和波幅差异较大,故临床上常采用前后波的波幅比值,且应结合临床综合分析,只有当正常人均可检出的主波完全缺失,并排除了技术因素之后才可确定为异常。

4. 感觉诱发电位

(1)躯体感觉诱发电位 躯体感觉诱发电位是刺激躯体神经,在中枢记录的神经电位,包括头皮和脊髓诱发电位,通过对电位的分析,了解躯体神经通路的功能状态。

(2)脑干听觉诱发电位 脑干听觉诱发电位是通过声音的刺激,引出听神经短暂的潜伏期电位,再对波形、阈值、潜伏期、反应特性等进行分析,了解听神经、脑干以及皮质相应区的功能。

(3)视觉诱发电位 视觉诱发电位是利用光的刺激,将枕叶皮质记录到的电位进行分析,判断视神经通路的功能状态是否正常。

5. 运动诱发电位 运动诱发电位是指应用电或电磁刺激皮质运动区或脊髓,产生的兴奋通过下行传导通路使脊髓前角细胞或周围神经运动纤维,在相应肌肉表面记录到的运动单位电位。需在电磁屏蔽室进行,用电磁刺激相应的脑区,记录电极可放于小指外展肌、肱二头肌、拇展肌记录诱发电位,主要反映运动神经传导功能状态。因电刺激强度要求太大,可致疼痛,故临床应用较少。

(汪 洋)

第三章　老年康复治疗

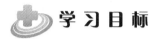

学习目标

掌握:老年康复物理治疗、作业治疗、康复辅具中常用的治疗方法。

熟悉:常用老年康复治疗技术定义、适应证和禁忌证。

了解:常用老年康复治疗技术分类及注意事项。

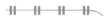

本节PPT

第一节　老年康复治疗概述

康复治疗技术是一门对伤、病、残患者的功能障碍进行治疗、训练的专业技术。其种类较多,常用的有物理疗法(physical therapy,PT)、作业疗法(occupational therapy,OT)、言语疗法(speech therapy,ST)、心理疗法(psychotherapy,Psy)、康复工程和中医传统康复疗法等。康复治疗不仅仅着眼于疾病危害,更着眼于作为患者的"人"整体的改变,侧重于患者的功能恢复和代偿,以及心理机能和社会功能障碍的改善。随着康复医学的发展,新的康复治疗方法层出不穷,先进的设备不断出现,从而使更多患者得到了及时有效的康复治疗,改善功能障碍,降低残疾的发生率。

(陈安琪)

本节PPT

第二节　老年康复治疗方法

一、物理治疗

物理治疗包括运动疗法和物理因子疗法(简称理疗),是指用力、电、声光、磁、水、温度等物理因子对患者进行治疗的方法。

（一）理疗

理疗,是指在物理疗法中,利用电、光、声、磁、冷、热、水等各种物理因子治疗疾病,促进患者康复的疗法。根据所采用物理因子的不同,可分为如下几类:电疗法、光疗法、超声波疗法、磁疗法、水疗法、生物反馈疗法、传导热疗法、低温疗法、压力疗法等。理疗具

Note

有治疗作用广泛、副作用少、无痛苦、患者易于接受、操作简便等多种优点。

1. 电疗法 应用各种电流治疗或预防疾病的方法称电疗法（electrotherapy，ET）。根据所采用电流频率不同，电疗法分为：直流电及直流电离子导入疗法、低频电疗法、中频电疗法及高频电疗法。电流频率的基本计量单位为赫（赫兹 Hz）、千赫（kHz）、兆赫（MHz）、吉赫（GHz）。各级之间按千进位换算，即 1 GHz＝1000 MHz；1 MHz＝1000 kHz；1 kHz＝1000 Hz。

（1）直流电离子导入疗法 直流电离子导入疗法（electrophoresis）是使用直流电将药物离子通过皮肤、黏膜或伤口导入体内进行治疗的方法。

①适应证 神经系统疾病：神经炎、神经痛、神经损伤、头痛、偏头痛、神经衰弱等。软组织损伤：缺血性溃疡、窦道、慢性静脉管炎、淋巴管炎、特异性感染等。眼部疾病：角膜浑浊、虹膜睫状体炎、角膜炎等。内科疾病：高血压、冠心病、消化道溃疡、慢性胃炎、慢性前列腺炎等。其他：过敏性紫癜、荨麻疹等。

②禁忌证 急性湿疹、心力衰竭、出血倾向疾病及对直流电过敏者。

（2）低频电疗法 应用频率 1000 Hz 以下的脉冲电流治疗疾病的方法，称为低频电疗法（low frequency electrotherapy）。其特点：一是均为低压低频小电流；二是无明显电解作用；能止痛但无明显热作用；三是对感觉神经和运动神经都有强的刺激作用。低频脉冲电疗法包括感应电疗法、经皮神经电刺激疗法、功能性电刺激疗法、间动电疗法、超刺激电疗法、电睡眠疗法、电兴奋疗法等。

①适应证 感应电疗法适用于废用性肌萎缩、肌张力低下、软组织粘连、血液循环障碍、声嘶、便秘、癔症性麻痹等；TENS 适用于各种性质的疼痛（偏头痛、神经痛、肩痛、关节痛、术后切口痛、产痛、癌痛）、骨折、中枢性瘫痪后感觉运动功能障碍等；FES 适用于上运动神经元瘫痪、呼吸功能障碍、排尿功能障碍、特发性脊柱侧弯、肩关节半脱位等。

②禁忌证 感应电疗法禁用于急性化脓性炎症病灶区、出血倾向、严重心力衰竭、孕妇腰腹部及已植入心脏起搏器者等；TENS 禁用于颈动脉窦部位、孕妇腰腹部及已植入心脏起搏器者等；FES 禁用于植有心脏起搏器者，以及意识不清、骨关节挛缩畸形、下运动神经元受损、对神经刺激性不灵敏者。

（3）中频电疗法 应用频率 1～100 kHz 的脉冲电流治疗疾病的方法，称为中频电疗法（medium frequency electrotherapy，MFE）。与低频电流相比，中频电流具有以下特点：①无电解作用，对皮肤刺激小；②降低组织电阻，增加作用深度；③兴奋神经肌肉组织；④镇痛和促进血液循环。

（4）高频电疗法 应用频率为 100 kHz～300000 MHz，波长为 3000 m～1 mm 的高频电流或其形成的电场、磁场或电磁场治疗疾病的方法称为高频电疗法（high frequency electrotherapy）。高频电的特点：①对神经肌肉无兴奋作用；②温热效应明显；③治疗时电极可以离开皮肤；④无电解、电泳、电渗现象，对皮肤无刺激。

2. 光疗法 应用人工光源或日光辐射治疗疾病的方法称光疗法（phototherapy）。包括可见光、红外线、紫外线和激光疗法。

3. 磁疗法 利用磁场作用于人体穴位或患处治疗疾病的方法称磁疗法（magnetotherapy）。磁场包括恒定磁场、交变磁场、脉动磁场、脉冲磁场等。磁场可以吸附人体内所有含铁的体液，因此可以应用于炎症、感染和溃疡等以及直肠、子宫等疾病的治疗。

4. 超声波疗法 超声波是指频率高于 20 kHz 以上，不能引起正常人听觉反应的机械振动波。应用超声波作用于人体以达到治疗疾病目的的方法称为超声波疗法

(ultrasound therapy)。目前理疗中常用的频率一般为800～1000 kHz。适应证:脑卒中、脑外伤后遗症、神经性疼痛、软组织损伤、颈肩腰腿痛、关节炎、尿路结石、前列腺炎、慢性盆腔炎、附件炎、输卵管闭塞、瘢痕及粘连等。禁忌证:恶性肿瘤(超声治癌技术除外)、活动性肺结核、严重支气管扩张、消化道大面积溃疡、心绞痛、心力衰竭、装有心脏起搏器者、高热、化脓性炎症、出血倾向、败血症等,孕妇腰腹部及小儿骨骺部禁用,头部、眼睛、睾丸等部位慎用。

5. 石蜡疗法　利用加热溶解的石蜡作为传导热的介质,将热能传至机体,达到治疗作用的方法称为石蜡疗法(paraffinotherapy)。石蜡是一种白色或淡黄色半透明的无水、无臭、无味的固体,由高分子碳氢化合物所构成,呈中性反应且具有良好的可塑性、黏滞性和延展性。适应证:腱鞘炎、滑囊炎、筋膜炎、关节炎、颈肩腰腿痛、术后粘连、瘢痕增生、神经炎、神经痛、消化道溃疡等。禁忌证:高热、急性化脓性炎症、恶性肿瘤、活动性肺结核、出血倾向、心力衰竭、肾衰、婴幼儿以及皮肤感觉障碍或对蜡疗过敏者。

（二）运动疗法

在物理疗法中,徒手或利用器械和仪器进行运动训练,以恢复或改善伤、病、残患者功能障碍的方法,称为运动疗法(kinesiotherapy)。运动疗法作为物理疗法的主要部分,是一种重要的康复治疗手段,在康复治疗技术中占有重要地位。

1. 肌力训练　肌力是指肌肉主动收缩时所产生的最大力量。肌力训练是针对维持和发展肌肉功能的练习,进行肌力训练的目的主要是使受累肌肉的肌力和耐力得以增强,并为后期的平衡、协调、步态等功能训练奠定基础。增强肌力的训练方法很多,目前,临床上最常用的是根据徒手肌力评定来分类的,如传递神经冲动训练、被动训练、助力训练、悬吊训练、主动训练、抗阻训练等。

（1）传递神经冲动训练　适用于肌力0～1级的患者。治疗师引导患者做主观努力,通过意念的方式,尽力去诱发瘫痪肌肉的主动收缩。

（2）被动训练　适用于肌力0～1级的患者。被动训练是指患者肌肉不收缩,肢体处于放松不用力状态,整个训练完全依靠外力作用来帮助完成。通常由治疗师徒手或使用电刺激施加,也可利用患者自身的健侧肢体自我完成。适当的被动运动,可保持肌肉生理长度和张力,防止肌肉萎缩,维持关节活动范围,并可刺激本体感受器诱发运动感觉。训练前应先在健侧完成同样动作,使患者体会肌肉收缩方式和动作要领,治疗师用口令促使患者的注意力集中在训练部位。

（3）助力训练　适用于肌力1～2级的患者。助力训练是指部分肌肉主动收缩、部分由外力辅助所完成的训练,由治疗师辅助或借助器具帮助完成。助力运动是患者由被动运动向主动运动过度中的重要训练环节。包括徒手助力训练、悬吊助力训练(图 3-2-1)、滑面上助力训练、滑车重锤助力训练、浮力助力训练等。

（4）主动训练　适用于肌力3级的患者。主动训练是患者在完全不依靠外力辅助的情况下独立完成的训练。训练时应采取正确的体位和姿势,将肢体置于抗重力位,由患者自己进行运动,治疗师给予适当的指导和必要的监督,防止代偿运动。

（5）抗阻训练　适用于肌力4～5级的患者。抗阻训练是对运动中肢体施加的一定量的阻力进行的运动。常用的抗阻训练方法有等长抗阻训练、等张抗阻训练及等速抗阻训练。常用弹力带、弹簧、沙袋、杠铃、哑铃、重锤等(图 3-2-2,图 3-2-3)器械作为抗阻负重物。

2. 关节活动范围训练　关节活动范围(range of motion,ROM)训练是指采取主动或

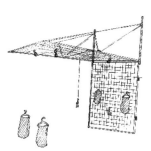
图 3-2-1　悬吊网架

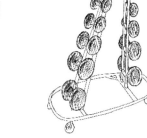
图 3-2-2　哑铃

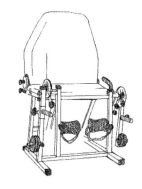
图 3-2-3　股四头肌重锤训练器

被动运动的方法,以预防和改善关节活动受限,恢复关节活动功能的运动治疗技术。包括患者的主动和被动运动,治疗师的手法和器械牵引治疗。关节活动障碍可分为骨性与纤维性两类。ROM 的练习主要用于后者,即因关节内外纤维组织挛缩或瘢痕粘连所引起的关节活动范围障碍。关节活动范围训练根据是否借助外力分为被动运动、助力运动和主动运动三种。

（1）被动运动　患者完全不用力,全靠外力来完成的运动。根据外力的来源分为两种:一种是由治疗师来完成的被动运动,如关节活动技术和关节松动技术;另一种是借助外力由患者自己来完成的被动运动,如关节牵引、持续被动活动、滑轮练习等。外力主要来自治疗师、家属、患者健侧肢体或各种康复训练器械。

①关节活动技术　治疗师对关节各个轴各个方向进行的被动活动。操作要在关节活动的各个方向进行,范围应尽可能大,动作缓慢、匀速,忌暴力。

②关节松动技术（joint mobilization）　治疗师利用较大的振幅、低速度的手法在关节的可动范围内进行的一种针对性很强的手法操作技术。具有针对性强、见效快、痛苦小、易接受等特点。

常用手法包括关节的转动、滑动、旋转、分离和牵引等。具体应用时常选择关节的生理运动和附属运动作为治疗基础。手法分为四个级别（图 3-2-4）。Ⅰ级:治疗者在关节活动的起始端,小范围、节律性地来回推动关节。Ⅱ级:治疗者在关节活动允许范围内,大范围、节律性地来回推动关节,但不接触关节活动的起始端和终末端。Ⅲ级:治疗者在关节活动范围内,大范围、节律性地来回推动关节,每次均接触到关节活动的终末端,并能感觉到关节周围软组织的紧张。Ⅳ级:治疗者在关节活动的终末端,小范围、节律性推动关节,每次均接触到关节的终末端,并能感觉到关节周围软组织的紧张。

上述四个级别的手法中,Ⅰ、Ⅱ级用于治疗因疼痛引起的关节活动受限;Ⅲ级用于治疗关节疼痛并伴有僵硬;Ⅳ级用于治疗关节因周围组织粘连、挛缩而引起的关节活动受限。手法等级范围随着关节可动范围的大小而变化,当关节活动范围改善时,分级范围也相应增大（图 3-2-5）。

③关节功能牵引（joint function stretching）　通过固定挛缩关节的近端肢体,对其远端肢体进行持续拉力牵引,使关节产生一定的分离,牵伸挛缩的周围软组织,以扩大关节活动范围的训练方法。适用于各种原因引起的关节及关节周围软组织挛缩或粘连所致的关节功能障碍者。

④牵伸技术　用外力（人工或器械）牵伸挛缩的软组织,以改善或重新获得关节周围软组织的伸展性,防止发生不可逆的组织挛缩,降低肌张力,改善和恢复关节活动范围的方法。牵伸技术是治疗各种软组织挛缩导致的关节功能障碍的临床常用方法之一,根据

Note

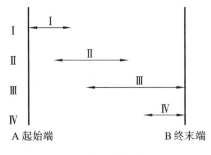
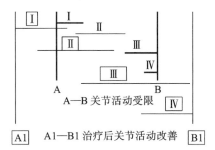

图 3-2-4　关节松动技术手法分级　　　　图 3-2-5　手法等级随治疗而变化

外力的来源、牵拉方式和持续时间,可以把牵伸分为被动牵伸和主动抑制。

⑤持续性被动活动(continuous passive motion,CPM)　利用专门的 CPM 训练器械,对关节进行持续缓慢被动运动的治疗方法。主要用于手术肢体在术后能进行早期、持续性、无疼痛范围内的被动活动,缓解疼痛,改善关节活动范围,防止粘连和关节僵硬,促进关节周围软组织血液循环和损伤软组织的修复,消除手术和制动带来的并发症。

(2) 助力运动　在一定的外力辅助下,患者主动收缩肌肉来完成的运动。助力运动可逐步增强肢体的肌力,建立协调动作模式。常用的有人力导引、器械训练、悬吊训练、滑轮训练和水中运动等。

①人力导引　由治疗人员根据患者的具体情况,沿着关节活动的方向帮助患者活动,如治疗师在偏瘫患者的早期利用 PNF 技术中导引手的作用,帮助患侧肢体进行对角线运动,维持和改善关节活动度。

②器械训练　利用杠杆原理,以器械为助力,带动活动受限的关节进行活动。根据病情及治疗目的,选择相应器械,如肩关节练习器、腕关节练习器、踝关节练习器等。

③悬吊训练　利用挂钩、绳索和吊带组合将拟活动的肢体悬吊起来,使其在去除肢体重力的前提下进行类似于钟摆样主动活动。

④滑轮训练　利用滑轮装置和绳索,通过健侧肢体帮助患侧肢体运动,其优点是活动幅度易掌握,患者乐意接受。

⑤水中运动　助力活动中增加关节活动范围的较好的练习方法,利用水的浮力,使无力的肌群无需使用多大的力量即可进行活动,而在一般情况下,若无支持和帮助是很难完成的。

(3) 主动运动　当患者能自动活动时应以主动锻炼为主。最常用的是各种徒手体操,一般根据患者关节活动受限的方向和程度,设计一些有针对性的动作,内容可简可繁。运动时用力要均匀缓慢,循序渐进,幅度从小至大,以牵伸挛缩的肌肉、肌腱和关节周围的组织。每次操作尽可能达到当时的最大范围后再稍加用力,以引起轻微痛感为度,并稍停留,还原后再重复,每天可练习 2～3 次,每一动作重复 10～20 次。锻炼应包括该关节所有轴位的活动,尽可能逐步达到最大速度。可以个人练习,也可以将有相同疾病的患者分组集体练习。

3. 有氧训练　有氧训练(aerobic training)是采用全身大肌群参与、以发展体力为主的一种持续性的周期性运动。因机体能量代谢是通过有氧代谢途径提供的,故又称为有氧训练。这种运动通常为中等强度且持续时间较长的耐力运动(为 60%～90% 的最大心率,每次运动时间 15～60 min,每周训练 3 次以上),运动以肢体大肌群参与、节律性、周期性的运动为特点,对增强心血管和呼吸功能以及改善新陈代谢具有良好的作用。广泛用于各种心血管疾病康复、呼吸、代谢等系统疾患康复以及一般的健体强身锻炼。可以根据患者的个人兴趣、身体素质、训练条件及训练目标来综合选择合适的训练方法,一般常用的方法有如下几种。

（1）步行与慢跑　最常用的有氧训练方式,其特点是容易控制运动强度和运动量,运动损伤较少且简便易学。对体弱及心肺功能减退者缓慢步行可起到良好的效果。可以通过加快步行速度和增加步行坡度来提高有氧训练强度。

（2）骑车　可以分为室内和室外两种。室内主要采用功率自行车,运动负荷可以通过电刹车或机械刹车调节。室内骑车主要优点是不受气候和环境影响,可以监测心率和血压,安全性好,运动负荷容易控制,但比较单调和枯燥。室外骑车包括无负重和负重骑车,其主要优点是兴趣性好,但运动负荷难以控制且容易出现运动损伤。

（3）手摇车　下肢功能障碍者可以采用上肢功率车的方式进行上肢耐力性训练。

（4）游泳　运动时水的浮力对皮肤、肌肉、关节均有安抚作用,关节和脊柱承重较小,有利于骨关节疾病和脊柱病患者的锻炼,运动损伤很少。温水游泳池的水温及水压对肢体痉挛者有良好的解痉作用,有利于痉挛患者在水中进行耐力训练。

（5）有氧舞蹈　指中、快节奏的交谊舞(中、快三步或四步等)、迪斯科、韵律健身操等,患者感兴趣,容易接受并坚持。但由于情绪因素较明显,所以运动强度有时难以控制,对于心血管病患者必须加强监护。

4. 平衡与协调训练　人体平衡是指身体所处的一种姿势状态,平衡反应是指当人体的平衡状态发生改变时,机体能够恢复原有平衡或者建立新的平衡的过程。平衡能力是指当人体的重心偏离稳定的支撑面时,能立即通过主动或反射性的活动使重心垂线返回到稳定的支持面内的能力。为了保持人体平衡,重心必须垂直地落在稳定的支撑面内。一般认为,保持人体平衡需要感觉输入、中枢整合、运动控制三个环节的参与。而前庭系统、视觉调节系统、本体感觉系统、大脑平衡反射调节、小脑共济协调系统及肌群的力量在人体平衡功能的维持上都起到了重要作用。

协调是指人体产生平滑、准确、有控制的随意运动的一种能力。协调功能主要协调各组肌群的收缩与放松。协调功能训练是为了改善患者对主动运动的控制能力,恢复动作的协调性和精确性,提高动作质量。协调功能障碍又称为共济失调,根据中枢神经系统的病变部位不同,主要有小脑性共济失调、大脑性共济失调和感觉性共济失调。维持人体协调也需要感觉输入、中枢整合、运动控制三个环节的参与,但与平衡有所不同,协调的感觉输入主要包括视觉和本体感觉,而前庭觉所起的作用不大;中枢的整合作用依靠大脑反射调节和小脑共济协调系统,其中小脑的协调系统起了更为重要的作用;运动控制主要依靠肌群的力量。

平衡功能训练与协调功能训练的方法基本相同,但侧重点各有不同。平衡功能训练主要侧重于身体重心的控制,以粗大动作、整体动作训练为主;而协调功能训练则主要侧重于动作的灵活性、稳定性和准确性,且以肢体远端关节的精细动作、多关节共同运动的控制为主,强调动作完成的质量。

（1）静态平衡练习　静态平衡是在不受外力的前提下维持身体平衡的训练。主要依靠躯干肌肉相互协调的等长收缩,用以维持身体的平衡。在静态平衡训练中先从比较稳定的体位开始,然后转至较不稳定体位,如前臂支撑俯卧位→前臂支撑俯跪位→跪坐位→跪位→坐位→站立位(扶站→独站)。立位平衡训练时应由双足分开立位→并足立位→单足立位→足尖立位等。

（2）动态平衡练习　动态平衡是指患者可独立完成身体转移或抵抗外力保持身体平

衡的训练。练习时可先让患者从自我改变姿势或体位以保持平衡的练习开始,逐渐过渡到在静态各种体位下施加外力,造成失衡,引导患者重新维持平衡的过程。可在坐位、站位下进行训练。例如,对于坐在床边的患者可在小范围内进行重心转移训练,从左臀部转移到右臀部,从一侧上肢支撑转移到另一侧上肢支撑,逐渐减少支撑;先活动单侧上肢,然后活动双侧上肢,逐步增加躯干运动的范围、速度和难度。也可根据患者的平衡能力采用不同体位下的练习。使支撑面由小到大,重心由低到高,逐渐施加外力。这种外力可以由他人施加,也可采用各种设施,如平衡板、Bobath 球、滚筒、平衡训练仪等进行练习。

（3）协调功能训练　上肢和手的协调训练应重点练习动作的准确性、反应速度的快慢、动作节奏性等方面;下肢的协调重点训练下肢各方向的运动和各种正确的行走步态。如以手的抓握训练为例,训练时要使患者手指有众多肌肉的协调,拇指与其他四指的协调,注意把训练动作加以分解,在正确的运动形式下反复训练,为防止训练的单调,可将协调训练寓于具体的作业治疗中,以便增加患者对重复训练的兴趣。如玩积木、玩木钉板、玩扑克牌、打麻将、下棋、打字等。训练中不断纠正患者错误的姿势,通过反复多次的训练,逐渐提高各手指之间的协调性。

二、作业治疗

作业治疗历史悠久,早在公元 2000 年前的古埃及就采用娱乐和游戏的方法来治疗忧郁症患者,19 世纪人们对精神病患者采取了运动和手工作业的治疗方法。作业治疗成为一门专业技术始于 20 世纪初,如今作业治疗在临床上广泛使用,是康复治疗技术非常重要的组成部分。

（一）定义

作业治疗（occupational therapy,OT）是指协助残疾者和患者选择、参与、应用有目的和意义的活动,以达到最大限度地恢复躯体、心理和社会方面的功能,增进健康,预防能力的丧失及残疾的发生,以发展为目的,鼓励他们参与及贡献社会。

（二）作业治疗的特点

1. 具有目的性　用于治疗的作业是以患者需要为中心,经过治疗师有目的选择活动,有针对性地克服或改善患者存在的躯体、心理及社会功能障碍的作业训练。

2. 发挥患者自身能力　作业治疗中需要激发患者的积极性,充分地发挥其躯体、心理、情绪和认知等多方面作用,提高作业治疗效果。

3. 治疗的渐进性　根据患者的残疾情况,对于作业训练的项目可从活动强度、时间、完成活动的方式等多方面进行调节,应选择患者经过一番努力才能完成的活动,并使患者清楚地看到自己的成果和进步,便于调动患者的积极性。

4. 搭建回归社会的桥梁　作业治疗着眼于帮助患者恢复或取得正常而有意义的生活方式和生活能力。作业治疗的目标是使患者回归社会,因此,进行的作业治疗项目应能适应各自居家条件下的生活和工作。

（三）作业治疗的分类

随着康复医学的不断发展,作业治疗的分类方式也有多种:按作业治疗的名称分类（如木工作业、金工作业、电器作业、编制作业等）;按作业治疗目的和作用分类（如用于减轻疼痛、增强肌力、改善关节活动度的作业等）;按作业治疗对象分类（儿童作业、老年人作业、精神与心理疾病作业等）。按实际要求作业治疗可分为四类。

1. 维持基本日常生活的作业　如穿衣、进食、如厕、个人卫生、行走等。

2. 职业技能性作业　如缝纫、编织、刺绣、园艺、木工、陶器等。

3. 文娱与游戏性作业　如集邮、听音乐、看电视、下棋、弹琴、游戏等。

4. 康复辅助器具的使用训练　如矫形器、假肢、助行器、轮椅的使用训练。

（四）常用疗法

1. 日常生活活动作业　日常生活活动（activities of daily living，ADL）是每个人达到生活自理必须进行的基本活动。包括两个层次。

（1）基本日常生活活动（BADL）　最基本的生存活动技能。根据患者的具体情况，指导和训练患者一些日常生活活动技巧和方法。日常生活活动训练内容一般无需利用工具，包括活动（如床上活动、轮椅转移、室内外行走）、自我照顾（如穿衣、吃饭、如厕、个人清洁）、交流（如阅读、写字、打电话）。

（2）工具性日常生活活动（IADL）　为患者更多解决问题的能力（即生活能力和社会能力）的训练。这种训练大多使用工具，包括家务劳动（做饭、洗衣、打扫卫生）、社会生活技巧（如购物、使用公共交通工具）、个人健康保健（就医、服药）、安全意识（识别环境标记、对环境中危险因素的意识、打报警电话等）、环境设施及工具的使用（如电话、水龙头、冰箱、微波炉、改造后的切菜板等）。

日常生活活动作业训练的目的，在于改善或恢复患者日常生活的自理能力，根据患者的功能情况选择训练项目，必要时配置辅助具（详见第五章）。

2. 文娱与游戏活动作业　也是康复治疗中重要的训练内容之一，作业治疗师可根据患者不同情况和爱好，为其选择针对性的适合各年龄段的娱乐活动。

（1）成品创作作业　书画、手工艺、编制、园艺等作业，可分散和转移注意力，能够调节情绪，消除抑郁，增强患者内在的价值感和成就感。

（2）陶冶情操作业　欣赏音乐、戏剧，观看舞蹈、电视、演奏乐器等，可分散注意力，放松精神，改善不良情绪。

（3）增加乐趣与交往作业　下棋、打扑克、打麻将、打保龄球、打羽毛球、跳绳等文体活动，有助于改善关节活动范围，增强肌力，增强上、下肢的协调性，陶冶情操，密切与他人交往，达到在娱乐活动中治疗疾病、提高生活质量的目的。

3. 职业技能训练作业　作业治疗师通过评定患者的身体功能状况后，为使患者重新工作专门设计的有目标的个体化的职业技能训练活动，以真实或模拟的工作作为手段，教给患者操作，指导患者掌握工作技巧，增强患者生存的意义和对自己的肯定，从而能够以积极的态度投入到新的生活和工作中。常用的方法及治疗作用如下。

（1）木工作业　木工作业动作较多，包括锯木、刨木、砂磨、锤钉、木刻及旋扭螺钉。具有代表性的有拉锯、推刨、锤钉三种。

治疗作用：拉锯作业可增强上肢各关节活动，增强上肢肌力和耐力；推刨作业可增强双上肢及手部的肌力和耐力，加大上肢和躯干的屈伸范围；锤钉作业可提高手眼的协调性，提高手的抓握能力，增强手及上肢的肌力。

（2）黏土作业：包括调和黏土、黏土塑形以及着色等。

治疗作用：可改善双上肢的协调性和肌力，改善肘、腕关节屈伸范围；黏土塑形作业可以增强腕、手的肌力和手指的灵巧动作。

（3）编织刺绣：编织作业可加大上肢关节的活动范围，增强手眼协调性。刺绣作业可改善手眼协调性和手指的精细动作。

（4）缝纫作业　手摇缝纫可增大肩、肘、腕关节的屈伸范围，提高上肢肌力和手眼协调性。脚踏缝纫可加髋、膝、踝关节的屈伸范围，增强下肢肌力和手眼与上下肢的协调性。

（5）办公室作业　包括书写、珠算、操作计算机、资料管理、电话通信等。

治疗作用：加大腕关节的活动；增强手指的灵活性和手眼协调性；增强记忆力、注意力和社会的交往能力。

（五）治疗作用

1. 克服躯体功能障碍　认知和感知作业的训练，用于调节患者神经系统功能，提高患者的定向力、记忆力、注意力和思维能力等；通过改善躯体感觉和运动功能的作业训练，用于增强患者的肌力、耐力和关节活动范围，改善运动协调性与平衡能力，减轻疼痛，促进手精细活动功能恢复等。

2. 改善心理状态　通过作业治疗可以在心理上增强患者的独立感，提高生活的自信心，调节情绪，培养兴趣爱好；增进患者的人际交往能力，培养患者参与社会和重返社会的意识。

3. 提高生活自理能力　通过生活自理能力及自助具使用能力的训练，可提高患者自行活动能力和自我管理能力，为患者参与社会和重返社会打下基础。

4. 促进工作能力恢复　通过一些职业性作业的活动，可帮助患者恢复一定的工作能力，增加重新就业的机会。

（六）治疗技术

作业治疗在实施过程中应遵循基本的工作程序，即评定、设定预期目标、制定治疗方案、实施治疗、再评定、确定康复后去向六个步骤。作业治疗要求治疗师根据患者综合评定情况开出作业治疗处方，一个完整的作业治疗处方，其内容应包括作业治疗项目、目的、方法、强度、时间、治疗次数及注意事项，根据作业治疗处方指导患者进行有计划、有目的的科学训练。

（七）适应证与禁忌证

1. 适应证　神经系统疾病如脑卒中、脑外伤、脊髓损伤、脑瘫、帕金森病、周围神经损伤等；运动系统疾病如类风湿关节炎、骨折术后、骨质疏松、软组织损伤等；内科疾病如高血压、冠心病、糖尿病、老年痴呆等；精神疾病如抑郁症、强迫症、精神分裂症、焦虑症、情绪障碍等。

2. 禁忌证　心脑血管疾病急性期、恶性肿瘤转移倾向者、严重心肺肝肾功能衰竭者及不配合治疗者。

三、言语与吞咽治疗

（一）概述

言语治疗是康复治疗重要的组成部分，起源于 19 世纪，目前在美国、德国等发达国家都建立了完善的言语治疗高端专业人才培养体系。中国的言语治疗起步较晚，在 20 世纪 80 年代中期才开始建立，而后逐步将国外言语治疗的研究成果和专业知识引进国内。近几年，国内的部分院校已开始招收言语治疗的硕士研究生，各大医院已有从事言语治疗的专业人员，但总体水平与发达国家差距仍较大。

1. 定义　言语是音声语言（口语）形成的机械过程。言语障碍是指言语发音困难，嗓音产生困难,气流中断或者言语韵律出现困难。

言语治疗(speech therapy,ST),或称言语矫治,是针对各种言语障碍进行矫治训练以改善其交流能力的康复治疗。由治疗人员通过各种手段对有言语障碍的患者给予某种刺激,使其做出反应。言语训练是言语治疗的主要方法,包括听、说、读、写的训练,恢复或改善构音功能,提高言语清晰度等言语治疗,必要时应用手法介入、辅助器具及替代方式。

言语交流有两大基本要素:一是接受、理解词汇,即通过听觉、视觉和触觉等刺激将信息传至中枢,进行综合分析,整合处理;二是表达词汇,即作出反应,这个过程是将整合处理、组织好要表达的概念转化成输出信息,再通过发音器官构成合适的语言或通过书写、手势或表情表达。

其目的主要是通过言语训练来改善患者的言语功能,提高交流能力。对于严重言语障碍或者经过系统训练效果仍不理想者,应着重加强非言语交流方式的训练或借助于替代言语交流的方法如手势语、交流板等。治疗形式以一对一训练为主,有时要进行集体训练,患者的主动参与十分重要。临床上常见的言语障碍有失语症、构音障碍、言语失用症。

2. 治疗原则

(1)早期开始　早期发现有言语障碍的患者是关键。言语治疗开始得愈早愈好,在患者意识清楚、病情稳定、能够耐受集中训练 30 min 时就可以开始言语矫治。

(2)及时评定　治疗前应进行全面的言语功能评定,了解障碍的类型及其程度,有针对性地制定出难度不同的治疗方案。治疗过程中要定期评定以了解治疗效果,根据评定结果及时调整治疗方案。

(3)循序渐进　言语训练应由简单到复杂。如果听、说、读、写等功能均有障碍,治疗应从提高听理解力开始,重点应放在口语的训练上。治疗时间及内容的安排要适当,避免患者疲劳及出现过多的错误。

(4)及时反馈　言语治疗就是治疗人员给予某种刺激,使患者作出反应。正确的反应要强化,错误的反应通过提示或修正刺激以形成正确反应。要根据患者的反应适时调整训练内容和难易程度。

(5)良好的医患关系　言语治疗是训练者与被训练者之间的双向交流过程,治疗时间漫长,治疗期间建立相互信任的医患关系,患者主动参与的积极性是完成治疗的前提。为此,在治疗中应注意创造良好的气氛,时刻注意和关心患者的感受。

(6)形式多样,提高趣味性　训练作业的内容要适合患者的文化水平及生活情趣,要注意设置适当的语言环境。

3. 治疗形式

(1)"一对一"训练　即一名治疗师对一名患者进行训练的方式。这种形式容易使患者注意力集中,情绪稳定,内容针对性强。训练开始时多采用这种方式。要求有一个安静、稳定的治疗环境。

(2)自主训练　患者经过"一对一"训练之后,充分理解了言语训练的方法和要求,具备了独立练习的基础;这时治疗师可将部分需要反复练习的内容让患者进行自主训练。内容由治疗师设计决定,治疗师定期检查。

(3)小组训练　又称集体训练。目的是逐步接近日常交流的真实情景,通过相互接触,能够使患者减少孤独,增强信心。学会将个人训练成果,应用于实际中。治疗师可根据患者的不同情况编成小组,开展多项活动。

（4）家庭训练　应将制定的治疗计划、评价方法介绍和示范给家属，并可通过观摩、阅读指导手册等方法教会家属训练技术，以便于患者能够由医院治疗过渡到家庭治疗，治疗期间定期上门给予评估和指导。

（二）常用疗法

治疗前需要充分地安排训练计划、准备治疗用物，如录音机、录音带，呼吸训练器；镜子、秒表，压舌板和喉镜；字词卡、图片；动作画卡和情境画卡；各种评估表和评估用盒；常用物品（与文字配套的实物）。目前临床上常用的有失语症及构音障碍的治疗。

1. 失语症的治疗及护理

1）听理解训练

（1）语词听觉辨认　出示一定数量的实物、图片、字词卡片，由康复医护人员说出某词让患者指认。由单词的指认开始，逐渐增加难度。如果患者单词听理解正确率近100%时，可进行语句理解训练。

（2）执行命令　出示一定数量的实物、图片，康复医护人员发出指令，让患者完成简单动作，如"把牙刷拿起来"。逐渐增加信息成分，使指令逐渐复杂。

（3）判断是非　让患者听完题后判断是否正确。

（4）记忆训练　让患者在一定的时间内记住一定数量的实物、图片，然后把实物和图片拿掉，间隔一定时间后，再让患者回忆刚才出示的实物和图片，如"把笔、帽子和牙刷拣出来"等，逐渐增加难度。

2）阅读理解训练

（1）字词句理解训练　包括视觉认知训练（将一组图片摆在患者面前，让患者看过后进行图片与文字匹配）、听觉认知训练（将一组图片摆在患者面前，患者听治疗师读一个词后指出相应的字卡、图片）、语词理解训练（用句子卡片，让患者指出情景画，进行语句与图画匹配，以训练患者执行书面语言指令等能力）。

（2）短文理解训练　阅读短文后，在多选题中选出正确答案。

3）语言表达训练

（1）复述训练　从单词水平开始，逐渐过渡到句子、短文。随着患者的个人能力增强，增加训练难度。对重症者可提示图片或文字卡，在要求复述时配以视觉刺激。

（2）选择回答　提出问题，让患者在多选题中找出正确答案并读出。

（3）命名训练　按照单词→短句→长句的顺序进行，给患者出示一组卡片或实物进行提问，让患者说出物品的名称。如放一张有一支钢笔的图片在患者面前，问"这是什么？""它是做什么用的？"等内容的反复训练。

（4）朗读训练　出示单词、句子、短文卡，让患者出声读出。如不能进行，由治疗师反复读给患者听，然后鼓励患者一起朗读，最后让其自己朗读。由慢速逐渐接近正常，每日坚持，以提高朗读的流畅性。

（5）旋律吟诵训练　鼓励引导患者唱出自己熟悉的歌曲的旋律和歌词、诗歌。

（6）自发口语练习　将有关行为动作的画片让患者看后，用口语说明，描述图中的活动；或看情景画让患者自由叙述；与患者进行谈话，让患者回答自身、家庭及日常生活中的问题等。逐渐增加句子的长度和复杂性，同时要注意进行声调和语调的训练。

4）书写训练　包括抄写阶段、随意书写、默写阶段和自发书写阶段。通过抄写和听写单词、简单的短句到复杂的长句、短文，以及让患者看物品图片，写出单词；看动作图片，写叙述短句；看情景图片，写叙述文；最后到记日记和给朋友写信。目的是逐步使患者将语义与书写的词联系起来,达到有意义书写和自发书写的目的。

失语症患者如果经过系统的言语治疗,言语功能仍然没有明显的改善,则应考虑进行实用交流能力的训练,使言语障碍的患者最大程度地利用其残存的能力,能掌握日常生活中最有效的言语或非言语的交流方法。常用方法如下。

(1) PACE技术 目前国际上最得到公认的实用交流训练法之一。如将一叠图片正面向下扣置于桌上,治疗师与患者交替摸取,不让对方看见自己手中图片的内容。然后双方运用各种表达方式(如呼名、手势语、指物、绘画等)将信息传递给对方,接收者通过重复确认、猜测、反复提问等方式进行适当反馈,以达到训练目的。

(2) 手势语训练 手势语不单指手的动作,还应包括头及四肢的动作。训练可以从习惯用的手势语开始(例如,用点头、摇头表达是或不是等)。

(3) 交流板或交流手册的使用训练 适用于口语及书写交流都很困难,但有一定的文字及图画的认知能力的患者。通过患者指出字、图片、照片上的字或图来表明自己的意图。

2. 构音障碍的治疗及护理

1) 松弛训练 目的是通过随意肌群的放松,降低非随意言语肌的紧张性,因此对痉挛型构音障碍较重要。包括肩颈头部肌、上肢、下肢、胸腹背肌放松。如患者坐位,闭眼、平静呼吸,双肩缓慢向上耸起再缓慢下降,以放松双肩部肌肉。

2) 呼吸训练 呼吸气流的控制是正确发音的基础。①上肢上举、摇摆,可改善呼吸功能。②双上肢伸展吸气,放松呼气,可改善呼吸协调动作。③进行吸气→屏气→呼气训练(患者坐位,双唇紧闭,用鼻缓慢深吸气,再缓慢用嘴呼气)可延长呼气的时间。

3) 发音与发音器官的训练

(1) 构音改善的训练

①本体感觉刺激训练 用长球棉棒按唇→牙龈→上齿龈背侧→硬腭→软腭→舌→颊黏膜顺序进行环形刺激。

②舌唇运动训练 唇的张开(发"啊"音)、前突(发"呜"音)、缩回裂开(发"衣"音)、紧闭唇→放松;舌的前伸、后缩、上抬、向两侧口角移动,舌尖沿上下齿龈做环形"清扫"动作等。可用压舌板增加阻力进行力量训练。

③发音训练 顺序是先训练发元音,然后发辅音,再将元音与辅音相结合。按单音节→双音节→单词→句子的顺序进行。可以通过画图让患者了解发音的部位,主要问题所在,并告诉准确的发音音位。

④减慢言语速度训练 用节拍器或治疗师轻拍桌子,由慢到快,患者随节拍发音可明显增加可理解度。但此方法不适合重症肌无力的患者。

⑤辨音训练 通过口述或放录音,分辨出错音,进行纠正。

(2) 鼻音控制训练 鼻音过重是由于软腭、腭咽肌无力或不协调,将鼻音以外的音发成鼻音。治疗方法包括如下两种。①"推撑"疗法:患者两只手放在桌面上向下推或两手掌相对推同时发短元音。也可训练发舌后部音[ka]等。②引导气流法:使用吸管在水杯中吹泡、吹气球、吹蜡烛、吹纸张等,可以引导气流通过口腔,减少鼻漏气,并可延长呼气时间。

(3) 克服费力音的训练 此音是由于声带过分内收所致。治疗方法包括如下几种。①让患者处在一种很轻的打哈欠状态时发声。②颈部肌肉放松法:低头、头后仰、向左右侧屈以及旋转。③咀嚼练习。

(4) 克服气息音练习 此音的产生是由于声门闭合不充分引起的。通常方法有"推撑"法、咳嗽法。也可用手法辅助甲状软骨的运动等进行发音练习。

（5）语调练习　语调不仅是声带震动的神经生理变化，而且是说话者表达情绪的方式。多数患者表现为音调低或单一音调。训练时可采用可视音调训练器来帮助训练。

（6）音量控制训练　呼吸是发音的动力，自主的呼吸控制对音量的控制和调节也极为重要。训练时指导患者持续发声，并由小到大，使呼气时间延长。

四、心理治疗与认知康复

（一）概述

1. 定义　心理治疗（Psychotherapy）是应用心理学的原则与方法，治疗患者的认知、情绪及行为等有关问题的过程。心理治疗的目的是解决患者的心理障碍，缓解和消除患者的负面情绪、纠正认知错误、矫正不良行为、重塑人格系统、改善人际关系，使其重新或更好地适应社会，最终达到患者能够帮助自己的目标。

心理治疗必须在密切医患关系的良好治疗基础上进行，由经过专业训练的治疗师以心理学理论为指导，运用心理学方法，如语言、表情、姿势、行为或其他心理学技术，影响和改变患者的心理活动，以缓解或消除患者的各种不良情绪、行为及症状，使其人格向健康、协调的方向发展。

2. 治疗原则

（1）良好的护患关系　医护人员对所有求治的患者都要做到一视同仁，建立良好的护患关系是心理治疗的基础，同情、理解、尊重、关心和支持患者，为取得患者的信任和充分调动其主观能动性起着重要的积极作用。

（2）整体性原则　要求治疗师在治疗过程中处理好患者与自然环境、社会环境的关系，提高患者对社会与环境的心理适应能力；消除心理因素和生理因素的相互影响而形成的恶性循环，促使患者的身心功能协调平衡。

（3）针对性原则　在进行心理治疗时，要针对患者的年龄、性别、伤残程度、文化背景、个性特征等差异有针对性地采取治疗措施。在进行心理治疗时，启发患者运用积极的心理防卫机制，如补偿、升华等以良好的心态参与的康复活动。

（4）平等性原则　在进行心理治疗时应注意尊重残疾人的人格，注意保护患者的自尊心。同时，动员家庭和社会力量，关心爱护残疾人，创造有助于康复的心理环境和社会环境。

（二）常用方法

1. 支持性心理治疗（supportive psychotherapy）　医护人员对患者的指导、劝解、鼓励、安慰和疏导等方法，帮助患者消除疑虑、改善心境、增强对残疾和疾病的心理承受能力，恢复心理平衡的一种心理护理方法。支持性治疗的主要方法有以下几种。

（1）指导、鼓励患者表达情感　治疗者要表现出对患者的关心和理解，使他们愿意表达深层的情感体验。通过交谈首先建立良好的护患关系，同时要帮助患者消除人际关系中的不利因素。特别要帮助患者与家属进行有效沟通，处理好与家庭、社会的人际关系。

（2）解释　解释工作必须从每个人的具体情况出发，有针对性地进行。帮助患者解除顾虑、树立信心、加强配合。要根据疾病的性质和规律，注意掌握解释的方法和技巧。

（3）鼓励和安慰　患者致残或患重病后，心理反应往往很强烈，特别是在治疗一段时间后效果不明显，患者情绪波动会更大，经常表现出恐惧、忧虑、抑郁、悲观、绝望甚至企图自杀。因此，护士可根据需要以多种形式对患者进行鼓励。如利用患者在康复过程中的进步进行正强化;用自己乐观的情绪使患者振作精神,增强信心。

(4)保证 对患者的检查和治疗结果做出他们能接受的保证,坚定其战胜疾病的信心,但切不可作出不切实际的保证。

2. 行为治疗(behavior therapy) 又称矫正疗法,是用社会学理论、经典条件反射和操作条件反射原理,来转变患者症状和行为的一种治疗方法。主要用于治疗部分神经症(恐怖症、焦虑症、强迫症等),心身疾患(高血压、慢性疼痛和失眠),自控不良行为(肥胖症、神经性厌食、烟酒及药物成瘾等),性功能障碍(阳痿、早泄、阴道痉挛等)和性变态行为等。常用的方法如下。

(1)放松疗法 主要用于治疗患者的焦虑、抑郁情绪和睡眠障碍等,是一种通过自我调整的训练,常用方式有肌肉渐进性放松、愉快想象性放松、有控制的深呼吸性放松。通过身体某部位的放松进而引起整个身心放松,以对抗由于心理应激而引起的交感神经兴奋的紧张反应,从而达到消除心理紧张和调节心理平衡的目的。适用于处于抑郁阶段的患者,或有焦虑、紧张、恐惧症表现的患者。

(2)系统脱敏疗法 最早应用的行为治疗技术之一,由南非的精神科医生澳尔甫创立。此法主要采用深度肌肉放松技术,用于特定情景下治疗患者焦虑和恐惧等情绪障碍。将放松训练与制定的等级脱敏标记两者配合进行训练。首先要了解患者的异常行为表现(焦虑和恐惧)是由什么样的刺激情景引起的,把所有焦虑反应由弱到强按次序排列(0～10分,0表示完全平静,10表示极度焦虑)。然后教会患者一种与焦虑、恐惧相抗衡的放松训练法,把放松训练技术逐步、与那些由弱到强的焦虑程度同时配对出现,形成交互抑制情景,最后循序渐进地消除焦虑和恐惧。

(3)厌恶疗法 是通过轻微的惩罚抑制或消除不良行为的一种治疗方法。即把厌恶刺激或不愉快的刺激与患者的不良行为结合在一起体验,以此抑制或消除患者的攻击、强迫等不良的行为。厌恶疗法要在严格控制下进行,适用于具有一些不良行为习惯的患者。常用的厌恶刺激有物理刺激、化学刺激和想象中的厌恶刺激。

(4)行为塑造法 行为塑造法是通过正强化而造成某种期望的良好行为的一项行为治疗技术。此法对于矫正患者的被动行为、提高注意力和行为的依从性等比较有效。可采用一项适中的作业让患者去完成,在患者完成作业的过程中,对患者取得的进步及时反馈并进行正强化,如表扬、鼓励、奖励等。

(5)代币治疗法 通过某种奖励系统,在患者作出预期的良好行为表现时,马上就能获得奖励,即刻得到强化,从而使患者所表现的良好的行为得以形成和巩固,同时使其不良行为得以消退。代币作为阳性强化物,可以用不同的形式表示,如记分卡、筹码、证券、食物、娱乐活动等方式。适用于反对独立阶段的患者。

(6)暴露疗法 用于治疗患者恐惧心理的行为的治疗技术。其治疗原则是让患者较长时间地想象恐怖的观念或置身于严重恐怖环境,从而达到消退恐惧的目的。此法与系统脱敏疗法有某些相似之处,如让患者接触恐惧的事物或情境。但他们的不同之处是在暴露疗法实施过程中,恐怖情景出现时无需采用松弛或其他对抗恐怖的措施;暴露疗法需让患者暴露于恐惧情境的时间比较长,每次治疗时间1～2h;系统脱敏法一般仅能对较轻的恐惧症有效,而暴露疗法则常用于治疗严重的患者。

(7)冲击疗法 即满灌疗法,基本原则与系统脱敏法相反。治疗者使用能引起患者更强烈焦虑情绪的刺激,使其受到更大的冲击。主要适用于恐怖症、强迫症等。

3. 认知治疗(cognitive therapy) 通过认知行为技术来改变患者不良认知的一类心理治疗方法的总称,包括信念、思维和想象等。其基本观点是,认知过程是客观现实世界与情绪、行为为反应的中介,当知觉由于某种原因得不到充分的信息,或由于感觉做出错误的判断与评价时,就会使思维受到限制或歪曲,从而导致不良的情绪和行为。由此提出了 ABC 理论,A 是激发反应的事件,B 是个体对这一事件的解释和评价,C 是事件激发的各异情绪反应和行为后果。ABC 理论认为 A 只是 C 的间接原因,B 才是 C 的直接原因,只有通过改变 B,才能改变和控制 C。治疗者的任务就是与患者共同分析 B,并提供"学习"或训练方法加以矫正。主要方法如下。

（1）教育   向患者介绍有关疾病知识,提供应对技能,让患者形成客观、正确的认知。

（2）认知重建   帮助患者改变各种不正确的认知和态度,特别是帮助矫正自我失败的消极思维,建立对抗患者消极思维认知,往往需要多次耐心地进行。

（3）角色转换   角色转换是指站在对方的位置上来考虑对方的感受。通过换位思考,改变他们的认知方式。

4. 集体心理疗法   治疗者同时对多个具有共性的患者进行心理治疗的方法。这样治疗效应也加上了集体治疗的作用。集体疗法通过患者相互交流、相互帮助、相互鼓励,有助于克服孤独和自卑心理,体验被他人接纳,增强适应社会的能力。集体心理疗法的主要方法有普及性集体疗法、动力交互关系法、经验性集体疗法、交往模式矫正疗法和心理剧启示法等。

五、老年康复辅具

（一）假肢

1. 定义   假肢（prosthesis）是为了恢复原有的肢体功能和形态,以弥补截肢者肢体缺损和代偿已失去肢体功能而制造、装配的人工肢体。假肢的装配因人而异。

2. 分类

（1）按假肢结构分类   假肢分为壳式假肢（外骨骼式假肢）和骨骼式假肢（内骨骼式假肢）。

（2）按假肢用途分类   假肢分为装饰性假肢、功能性假肢、作业性假肢及运动假肢。

（3）按装配时间分类   假肢分为临时假肢和正式假肢。

（4）按驱动假肢的动力来源分类   假肢分为自身动力源（肌电）假肢和外部动力源（电动、气动）假肢。

（5）按解剖部位分类   假肢分为下肢假肢（图 3-2-6）和上肢假肢（图 3-2-7）。

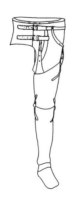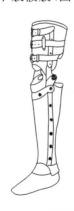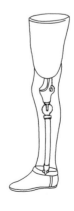

图 3-2-6   下肢假肢

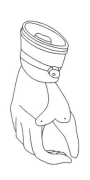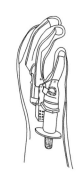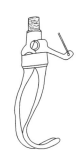

图 3-2-7　上肢假肢

（二）矫形器

1. 定义　矫形器（orthosis）是在人体生物力学的基础上，作用于人体四肢或躯干，以保护、稳定肢体，预防、矫正畸形，补偿功能和辅助治疗骨关节及神经肌肉疾患的体外装置。

2. 分类

（1）按制作材料分类　矫形器分为石膏矫形器、塑料矫形器、金属矫形器、皮质矫形器和木制矫形器等。

（2）按所治疗疾病分类　矫形器分为儿麻矫形器、马蹄足矫形器、脊柱侧弯矫形器、先天性髋脱位矫形器、骨折治疗矫形器、股骨头无菌坏死矫形器等。

（3）按作用和目的分类　矫形器分为临时用矫形器、保护用矫形器、稳定用矫形器、夜间用矫形器、功能用矫形器、牵引用矫形器、步行用矫形器、减负用矫形器等。

（4）按装配部位分类　矫形器分为上肢矫形器、下肢矫形器、脊柱矫形器和矫形鞋。

（三）助行器

1. 定义　助行器（walking aids）是指辅助人体支撑体重、保持平衡、稳定站立和行走的器具。使用助行器可以充分发挥患者的残存功能，减轻步行功能障碍，最大限度地恢复日常生活活动能力，使患者早日重返社会。

2. 分类　助行器从操作力源上可分为无动力式助行器、功能性电刺激助行器和动力式助行器三大类。

（1）无动力式助行器　最常见的助行器，结构简单，使用方便。无动力式助行器可分为杖和助行架两大类。

杖：通过增加支撑面来改善人体站立与行走的平衡。根据不同患者需要又分为手杖、肘杖、前臂杖和腋杖。根据支撑面稳定程度手杖分为单脚杖、三脚杖和四脚杖；根据长度的可调性分为可调式和不可调式杖两类。各种类型的杖见图 3-2-8。

助行架：也称步行器，具有稳定与较宽的支撑面，用来维持患者平衡，缓解下肢负重。分为步行式助行架、轮式助行架和有前臂托的助行架三种（图 3-2-9）。

（2）功能性电刺激助行器　主要用于各类瘫痪的患者。用功能性电刺激方法进行治疗，通过有规律的脉冲电流作用，使瘫痪的肌肉产生强直收缩，形成肌力，刺激下肢运动。

（3）动力式助行器　这种助行器是穿在瘫痪的下肢，装有便携式小型动力源驱动步行机构，需要在助行器上通过导线对助行器提供电源。主要用于完全性截瘫患者。

3. 助行器使用　选择助行器时，应根据患者的病情需要，个体情况，以及使用助行器的环境和患者学习使用助行器的能力等多方面因素综合分析，选择合适的助行器。

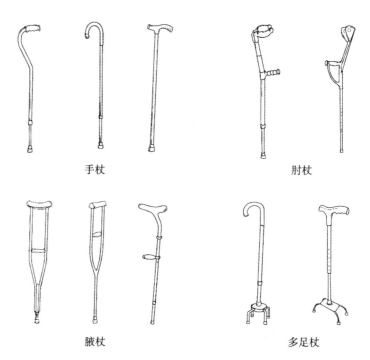

手杖　　　　　　肘杖

腋杖　　　　　　多足杖

图 3-2-8　各种类型的杖

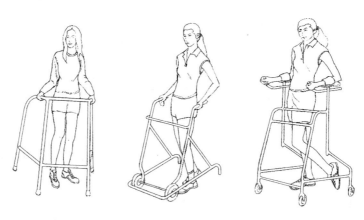

图 3-2-9　助行架

1）杖的选用　选择合适长度的杖是保证患者安全,最大限度发挥杖功能的关键。

①手杖　一种用单手扶持以助行走的工具。常用的手杖包括单足手杖、三足手杖和四足手杖。合适的长度是患者穿鞋持杖站立,手杖远端位于持拐人足小趾外侧15 cm处至腕背伸手掌心握杖柄的距离。把手位置是肩部放松,肘关节屈曲 150°的位置,相当于股骨大转子处的高度(图 3-2-10)。

②肘杖　一种带有特殊设计的包绕前臂的前臂套和手柄,使用时可增强腕部力量,肘部有更大的支撑稳定性。主要用于患者握力差和前臂力较弱的患者。长度测量方法同手杖,但应注意前臂套应松紧适中,太紧使拐难以移动,太松会失去拐的依托力。

③前臂杖　一种在手杖的基础上增加了前臂支撑托槽,承重点由腕和手变为前臂,较手杖有更大的支撑稳定性。常用于下肢无力而上肢的腕、手握力差的患者。长度测量方法同手杖,托槽应位于前臂近端1/3处(图 3-2-11)。

④腋拐(杖)　腋杖的高度应与使用者的身高臂长相适应。适用于截瘫或下肢功能损害较重的患者。测量腋杖长度最简单的方法是身长减去 41 cm,股骨大转子的高度即

Note

48

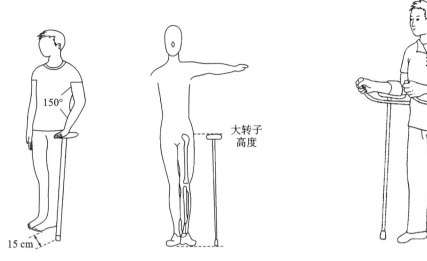

图 3-2-10　手杖的选用　　　　　　　　　图 3-2-11　前臂杖

为把手的位置。或测量足小趾外侧 15 cm 至腋窝前壁的距离,腋托与腋窝相距5 cm,太高会压迫臂丛神经并影响血液循环,出现上肢麻木感。太低则失去稳定肩的作用并影响行走的姿势,把手的测量方法与手杖相同(图 3-2-12)。

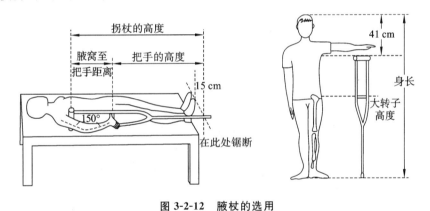

图 3-2-12　腋杖的选用

2) 步行架的选用　步行架的支撑面积大,较杖的稳定性高,多在室内、走廊等面积较宽敞、地面平坦的场合使用。

①步行式助行架　一种使用非常普遍的辅助器。如单侧无力或截肢、身体软弱、长期卧床或患病的老人均可使用此种助行架。

②轮式助行架　轮式助行架有两轮或三轮,附有携物的篮子、手闸装置等,很大程度地方便了患者。凡是无能力使用步行式助行架者均可选用此种类型。上肢软弱或不协调的患者(如进展性类风湿关节炎)可选用有前臂托的轮式助行架。

3) 使用方法的训练　为确保安全,步态训练应首先在步行训练双杠内进行。然后再练习借助拐杖行走,最后才能独立行走。持杖行走的步态有多种,每种步态对身体能力的要求不同,因此训练时应按其规律进行。

截瘫患者持腋杖步行法如下。

(1) 摆至步　即同时将左右两侧腋杖伸向前方支撑→两足同时摆动向前,到达两腋杖之间。

(2) 摆过步　方法与摆至步相似,两足同时摆动向前,到达两腋杖之前,是一种速度

49

快,步幅大,患者躯干和上肢控制力较好的步态。

（3）四点步　伸出左侧腋杖→迈出右足→伸出右侧腋杖→迈出左足。练习难度小,接近自然走路,稳定性好,但速度稍慢。

（4）三点步　先将肌力较差的一侧足和左右两侧腋杖同时伸向前→再将另一侧足迈向前。适用于一侧下肢负重能力较差者等。这种步行方式速度快,稳定性好,是常用的步行方式之一。

（5）两点步　将一侧腋杖和对侧足同时伸向前→再将另一侧腋杖和另一侧足同时伸向前。

4）偏瘫患者持手杖步行法

（1）三点步　伸出手杖→迈出患足→迈出健足。

（2）两点步　同时伸出手杖和患足→再迈出健足。

5）助行架步行法

（1）助行架基本步态　提起助行架放在前方适当位置→上肢伸出一臂长,向前迈一步,落在助行架两后足连线水平附近→迈另一侧下肢。

（2）助行架部分负重步态　将助行架与部分负重下肢同时向前移动→健侧下肢迈至助行架两后足的连线上。

（3）助行架摆至步　将助行架的两侧同时前移→将双足同时迈至前移后的助行架双足连线处。

（4）交互式助行架步态模式（四点步）　将一侧助行架向前移→迈对侧下肢→移对侧助行架→移另一侧下肢。

（四）轮椅

轮椅（wheelchair）是残疾者的康复重要代步工具。当残疾者行走的能力降低或丧失,需要户外活动、独立生活、参加社会活动时,轮椅就成为他们必须依靠的交通工具。随着轮椅生产技术的科技化、智能化,使轮椅的功能从个人移动辅助器发展成为智能代步移动器,不仅扩大了残疾人的活动范围,而且极大地提高了他们的生活质量。

1. 轮椅的种类及使用范围　根据轮椅的结构和用途不同将轮椅分为普通轮椅、儿童轮椅（适合 6～9 岁使用）、电动轮椅（以蓄电瓶为驱动能源,适用于双上肢力弱、手部畸形的患者）、单侧驱动式轮椅（适用于只有一侧手臂有驱动能力的患者）、站立式轮椅（可由坐位借助安全带变为站位姿势,适用于双上肢有力的截瘫患者）、体育运动轮椅（如竞速轮椅、篮球轮椅,适合体育运动的灵活性要求）等。

2. 普通轮椅的结构　普通轮椅一般由轮椅架、轮、椅座靠背、刹车装置及脚踏板五部分组成（图 3-2-13）。

（1）轮椅架　有固定式（结构简单,结实耐用）和折叠式（便于携带）两种。

（2）轮　包括大轮（是轮椅主要的承重部位）、小轮（辅助支撑和在转弯时起导向作用）两对轮子。在每一大轮的外面还各装有可供手驱动车轮的手圈轮,是轮椅所特有的装置,一般由患者直接用手驱动。

（3）椅座靠背　轮椅的坐垫和靠背是直接与患者臀部和背部接触的部分,要使患者乘坐舒适,并能防止产生压疮,应具有良好的均压性,并且防湿、透气。目前新的坐垫、靠垫有固体凝胶、充水、充气等多种类型。

（4）刹车装置　即车闸,是确保轮椅使用安全的重要保证,患者在上下轮椅或在坡道上停止前进都必须将车刹住,否则易造成危险。

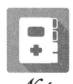

（5）脚踏板 合适的脚踏板高度可以减轻坐骨结节的压力，防止压疮的发生。

乘坐轮椅者承受压力的主要部位是坐骨结节、大腿及腘窝部、肩胛区。因此，在选择轮椅时要注意这些部位的尺寸是否合适，避免皮肤磨损、擦伤及压疮发生。

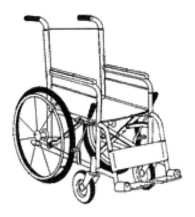

图 3-2-13 普通轮椅

3. 普通轮椅的测量 一般应综合考虑患者的病情需要、身材和适用范围，来选择轮椅的尺寸、样式和材料等。

（1）座位宽度 测量臀部最宽部位的尺寸加 5 cm。若座位过窄，患者上下轮椅不方便，易擦伤皮肤，甚至使臀部及大腿组织受到压迫而致压疮；座位太宽患者不易坐稳，且进出门有困难，双上肢操纵轮椅易疲劳。

（2）座位深度 测量患者坐稳后臀部至小腿腓肠肌之间的水平距离再减去 6.5 cm。若座位太短，则使坐骨结节承压过大而产生压疮；座位太长，座位前缘压迫腘窝而影响血液循环。

（3）座位高度 测量坐下时足跟（或鞋跟）至腘窝的距离再加 4 cm。若座位太高，轮椅不能入桌旁；座位太低，坐骨承受重量过大。

（4）臂托（扶手）高度 应为患者坐下时上臂垂直、屈肘 90°，前臂平放，测量椅面至前臂下缘的距离再加 2.5 cm。适当的臂托高度可保持正确的身体姿势和平衡，并可使患者舒适。臂托太高，上臂被迫上抬，易感疲劳；臂托太低，导致上身前倾，不仅容易疲劳，而且可能影响呼吸。

（5）靠背高度 轮椅的靠背越高，患者乘坐越稳定，靠背越低，患者上半身及上肢的活动就越大。一般靠背的高度为椅座面至腋窝的距离减去 10 cm。高位截瘫患者则应选用高靠背轮椅（测量椅面至肩部或后枕部的实际高度）。

（6）脚踏板高度 放平后的脚踏板板面至少离地不少于 5 cm。脚踏板板面过高，患者屈髋角度过大，坐骨结节处过度受压而产生压疮。

4. 轮椅的使用训练

（1）正确的坐姿 患者坐于轮椅正中，抬头平视，背向后靠，髋关节保持在 90° 左右。自己操纵轮椅时，上身前倾，双上肢同时向前推动手圈轮。

（2）肌力训练 强化躯干的肌力和控制力训练，尤其要加强上肢肌力和耐力的训练，以保证上肢有足够的支撑力和推动力。可以使用哑铃、杠铃等方法训练。

（3）减压训练 久坐轮椅易引起压疮，因此，教会患者每隔 15～20 min 进行一次臀部减压。用双手支撑在轮椅扶手或轮上使臀部悬空 15 s 左右。如患者上肢肌力弱不能完成，则可以使躯干向一侧倾斜，使一侧臀部离开垫子，片刻后再换抬另一侧，进行交替减压。

（4）操纵技能训练 练习独立操纵轮椅前进、后转、变换方向、进出门和绕过障碍物，保持轮椅行进中的平衡。

（5）转移训练 由轮椅到床之间的转移训练（见第五章）

（五）自助具

自助具（assistive technology device，ATD）是一类提高患者的残存功能，利用患者自身能力,省时省力帮助个人独立完成一些原来无法完成的日常生活活动而制造的辅助器具。

自助具具有技术含量低、制作简单、操作方便的优点,能够有效地防止、补偿、减轻或替代因残疾造成的身体功能减弱或丧失,帮助患者从依赖向独立过渡,逐步提高患者的日常生活活动能力。

自助具种类繁多,既有简单的日用器具,也有复杂的电动装置,甚至计算机环境控制遥控系统。根据用途可将自助具分为进食、书写、阅读、穿衣、个人卫生、转移活动、交往活动、体育娱乐以及职业活动等类型。

(1)进食自助具 根据上肢功能障碍不同的情况选择不同辅助器具,如拇指不能对掌和握力丧失者,可选择免握套具、U型夹或持杯器等;手臂不能充分伸屈者,可将叉、勺手柄加粗加长;选用较深的防漏蝶盘、双耳杯、斜口杯等餐饮用具以防进食时食物倾洒。

(2)书写辅助器 握力丧失者可以用C型对掌持笔器、加粗笔、免握笔等。

(3)更衣自助具 如纽扣牵引器、穿衣棒、魔术扣、拉链钩、穿袜器、鞋拔、弹性鞋带等。

(4)梳洗自助具 握力丧失者可以把牙刷、梳子等用具配合多用生活袖套或U形塑料架,还可将牙刷、梳子等用具手柄加粗加长;将剃须刀固定在剃须刀夹持器上;将大指甲剪固定到小的斜形木器上;洗澡使用长柄洗澡刷或两头缝制松紧带环的毛巾等。

(5)如厕自助具 如可调节便器、轮椅式便池、加高坐厕板、如厕扶手、助起式座圈、厕纸夹等。

(6)聋哑盲人生活辅助用具 有语言输出的阅读机、盲文、盲人拐杖、导盲装置以及触摸式电话键盘或计算机键盘都对盲人的生活起到辅助作用。

(7)其他自助具 如改装的钥匙、特制砧板、清洁餐具刷、拾物器等。

六、中医传统康复疗法

中医传统康复疗法在康复治疗中有着显著的诊疗效果,是中华民族长期医疗实践的经验总结,内容十分丰富,包括中医基础理论、中药基本知识、针灸、推拿等方面的内容,数千年来,为中华民族的繁衍昌盛做出过极大的贡献,是康复治疗技术的重要内容。学好传统康复治疗技术,可以拓宽学生的专业知识面,提高临床的实践能力,在学好现代康复医学技术的同时,加强对祖国传统康复医学的掌握和了解,使学生掌握传统医学的基本理论、诊断方法、方药知识、针灸、推拿等知识,对传统医学有一个整体的认识,从而为进一步临床实践及今后研究和发展传统康复医学奠定基础。中国传统康复疗法是指在中医学理论指导下对患者进行康复治疗的方法,其主要手段有针灸、推拿、中药、拔罐、食疗、气功、调摄情志等,在老年康复中发挥着重要的作用。

(陈安琪)

第四章　老年神经系统疾病康复

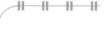

学习目标

掌握：老年神经系统疾病的定义、康复评定方法、康复治疗及方法。
熟悉：老年神经系统疾病的功能障碍特点以及康复治疗目标。
了解：老年神经系统疾病的危险因素、预后及预防。

第一节　老年脑卒中康复

本节 PPT

一、概述

（一）脑卒中基本概念

脑卒中（cerebral stroke）又称"中风"、"脑血管意外"（cerebral vascular accident，CVA），是一种突然发生的脑血管疾病，是由于脑部血管病变引起的血液不能流入大脑而引起脑组织损伤的一组疾病，包括缺血性和出血性卒中。临床表现为头疼、头晕、意识障碍等脑部症状和引起偏瘫、失语、认知障碍等功能障碍。脑卒中包括缺血性卒中（ischemic stroke）和出血性卒中（hemorrhagic），前者包括脑血栓形成、脑栓塞和腔隙性脑梗死；后者包括脑出血和蛛网膜下腔出血。

脑卒中是危害中老年人身体健康和生命的主要疾病之一。脑卒中是目前导致人类死亡的第二大原因，它与缺血性心脏病、恶性肿瘤构成多数国家的三大致死疾病。根据2010年全球疾病负担研究结果显示，脑卒中作为一个全球的健康问题，脑卒中是60岁死亡的第二大原因，是15～59岁死亡的第五大原因。脑卒中是危害中老年人生命与健康的常见病，世界范围内脑卒中已经成为第二大死亡和残疾的首要原因，我国脑卒中老年发病率为200/10万，年死亡率为80～120/10万，存活者70%以上有不同程度的功能障碍，其中40%为重度残疾，脑卒中的复发率达40%。脑卒中具有发病率高、死亡率高和致残率高的特点。

Note

脑卒中的临床分类

1. 缺血性脑卒中 缺血性脑卒中又称脑梗死,包括脑血栓形成、脑栓塞和腔隙性脑梗死,是指各种原因所致的脑部血液供应障碍,导致局部脑组织缺血、缺氧性坏死,而出现相应神经功能缺损的一类临床综合征。脑梗死是脑卒中最常见的类型,占 $70\%\sim80\%$。

2. 出血性脑卒中 出血性脑卒中属于非外伤性脑实质内出血,包括脑出血、蛛网膜下腔出血等。脑出血发病率为每年 $60\sim80/10$ 万,在我国占全部脑卒中的 $20\%\sim30\%$。虽然脑出血发病率低于脑梗死,但其致死率却高于后者,急性期病死率为 $30\%\sim40\%$。

(二)脑卒中的主要危险因素

WHO 提出脑卒中的危险因素如下。①可调控性因素,如高血压、心脏病、糖尿病、高脂血症等。②可改变的因素,如不良饮食习惯、吸烟和大量饮酒、熬夜等。③不可改变的因素:不可改变的因素,如年龄、性别、种族、家族史等。近年来,随着临床诊疗水平的提高,脑卒中的死亡率有了大幅度下降,随着治疗水平的提升,脑卒中的致残率也明显降低。

(三)脑卒中的三级预防

为了最大限度地降低脑卒中的致残率,提高患者的生存质量,应在及时抢救治疗的同时,积极开展早期康复治疗。脑卒中的三级预防:一级康复是指脑卒中急性期在神经内科或神经外科住院期间进行的康复治疗,即将早期规范的康复治疗与脑卒中急性期有机结合,积极防治各种并发症,为下一步改善患者受损的功能创造条件;二级康复是指脑卒中恢复早期在康复医学科或者康复中心进行的康复治疗,尽可能使脑卒中患者受损的功能得到最大程度的改善,提高患者日常生活活动能力;三级康复是指脑卒中恢复中后期和后遗症期在社区或家庭开展的康复治疗,提高患者参与社会生活的能力。

(四)主要功能障碍

脑卒中发生后,引起的功能障碍是多方面的,常见的功能障碍如下。

1. 运动功能障碍 脑卒中发生后最突出的问题,因病灶部位的不同会引起各种不同的障碍现象。从躯体瘫痪的部位和数量上分偏瘫、单瘫、交叉瘫、四肢瘫和脑神经麻痹;从瘫痪的性质上分弛缓性瘫痪和痉挛性瘫痪。早期多表现为弛缓性瘫痪,后期逐渐出现痉挛性瘫痪,呈上运动神经元性瘫痪,并因反射活动和肌张力的异常导致姿势异常、平衡和协调问题、运动模式问题等功能障碍。

在各种运动障碍中最典型的是偏瘫。其特点是随着脑功能的改变和病情发展,偏瘫部位出现肌张力和运动模式的不断改变,表现为曲线性转化,肌张力由弛缓逐渐增强而后很快进入痉挛,随后逐渐减弱,又慢慢出现分离运动。在脑部受损以后,许多原始反射会再次出现,成为病理反射,如同侧伸屈反射、交叉伸屈反射、屈曲回缩反射、伤害性屈曲反射、紧张性颈反射、紧张性迷路反射、紧张性腰反射、正负支持反射等。此转化过程会因各种病理因素的存在而长期停滞在某一个阶段。

(1)痉挛模式 偏瘫患者最常见的痉挛模式是上肢屈肌亢进,下肢伸肌亢进,具体表现如下。

头:患侧颈部侧屈,面部转向健侧。

肩关节:内收、内旋。

肘关节:屈曲。

前臂:旋前。

腕关节:掌屈、尺偏。

拇指:内收、屈曲。

手指:屈曲。

躯干:患侧躯干侧屈并向后方旋转。

骨盆:上抬并向后方旋转。

髋关节:伸展、内收、内旋。

膝关节:伸展或过伸展。

踝关节:跖屈、内翻。

趾:屈曲、内收。

（2）联合反应　联合反应是在某些环境下出现的一种非随意运动或反射性肌张力增高的表现。脑损伤患者在进行健侧肢体抗阻力运动时,可以不同程度地增高患侧肢体的肌张力或患侧出现相应的动作,这种反应称为联合反应。比如在偏瘫初期,尽管患者不能做任何随意运动,但如果让患者健侧做抗阻运动,检查者对运动给予抵抗,则引起患侧肢体相应的运动,这就是联合反应。

①上肢联合反应一般为对称性运动,即健侧屈曲患侧也随之屈曲,健侧伸展患侧也随之伸展。例如,对侧上肢进行外展抗阻力,当阻力达到一定程度时,患侧肩关节可以出现外展动作;如健侧肘关节抗阻力屈曲或伸直时,患侧肘关节也出现类似的动作。

②下肢内收、外展为对称性的,屈曲、伸展为非对称性的,若健侧屈曲则患侧伸展,健侧伸展则患侧屈曲。在仰卧位,健侧下肢抗阻力外展或内收时,患侧髋关节可出现相同动作,下肢的这种联合反应又称为 Raimiste 现象。

③值得注意的是,联合运动和联合反应是两个完全不同的概念,联合反应是病理性的,联合运动可见于健康人,是两侧肢体完全相同的动作,通常在要加强身体其他部位的运动精确性用力时才出现,例如打羽毛球、乒乓球或网球时非握拍出现的运动。

（3）共同运动　共同运动是脑损伤常见的一种肢体异常活动表现。当患者活动患侧上肢或下肢的某一个关节时,不能做单关节运动,临近的关节甚至整个肢体都出现一种不可控制的共同运动,并形成特有的活动模式,这种模式称为共同运动。在用力时共同运动表现特别明显。共同运动在上肢和下肢均可表现为屈曲模式或伸展模式。

①上肢共同运动:上肢屈肌占优势,因此,屈曲共同运动出现早,也明显。

上肢屈曲共同运动:表现为腕和手指屈曲,前臂旋后,肘关节屈曲,肩胛骨内收(回缩)、上提,肩关节后伸、外展、外旋。如同手抓同侧腋窝前的动作。

上肢伸展共同运动:表现为伸腕、屈指,前臂旋前,肘关节伸展,肩胛骨前伸,肩关节内收、内旋。如同坐位时手伸向两膝之间的动作。

②下肢共同运动:下肢由于伸肌占优势,因此主要为伸展的共同运动模式。

下肢伸展共同运动:表现为脚趾跖屈,踝跖屈、内翻,膝关节伸展,髋关节内收、内旋。

下肢屈曲共同运动:表现为脚趾背屈、内翻,膝关节约 90°屈曲,髋关节屈曲、外展、外旋。

（4）步态异常　脑卒中后,由于患者没有足够的肌力、肌张力、平衡能力、运动控制能力的情况下进行过早站立及步行,导致行走姿势出现异常状态。常见的脑卒中后步态有划圈步态和膝过伸步态。

2. 感觉功能障碍 脑卒中患者以偏身的感觉障碍为常见。其中包括一般感觉障碍,如轻触觉的痛、热、触觉;深感觉的关节位置觉、震动觉、运动觉等;复合感觉障碍,如皮肤定位感觉、两点间辨别觉、体表图形觉、实体觉和重量觉障碍;特殊感觉障碍最常见的就是偏盲。

3. 认知功能障碍 认知是人类的一种心理活动,是指个体认识和理解事物的心理过程。它在觉醒状态下时刻存在,包括对自己与环境的确定、感知、理解、注意、学习和记忆、想象、思维和语言等。

认知功能障碍损伤表现较复杂,其中轻度认知功能损害主要表现为如下几点:①记忆障碍,如近事记忆、个人经历记忆、生活中重大事件的记忆障碍;②定向障碍,包括时间、地点、人物的定向障碍;③语言障碍,包括找词困难,阅读、书写和理解困难;④视空间能力受损;⑤计算能力下降;⑥判断和解决问题的能力下降等。严重的认知障碍表现为痴呆,痴呆会给患者日常生活和康复治疗带来极大的困难。

4. 言语功能障碍 言语功能障碍主要表现有失语症和构音障碍等。

(1)失语症 失语症是由于脑损伤所引起的组织语言能力的丧失或低下,可以在以下方面出现困难:①口语和书面语言;②识别图片或物体;③口语、书面语和手势的交流。失语症分为如下几种类型。①听觉理解障碍:如语义理解障碍和语音辨识障碍。②口语表达障碍:如发音障碍、说话费力、错语、杂乱语、找词困难和命名困难、刻板语言、语言的持续现象、模仿语言、语言的流畅性与非流畅性、复述等。③阅读障碍:形、音、义失读,形、音失读,形、义失读等。④书写障碍:书写不能、构字障碍、镜像书写、书写过多、惰性书写、象形书写、错误语法等问题。

脑卒中患者因脑功能的损害,在失语症发生的同时常合并认知障碍、构音障碍及其他高级神经功能障碍,使得失语症更难确定。单纯的失语症主要有运动性失语、感觉性失语、倡导性失语、命名性失语、经皮质失语、完全性失语等。

(2)构音障碍 由于构音器官先天性和后天性的结构异常,神经、肌肉功能障碍所致的发音障碍以及虽不存在任何结构、神经、肌肉、听力障碍所致的言语障碍,主要表现可能为完全不能说话、发音异常、构音异常、音调和音量异常和吐字不清,不包括由于失语症、儿童语言发育迟缓、听力障碍所致的发音异常。其中运动性构音障碍是指由于神经病变、与构音有关肌肉的麻痹、收缩力减弱或运动不协调所致的言语障碍。

知识链接

失语症的类型

1. 运动性失语(broca 失语) 以口语表达障碍最为突出,自发语言呈非流畅性,语量少,找词困难,讲话费力,语言呈电报文样,严重的时候表现为无言状态。尽管患者说话时语量较少,但是常为实质词,虽然存在失语情况,交流时仍可基本达意。

2. 感觉性失语(wernicke 失语) 口语理解障碍为其突出特点,自发语言呈流利性,无构音和韵律异常,口语表达有适当的语法结构但缺乏实质词,表现为语量多,讲话不费力,患者自己在很流利地说,却不知在说些什么,因为有较多的错语或新语且缺乏实际词而且难以理解,答非所问。

3. 传导性失语　主要特征是复述不成比例的受损,患者的自发性语言表现为流利性,找词困难是突出的表现。说话因此出现犹豫、中断,常以语音错语为主,口语理解有轻度障碍,伴有不同程度的书写障碍。

4. 完全性失语　完全性失语是一种严重的获得性的全部语言功能的损害,是听、说、读、写所有语言模式受到严重损害的一种失语。主要表现为自发性语言极少,命名、复述、读词不能。听觉理解、文字理解严重障碍,即使能理解也是极少数单词。

5. 命名性失语　又称为健忘性失语,是以命名障碍为主要表现的流畅性失语。在口语表达中主要表达为找词困难、缺实质词,对人的名字也有严重的命名障碍。对于说不出的词,患者多以迂回语言和描述物品功能的方式进行表达,因此语言中空话和赘话较多。除了命名以外的其他语言和描述物品功能的语言均被保留下来。

6. 经皮质性失语　分别有经皮质运动性失语、经皮质感觉性失语、经皮质混合性失语。①经皮质运动性失语表现为非流畅性失语,自发语言较少,不能说出有组织的语言,复述功能保留很好,口语理解和文字理解方面能力保留较好,与运动性失语最大的区别在于可以复述较长的句子。②经皮质感觉性失语表现为自发语言流畅,错语较多,命名严重障碍,复述能力较好,但有学语现象。语言理解和文字理解都出现障碍,与感觉性失语最大的区别在于复述保留。③经皮质混合性失语表现为自发语言严重障碍,完全不能组织构成表达自我意思,理解障碍也较明显但是复述能力被很好地保留了下来。

5. 心理障碍　抑郁症和焦虑症是脑卒中患者最多见的心理障碍,前者表现为情绪低落,对事物缺乏基本的兴趣,做事动作迟缓,睡眠障碍,失眠或早醒,食欲下降,悲观失望,自罪自责,严重时有自杀想法或行为;后者表现为患者长期感到紧张和不安,做事心烦意乱,没有耐心,常伴有自主神经功能失调的症状。

6. 其他障碍　脑卒中还会出现其他功能障碍,如智力障碍、精神障碍、吞咽障碍以及大小便障碍等。少数患者会在后期出现一些并发症,常见的并发症有肩关节半脱位、肩手综合征、废用综合征、误用综合征等。

(1) 脑卒中后吞咽障碍　脑卒中患者急性期的吞咽障碍发生率为30%～50%。正常吞咽运动可分为五个阶段,即口腔前期、口腔准备期、口腔期、咽期、食管期。脑卒中吞咽主要表现为流口水、进食呛咳、误吸、口腔失用等障碍。

(2) 肩手综合征　在弛缓性瘫痪期,如果忽略了对肩关节的保护,很容易引发肩关节半脱位。肩手综合征的特征是,偏瘫侧上肢肩手疼痛,皮肤潮红、皮温升高,手指屈曲受限。

(3) 废用综合征　由长期卧床或长期制动引起的废用性肌无力及肌萎缩、关节挛缩、废用性骨质疏松等。

(4) 误用综合征　不正确地治疗所造成的人为的症候群。在脑卒中患者中常见的误用综合征有对关节不合理用力所致的炎症,韧带、肌腱和肌肉等的损伤,骨关节变形,痉挛状态增强,强肌和弱肌不平衡加剧,异常步态习惯化及跌倒所致骨折等。

二、康复评定

（一）脑损伤严重程度的评定

1. 格拉斯哥昏迷量表（Clasgow coma scale，GCS） GCS 是根据患者睁眼情况（1～4 分）、肢体运动（1～6 分）和言语表达（1～5 分）等三个方面来判定患者脑损伤的严重程度。GCS≤8 分为重度脑损伤，呈昏迷状态，9～12 分为中度脑损伤，13～15 分为轻度脑损伤。

2. 美国国立研究院脑卒中评定量表（NIH stroke scale，NHISS） NHISS 是国际上公认的使用频率最高的脑卒中评定量表，有 11 项检测内容，得分低说明神经功能损伤程度严重，得分高说明神经功能损害程度轻。

（二）运动功能评定

运动功能障碍的主要原因如前所述，是脑组织损伤后，中枢神经系统失去了对正常运动的控制能力，重新出现了在发育初期才具有的运动模式。在评定中常用的评定方法有 Brunnstrom 运动功能评定、上田敏偏瘫运动恢复 12 阶段分级法、Fugl-Meyer 运动评定量表、改良 Ashworth 痉挛评定量表等。

（三）平衡功能评定

1. 三级平衡评定标准 Ⅰ级平衡是指在静态下不借助外力，患者可以保持坐位或站立位平衡；Ⅱ级平衡是指在支撑面不动（坐位或站立位），身体某个部位或几个部位运动时可以保持平衡；Ⅲ级平衡是患者在外力作用或外来干扰下仍可以保持坐位或站立平衡。

2. Berg 平衡量表 Berg 平衡量表是脑卒中临床康复与研究中最常用的量表，一共有 14 项检测内容。

（四）感觉功能评定

1. 浅感觉功能评定 浅感觉评定主要对偏瘫侧的触觉、痛觉、温度觉、压觉分别进行评定。

2. 深感觉功能评定 深感觉评定重点对偏瘫侧肢体的关节位置觉、震动觉、运动觉等进行评定。

3. 特殊感觉障碍评定 脑卒中患者如累及内囊、大脑枕叶等部位，可导致偏盲，需对是否存在偏盲进行评定。

（五）日常生活活动能力的评定

1. 日常生活活动能力（ADL）评定 脑卒中后，对于患者的日常生活活动能力，可根据功能程度和评定的时间阶段分别采用 Barthel 指数分级法、Katz 分级法、FIM 功能独立性测评法进行评定。

2. 生活质量（QOL）评定 QOL 是世界卫生组织（WHO）推荐的健康新概念的基础上创立的评定指标，可分别进行主观的生活质量评定和相对客观的生活质量评定。QOL评定分为主观取向、客观取向和疾病相关三种，常用量表有生活满意度量表、WHO-QOL100 和 SF-36 等。

三、康复治疗

脑卒中突然发病后，根据脑组织受损的程度不同，临床上可出现相应中枢神经受损的表现。常见的功能障碍有偏身感觉障碍、运动障碍、偏盲,可以合并有吞咽功能障碍、交流功能障碍、认知功能障碍、心理障碍,以及肩部问题和二便问题等,严重的可以出现双侧偏瘫、昏迷,甚至死亡。脑卒中的康复主要是针对上述功能问题进行相对应的处理,只有早期康复介入、采取综合有效的措施,并注意循序渐进,让患者积极参与,才能最大程度地利用中枢神经的可塑性,提高患者的生存质量。

（一）脑卒中的康复目标与时机选择

1. 康复目标 脑血管病的治疗原则为挽救生命、降低残疾、预防复发和提高生活质量。利用一切有效的措施预防脑卒中发生后可能导致的并发症(如压疮、坠积性肺炎和吸入性肺炎、尿路感染、深静脉血栓形成、肌肉萎缩等),改善受损的功能(如感觉障碍、运动障碍、言语障碍、认知障碍和心理障碍等),提高患者的日常生活能力,继而改善患者生活质量。

2. 康复时机 循证医学研究表明,早期康复有助于改善脑卒中患者受损的功能,减轻残疾的程度,提高生存质量。通常主张在生命体征稳定 48 h 后,原发病无加重的情况开始进行康复治疗。

（二）脑卒中的康复治疗原则

（1）选择合适的病例和早期康复时机。

（2）康复治疗计划建立在功能评定的基础上,由康复治疗小组共同制定,并在其实施过程中酌情加以调整。

（3）康复评定贯穿于脑卒中治疗的全过程,做到循序渐进。

（4）综合康复治疗要与日常生活活动和健康教育相结合,并且需要患者主动参与以及家属的积极配合。

（5）积极预防并发症,做好二级预防。

（三）急性期康复治疗

脑卒中急性期通常是指发病后的 1~2 周,相当于 Brunnstrom 分期 1~2 期,此期患者从患侧肢体无主动活动到肌肉张力开始恢复,并有弱的屈肌与伸肌共同运动。康复治疗是在神经内科或神经外科常规治疗(包括原发病治疗,合并症治疗,控制血压、血糖、血脂等治疗)的基础上,在患者病情稳定 48 h 后开始进行。

本期的康复治疗为一级康复,其目的是通过被动活动和主动参与,促进偏瘫侧肢体肌张力恢复和主动活动的出现,以及教会患者进行肢体的摆放和体位转移(如翻身、坐起等),预防各类并发症,如压疮、下肢深静脉血栓形成、骨质疏松、泌尿系统感染、肌肉萎缩和呼吸功能障碍等并发症。

偏瘫侧肢体的治疗(给予了感觉刺激、心理疏导,以及其他相关的床边康复治疗,如吞咽、言语治疗、作业治疗、心肺治疗等)有利于脑卒中患者受损功能的改善。

1. 体位与患侧的摆放 定时翻身(每 2 h 一次)是预防压疮最有效的手段,开始以被动翻身为主,待教会患者翻身要领后,让其主动完成。为了增加偏瘫侧的感觉输入,多主张患者患侧卧位。

（1）仰卧位 包括如下几种。

偏瘫侧肩:放在枕头上,保持肩前伸,外旋。

偏瘫侧上肢:放在枕头上,外展 20°~40°,肘、腕、指关节尽量伸直,掌心向上。

偏瘫侧臀部:固定于枕头上。

偏瘫侧膝部:膝外应放枕头上防止屈膝位控制不住突然髋外旋造成股内收肌拉伤,

膝下垫一小枕头保持患膝稍屈曲,足尖向上。

仰卧位注意事项:①避免被子太重而压迫偏瘫足造成足尖的外旋,足底此时不垫物是为了协助患者活动踝关节,防止足下垂;②避免使用过高的枕头,头部不要有明显的左右偏斜(可以稍向患侧)。

(2)患侧卧位　包括如下几种。

躯干:略后仰,背后放枕头固定。

偏瘫侧肩:向前平伸外旋。

偏瘫侧上肢:和躯干成90°角,肘关节尽量伸直,手掌向上。

偏瘫侧下肢:膝关节略弯曲,髋关节伸直。

健侧上肢:放在身上或枕头上。

健侧下肢:保持踏步姿势,放枕头上,膝关节和踝关节略为屈曲。

患侧卧位注意事项:①侧卧位躯干应稍稍后仰,偏瘫侧肩膀略向前伸,避免偏瘫侧肩部承受过多身体压力引起疼痛;②保持偏瘫侧肩胛骨前身位时,不能直接牵拉患侧上肢,以避免对患侧肩关节的损伤。

(3)健侧卧位　包括如下几种。

躯干:略为前倾。

偏瘫侧肩关节:向前平伸,患肩前屈90°～100°。

偏瘫侧上肢:放枕头上。

偏瘫侧下肢:膝关节、髋关节略为弯曲放枕头上,避免足内翻。

健侧上肢:患者怎么舒适就怎么放置。

健侧下肢:髋关节伸直,膝关节自然微曲。

(4)轮椅或椅子坐位　薄枕放于患侧上肢下,患侧肩往前伸,手肘放松伸直。双足平放,躯干挺直,不可倾侧,确保患者坐于两股及紧靠椅背。

(5)床上坐位　床铺尽量平,患者下背部放枕头。

头部:不要固定,能自由活动。

躯干:伸直。

臀部:90°屈曲,重量均匀分布于臀部两侧。

上肢:放在一张可调节桌上,上置一枕头。

2. 患侧肢体被动活动

(1)肩关节屈曲　治疗师一手扶于患者患侧肩部,另一手持患者患侧腕部,向前、向上抬起患侧上肢。注意伸直患者肘关节,且患者肩关节不要内旋。

(2)肩关节外展　患者仰卧,治疗师一手扶住患者患侧肩部,另一手持患侧腕部,在水平方向将患者患侧上肢向外活动。注意保持患者肘关节伸直,用扶于患者肩部的手的拇指轻轻向下压肱骨头。

(3)肘关节伸展　患者仰卧,治疗师一手握住其患侧上臂,另一只手握住患侧腕部,将患者肘关节由屈曲位拉至伸展位。注意保持患者患侧腕关节伸直。

(4)前臂旋后　患者仰卧,肘关节屈曲90°,治疗师一手握住肘关节上部,另一手把持患侧腕,使患者患侧前臂直立于床面,做由内向外的旋转动作。注意保持患者患侧腕关节伸直。

(5)腕关节背屈及手指伸展　患者仰卧,肘关节屈曲90°,治疗师一手拇指将患者患侧拇指伸直,其余四指握住患侧拇指根部与腕部之间,另一手将患者患侧手其余四指伸直,使患者患侧前臂直立于床面,双手同时向下压患者患侧手。

（6）髋关节屈曲　患者仰卧,治疗师一手放在患者患侧腘窝部,另一手握住患侧足部,以前臂抵住患者患侧脚掌,使患者踝关节与小腿成90°角,上抬小腿,使髋关节及膝关节屈曲。

（7）髋关节伸展　患者双手交叉握,健侧卧位,双肘前伸,膝关节屈曲,治疗师坐于床边,用腰顶住患者臀部,一手托住患侧膝关节,另一手托住患侧足跟,水平向床外活动,完成患者髋关节伸展。

（8）髋关节旋转　患者仰卧,髋关节屈曲90°,膝关节也屈曲90°,治疗师一手扶住患者患侧膝关节,另一手扶住患侧足跟,将足跟向内侧转,使髋关节外旋。然后将足跟向外侧转,使髋关节内旋。注意旋转时应固定患侧膝关节。

（9）髋关节外展　患者仰卧,下肢伸展,治疗师一手托住患者患侧膝关节背侧,另一手从踝关节内侧托住患侧足跟,然后水平向外活动,使髋关节外展。注意保持患者患侧膝关节伸直。

（10）踝关节背屈　患者仰卧,下肢伸展,治疗师一手扶住患者患侧踝关节上方,另一手扶于患侧足跟部,以前臂抵住患者脚掌,扶于足跟部的手向患者头部方向用力压,使患者踝关节背屈。

3. 物理因子治疗　常用的有经皮神经电刺激促进肌肉收缩;局部气压治疗预防下肢深静脉血栓;脑循环治疗改善患者的大脑供血,加速修复脑损害,促进患者的神经功能恢复;超短波改善肺部感染。

4. 传统疗法　常用的有按摩和针灸治疗等,通过各种感觉刺激,活筋通络,醒脑开窍。从而促进患侧肢体功能的改善。

（四）亚急性期的康复治疗

脑卒中亚急性期是指发病后的3～4周,相当于Brunnstrom分期的2～3期。患者患侧出现较弱的屈曲与伸肌共同运动到痉挛明显,患者能主动活动,但肌肉活动均为共同运动。本期的康复治疗为二级康复,除了预防常见并发症和进行脑卒中二级预防之外,还应抑制痉挛,促进分离运动恢复,加强患者肢体的主动活动并与日常生活活动相结合,注意减轻患侧肢体痉挛的程度和避免加强异常运动模式(上肢屈肌痉挛模式和下肢伸肌痉挛模式)。同时,针对患者其他方面的功能障碍配合其他相应的康复治疗。

1. 运动疗法

（1）床上与床边活动

①上肢上举运动　当偏瘫侧上肢不能独立完成动作时,仍采取前述双侧同时运动的方法,只是患侧上肢主动参与的程度增大。

②床边坐　在患侧卧位的基础上,逐渐转变为床边坐(注意不让双脚悬空),开始可在治疗师的辅助下进行,后可尝试自己完成坐起活动。

③床边站　治疗师应站在患侧,并固定患侧膝关节,防止膝软或膝过伸等问题,并要求患者在转移过程中双侧下肢同时负重,防止重心不稳。

④双足交替屈伸运动　休息时应避免足底刺激,以免增加肌张力,防止跟腱挛缩与足下垂。

⑤桥式运动　仰卧位,上肢放于体侧,双下肢屈髋屈膝,足平踏于床面,伸髋使臀部抬离床面,维持姿势5～10 s。

（2）坐位活动　①坐位平衡训练;②患侧上肢负重;③上肢功能活动;④下肢功能活动。

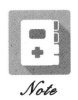

（3）站立活动　如站立位平衡训练、偏瘫侧下肢负重、减重步行训练。

（4）平衡杠内行走　在患侧下肢能适应单腿支撑的前提下可进行平衡杠内行走，如患侧踝背屈不充分，可穿戴踝足矫形器，预防可能出现的偏瘫步态。

（5）上下台阶训练　先进行有扶手的上下台阶训练，再进行无扶手的上下台阶训练。

2. 物理因子治疗　常用的有功能性刺激、肌电生物反馈、中频电刺激等，重点是患侧上肢的伸肌，改善伸肘、伸腕、伸指，下肢屈肌，改善屈膝和踝背屈。

3. 传统康复疗法　针灸：舒筋通络，醒脑开窍，改善循环，促进机体康复。

4. 作业治疗　进行日常生活活动、运动性功能活动、辅助用具使用训练、步行架和轮椅的应用。

（五）脑卒中恢复中期康复治疗

脑卒中恢复中期一般指发病后的 4～12 周，相当于 Brunnstrom 分期 3～4 期。此期患者从患侧肌肉痉挛明显，能主动活动患肢，但肌肉活动均为共同运动到肌肉痉挛减轻，然后开始出现选择性肌肉运动。

1. 康复目标　加强协调性和选择性随意运动（为主），并结合日常生活活动进行上肢和下肢实用功能的强化训练，同时注意抑制异常的肌张力。重点放在正常运动模式和运动控制能力的恢复上。

2. 康复计划　①上肢和手的治疗性活动；②下肢的治疗性活动；③作业性治疗活动。

（六）脑卒中恢复后期康复治疗

脑卒中恢复后期一般指发病后的 4～6 个月，相当于 Brunnstrom 分期 5～6 期。此期患者大多数肌肉活动为选择性的，能自主活动，不受肢体共同活动影响，到肢体痉挛消失，分离运动平稳。

1. 康复目标　纠正异常运动模式，改善运动控制能力，促进精细运动，提高运动速度和实用性步行能力，掌握日常生活活动技能，提高生活质量。

2. 康复计划　①上肢和手的功能训练；②下肢功能训练；③日常生活活动能力训练，如修饰、洗澡、如厕等日常生活自理能力训练，增加必要的家务和户外活动训练等；④心理治疗，鼓励和心理疏导，加强患者对康复治疗的信心。

四、预后

脑卒中预后受很多方面的影响，主要与其损伤严重程度、损伤的部位、临床治疗、康复的早晚、患者的年龄、性别、并发症的情况、患者的主动参与以及家属的支持程度有关。

（蔡　涛）

第二节　老年帕金森病康复

一、概述

帕金森病（Parkinson's disease, PD）又名震颤麻痹，是最常见的神经系统变性疾病之一。该病的主要临床特点：静止性震颤、动作迟缓及减少、肌张力增高、姿势不稳等为主要特征。帕金森病的致残率较高,国外报道发病1～5年,致残率为25%;5～9年时致残率达66%;10～14年时致残率超过80%。帕金森病越来越受到关注,成为康复领域里的一个重点对象。流行病学显示,患病率为15～328/10万人口,65岁以上人群约为1%;发病率为年10～21/10万人口。帕金森病的病因及发病机制尚未明确,可能与社会因素、药物因素、患者因素等有关。

二、病因病理

帕金森病的研究已有190多年的历史了,由于其病因和发病机制十分复杂,至今尚未明确。

(一) 病因

1. 遗传因素　帕金森病患者中绝大多数为散发病例,有10%的帕金森病患者有阳性家族史。呈不完全外显的常染色体显性遗传或隐性遗传,其余为散发性帕金森病。双胞胎一致性研究显示,某些年轻(40岁以下)患者遗传因素可能起重要作用。因此遗传因素也是诱发帕金森病的原因之一。

2. 环境污染　流行病学调查显示,长期接触杀虫剂、除草剂或某些工业化学品等可能是PD发病危险因素。20世纪80年代初美国加州一些吸毒者因误用一种神经毒物质吡啶类衍生物1-甲基4-苯基1,2,3,6-四氢吡啶(MPTP),出现酷似帕金森病的某些病理变化、生化改变、症状和药物治疗反应等,给猴注射MPTP也出现相似效应。某些杀虫剂、除草剂使ATP生成减少,自由基生成增加,导致DA能神经元变性死亡。帕金森病中黑质区存在明显脂质过氧化,还原型谷胱甘肽显著降低,提示抗氧化机制障碍及氧化应激可能与帕金森病有关。

3. 年龄的增长　帕金森病是一种老年性疾病,主要发生在50岁以上的中老年人,40岁以前很少发病,65岁以上发病明显增多。年龄的增长是诱发帕金森病的原因之一。随着年龄的增加,黑质多巴胺能神经元数目逐渐减少,纹状体内多巴胺质水平逐渐下降。研究发现自30岁后黑质DA能神经元、酪氨酸羟化酶(TH)和多巴脱羧酶(DDC)活力、纹状体DA递质逐年减少,DAD1和D2受体密度降低。但老年人患帕金森病毕竟是少数,说明生理性DA能神经元退变不足以引起本病。实际上,只有黑质DA能神经元减少50%以上,纹状体DA递质减少80%以上,临床才会出现帕金森症状,老龄只是帕金森病的促发因素。

4. 自由基损伤和氧化磷酸化缺失　目前实验证明帕金森病患者组自由基较对照组明显升高,且线粒体复合体1氧化磷酸化缺陷,这些均与造成线粒体以及其他大分子的损伤有关。

目前认为帕金森病非单一因素所致,而是多因素交互作用的结果。

(二) 病理

1. 组织病理　大脑外观无明显改变,脑重量一般在正常范围之内。路易小体是帕金森病最显著的病理标志之一。

2. 生化病理　帕金森病最显著的生物化学特征是脑内多巴胺含量减少。

三、临床特点

1. 一般资料　帕金森病多见于中老年,呈隐袭性发病,50岁以上的患者占总患病人数的90%以上;慢性进展性病程,5～8年后约半数患者需要帮助。震颤、强直、运动不能

(或运动减少)与姿势和平衡障碍为其主要表现。

2. 首发症状 存在着个体差异,以多动为主要表现者易于早期诊断。首发症状依次为震颤(70.5%)、强直或动作缓慢(19.7%)、失灵巧和(或)写字障碍(12.6%)、步态障碍(11.5%)、肌痛痉挛和疼痛(8.2%)、精神障碍如抑郁和紧张等(4.4%)、语言障碍(3.8%)、全身乏力和肌无力(2.7%)、流口水和面具脸(各1.6%)。通常认为,从发病至诊断时间平均2.5年。

(1)震颤 因肢体的促动肌与拮抗肌节律性(4~6 Hz)交替收缩而引起的症状,多自一侧上肢远端开始,逐渐扩展到同侧下肢及对侧上下肢。下颌、口唇、舌及头部一般均最后受累。上肢的震颤常比下肢重。手指的节律性震颤形成所谓"搓丸样动作"。在本病早期,震颤仅于肢体处于静止状态时出现,做随意运动时可减轻或暂时停止,情绪激动时可加重,睡眠时完全停止。强烈的意志和主观努力可暂时抑制震颤,但过后有加剧趋势。

(2)强直 促动肌和拮抗肌的肌张力增高,当关节做被动运动时,增高的肌张力始终保持一致,而感到有均匀的阻力,称为"铅管样强直"。如患者合并有震颤,则在伸屈肢体时感到在均匀的阻力上出现断续的停顿,像齿轮转动一样,称为"齿轮样强直"。以颈肌、肘、腕、肩和膝、踝关节活动时肌强直更显著。注意让患者放松,克服其不自觉的"协助"。由于肌肉强直,患者出现特殊姿势。头部前倾,躯干俯屈,上臂内收,肘关节屈曲,腕关节伸直,手指内收,拇指对掌,指间关节伸直,髋、膝关节均略为弯曲。疾病进展时,这些姿势障碍逐渐加重。严重者腰部前弯几乎可成为直角;头部前倾严重时,下颌几乎可触胸。肌强直严重者可引起肢体疼痛。

(3)运动障碍(运动不能或运动减少) 帕金森病致残的主要原因。既往认为运动不能是肌强直所致。自手术治疗帕金森病后发现,手术可减轻甚至消除肌强直,但对运动减少或少动影响不大。临床上肌强直、少动之间表现程度也不平行。目前认为运动减少与DA缺乏有关。运动障碍表现为如下几点。

①运动启动困难和速度减慢 日常生活不能自理,坐下后不能起立,卧床时不能自行翻身,解系鞋带和纽扣、穿脱鞋袜或裤子、剃须、洗脸及刷牙等动作都有困难。重复运动易疲劳。

②多样性运动缺陷 表情缺乏、瞬目少、"面具脸"为特有面貌,严重者构音、咀嚼、咽下困难,大量流涎是由口、舌、腭及咽部等肌肉运动障碍所引起的,而唾液分泌并无增加,仅因患者不能把唾液自然咽下所致。严重患者可发生吞咽困难,步行中上肢伴随动作减少、消失。

③运动变换困难 从一种运动状态转换为另一种运动状态困难,出现运动中止或重复。如行走中不能敬礼、回答问题时不能扣纽扣、系鞋带等精细动作困难,连续轮替动作常有停顿,患者上肢不能做精细动作,书写困难,所写的字弯曲不正,越写越小,称为"写字过小症"等。

(4)姿势保持与平衡障碍 最初帕金森病被报道时就提出姿势与步态异常为本病的主要表现。Martin(1967)认为姿势与步态的异常是由于伴随主动运动的反射性姿势调节障碍所致,可出现于帕金森病的早期。起步困难、步行慢、前冲步态、步距小。行走时,起步困难,但一迈步后,即以极小的步伐向前冲去,越走越快,不能即时停步或转弯。称慌张步态。转弯困难,因躯干僵硬加上平衡障碍,故当患者企图转弯时,乃采取连续小步使躯干和头部一起转动,由于姿势反射调节障碍,患者行走常发生不稳、跌倒,在转弯、上下楼梯时更易发生,立位时轻推(拉)患者有明显不稳。因平衡与姿势调节障碍,患者头前屈、前倾,躯干前屈,屈膝、屈肘,双手置于躯干前,手指弯曲,构成本病特有的姿态。

(5)其他　患者可出现顽固性便秘、大量出汗、皮脂溢出增多等。出汗可只限于震颤一侧,因此有人认为出汗是由肌肉活动增加所引起。皮脂溢出增多在脑炎后患者尤为显著。少数患者可有排尿不畅。动眼危象是一种发作性两眼向上窜动的不自主眼肌痉挛运动,多见于脑炎后震颤麻痹患者。患者也可有言语障碍,语音变低,发音呈暴发性,咬音不准,使旁人难以听懂。相当一部分患者有认知障碍。晚期可有痴呆、忧郁症。

四、辅助检查

(一)实验室检查

(1)血清肾素活力降低、酪氨酸含量减少;黑质和纹状体内 NE、5-HT 含量减少,谷氨酸脱羧酶(GAD)活性较对照组降低 50%。

(2)脑脊液(CSF)中 GABA 下降,CSF 中 DA 和 5-HT 的代谢产物 HVA 含量明显减少。

(3)生化检测　放免法检测 CSF 生长抑素含量降低。尿中 DA 及其代谢产物 3-甲氧酪胺、5-HT 和肾上腺素、NE 也减少。

(二)其他辅助检查

1. CT、MRI 影像表现　由于帕金森病是一种中枢神经系统退行性疾病,病理变化主要在黑质、纹状体、苍白球、尾状核以及大脑皮质等处,所以,CT 影像表现,除具有普遍性脑萎缩外,有时可见基底节钙化。MRI 除能显示脑室扩大等脑萎缩表现外,T2 加权像在基底节区和脑白质内常有多发高信号斑点存在。

2. SPECT 影像表现　多巴胺受体(DAR)的功能影像显示,多巴胺受体广泛分布于中枢神经系统中多巴胺能通路上,其中主要是黑质、纹状体系统,DAR(DL)分布于纹状体非胆碱能中间神经元的胞体;DAR(D2)位于黑质、纹状体多巴胺能神经元胞体。

SPECT 是将放射性核素,目前主要是 ^{123}I-IBZM,^{131}I-IBZM,特异性 D2 受体标记物,静脉注入人体后,通过在基底节区域的放射活性与额叶、枕叶或小脑放射活性的比值,反映 DAR 受体数目和功能,来诊断早期帕金森病。如果早期采用多巴胺制剂治疗患者,起病对侧脑 DAR(D2)上调。长期服用多巴胺制剂的中晚期帕金森病患者,脑中基底节/枕叶和基底节/额叶减少,SPECT 功能影像只能检测 DAR 受体数目,不能帮助确诊是否为原发性帕金森病,但是可以区别某些继发性帕金森病,还可用作帕金森病病性演变和药物治疗效果的指标。

3. PET 功能影像　正电子发射断层扫描(PET)诊断帕金森病,其工作原理和方法与SPECT 基本相似,目前主要是依赖脑葡萄糖代谢显像,一般采用^{18}F 脱氧葡萄糖(18FDG)。因为在帕金森病患者早期,纹状体局部葡萄糖代谢率中度降低,晚期葡萄糖代谢率进一步降低。用 PET 的受体显像剂很多,PET 神经递质功能显像剂主要是用18F-多巴-PET(18FD-PET)等核素,基本原理同 SPECT。PET 可对帕金森病进行早期诊断,可作为帕金森病高危人群的早期诊断,是判断病情严重程度的一种客观指标,对了解多巴胺制剂的疗效、鉴别原发帕金森病和某些继发帕金森病均有很大作用。

鉴别诊断

1. 需与继发性震颤麻痹综合征相鉴别

(1)脑血管性震颤麻痹综合征　多发生在腔隙梗死或急性脑卒中之后,有高血压、动脉硬化表现以及锥体束征、假性球麻痹等,颅脑 CT 检查有助于诊断。

(2)脑炎后震颤麻痹综合征　病前有脑炎历史,见于任何年龄,常见动眼危象(发作性双眼向上的不自主眼肌痉挛),皮脂溢出,流涎增多。

(3)药源性震颤麻痹综合征　有服用吩噻嗪类等抗精神病药或萝芙木类降压药等病史,在不同环节干扰了儿茶酚胺的代谢而引起的,停药后症状消失。

(4)中毒性震颤麻痹综合征　主要依据中毒病诊断,如病前有一氧化碳中毒等病史。

2. 需与各种原因引起的震颤相鉴别

(1)特发性震颤:震颤虽与本病相似,但无肌强直与运动徐缓症状,可有家族遗传史,病程良性,少数或可演变成震颤麻痹。

(2)老年性震颤:见于老年人,震颤细而快,于随意运动时出现,无肌强直。

(3)癔症性震颤:病前有精神因素,震颤的形式、幅度及速度多变,注意力集中时加重,并有癔症的其他表现。

(4)脑炎后震颤麻痹综合征过去有脑炎病史,常见动眼危象,皮脂溢出及流涎增多。

(5)见于腔隙状态的血管性震颤麻痹综合征是由纹状体内的腔隙中风所引起的。以步态障碍为突出特征,可有痴呆和锥体束征,而震颤、运动徐缓少见,可由 MRI 或 CT 扫描得以确诊。

(6)由颅脑损伤、肿瘤和中毒引起者,可根据有关病史及检查发现而作出诊断。

(7)有基底节钙化者须查明引起钙化的原因。基底节钙化者未必都出现震颤麻痹症状。

(8)酒精中毒、焦虑症及甲状腺功能亢进的震颤,根据病史,不难识别。

3. 需与伴有震颤麻痹症状的某些中枢神经多系统变性病相鉴别　如肝豆状核变性、原发性直立性低血压、小脑脑桥橄榄萎缩症等。这些疾病除有震颤麻痹症状外,还具有各种疾病相应的其他神经症状,如小脑症状、锥体束征、眼肌麻痹、不自主动作、直立性低血压、运动神经元病及痴呆等。

五、康复评定

在对帕金森病患者进行康复治疗前,应先了解患者的临床类型和分级,了解用药前后的症状变化,在对其进行系统的全面的评估后,针对其相应的功能问题,进行相关的康复治疗。

(一)身体功能评定

身体功能评定包括:关节活动度、肌力、肌张力、肌痉挛、平衡协调能力、心肺功能、言语吞咽能力、步行能力、感觉功能等。

1. 关节活动度评定 关节活动产生的运动弧,通常用于测量的设备有量角器等,具体操作见相关章节。

2. 肌力评定 通常采取徒手肌力评定来测量肌肉力量,具体操作见相关章节。

3. 肌张力评定 通常采用改良 Ashworth 痉挛量表进行评定,具体操作见相关章节。

4. 平衡协调功能评定 观察法:观察患者在静止、运动状态下的平衡协调能力。量表评定法:Berg 平衡量表、"站起—走"计时测试具体操作见相关章节。

5. 心肺功能评定 心肺功能是否支持患者的日常生活能力。具体操作见相关章节。

6. 言语吞咽评定 使用反复的吞咽试验来评估吞咽反射诱发吞咽能力的方法;洼田饮水实验(由日本学者洼田俊夫提出的评定吞咽障碍的实验方法,分级明确清楚,操作简单,根据患者主观感觉,要求患者意识清楚并能够按照指令完成);多伦多吞咽障碍床旁筛查测试(验证版)。

7. 构音障碍的评定 主要内容包括呼吸功能评估、共鸣功能评估、发声器官功能评估(包括主观感知评估和客观性评估)、构音器官功能评估以及社会心理评估等。使用较普遍的有以下两种。Frenchay 构音障碍评定法:分为八个部分,包括反射、呼吸、舌、唇、颌、软腭、喉、言语。每一细项按损伤严重程度分为 a 至 e 级,a 级为正常,e 级为严重损伤。折叠 CRRC 版构音障碍评定法:包括构音器官检查和构音检查两大项目。

（二）日常生活活动能力评定

日常生活活动能力评定常采用改良 Barthel 指数和功能独立性评定(FIM)量表。

（三）认知功能评定

可对患者采取简易精神评估,也可对注意力、记忆力、感知能力、想象能力、思维和语言能力等进行评估。常用量表为简易精神状态检查量表(简称:MMSE)。

（四）综合评定

统一帕金森病评分量表(UPDRS),该量表系统,观察项目多,比较精细,目前广泛应用于帕金森病的临床研究和疗效评估。

六、康复治疗

针对帕金森病应采用综合治疗,包括药物治疗、康复治疗、手术治疗、心理治疗及生活护理等。目前这些治疗只能缓解症状,不能阻断病情的发展,更无法治愈。

（一）药物治疗

药物治疗是首选,是伴随着整个治疗过程的治疗手段。通过维持乙酰胆碱和多巴胺两种神经递质的平衡,改善症状,延缓寿命,减少药物引起的不良反应,提高患者的生活质量。

服用药物的基本原则如下。

（1）选择药物时机:早期无需用药,介入康复治疗,鼓励患者活动,当疾病影响日常生活活动和工作时需进行药物治疗。

（2）从小剂量开始,逐渐递增,以最小剂量达到较满意的疗效。

（3）因人而异,个性化用药。

（二）手术治疗

苍白球毁损术、脑深部电刺激等。

（三）康复治疗

帕金森病是一种慢性进展性疾病，康复不能改变疾病本身，但可以改善症状，减轻功能障碍，提高患者的活动能力及患者的生存质量。

1. 运动疗法 帕金森病针对典型症状（震颤、肌强直、运动迟缓、步态异常等）进行运动疗法，改善患者现有的功能障碍，预防继发的功能障碍。

2. 物理因子治疗 热疗可改善肌强直；经皮神经电刺激可改善血液循环、改善肌紧张以及增加肌力；肌电生物反馈，缓解肌肉紧张；经颅磁刺激改善脑部血液循环。

3. 作业疗法 早期可以通过对手的训练来改善精细活动，鼓励患者保留自己的习惯和爱好，尽可能参与日常生活活动。中晚期，随着疾病的发展，患者的活动能力逐渐受限，应最大程度地维持原有水平，加强日常生活活动及安全防范。尽量做到照顾者给予最小帮助，患者尽量自己完成。

4. 吞咽治疗 运动迟缓和肌肉僵硬会导致唇舌活动较差，出现口腔准备期、口腔期功能障碍，可引起患者营养不良甚至吸入性肺炎。

5. 认知治疗 早期患者认知障碍的主要表现为执行力下降、记忆力下降、空间辨识能力下降。晚期会严重影响患者的生活质量。可进行记忆力训练、逻辑思维能力训练等。

6. 构音训练 帕金森病属于运动过弱型构音障碍，主要表现在音量、音质改变上，如嗓音嘶哑、音量下降、清晰度下降等。治疗方法包括呼吸训练、放松训练、构音训练等。

7. 中医传统治疗

（1）中药 八珍汤加减、天麻丸、六味地黄丸、复方白芷注射液等。

（2）针灸 主穴：百会、风府、风池、曲池、阳陵泉、外关、太冲。配穴：肝肾阴虚加三阴交，气血不足加足三里、合谷，淤血阻塞加血海。

（3）耳针 肝、肾、肾上腺、皮质下。

8. 康复治疗的注意事项

（1）注意药物治疗与康复治疗的结合。

（2）注意患者的主动参与，坚持长期有规律的康复训练。

（3）循序渐进，避免疲劳，避免抗阻运动。

（4）加强心理疏导，注意患者反应，及时调整计划。

七、康复结局

帕金森病是一种慢性进展的神经系统疾病，目前无根治性方法，无法治愈，生存期为5～20年。如疾病在病初能得到及时诊断和正确治疗，多数患者在前几年仍可继续工作或生活能自理。晚期患者，每个人情况不一样，个体差异较大，由于严重肌强直、全身僵硬，活动困难，最终导致长期卧床，常死于肺炎、压疮、静脉血栓等并发症。经合理治疗，有良好家庭护理以及及时就医的患者能保持相对较长的生活自理能力，病程相对进展缓慢。

（欧阳滢）

本节PPT

第三节　老年周围神经损伤康复

一、概述

（一）定义

周围神经损伤(peripheral nerve injuries)是指周围神经干或其分支受到外界直接或间接力量作用而发生的损伤。损伤原因有骨折、车祸、挤压伤、挫伤、切割伤、手术误伤、注射伤等。周围神经损伤后该神经支配的靶组织（皮肤、肌肉、骨关节）出现肌肉萎缩、感觉异常等症状和体征，导致出现各种功能障碍。康复医学的介入，可以减少许多并发症的发生，对于功能的恢复有着重要的意义，尤其是在早期介入。

（二）损伤的原因

（1）牵拉损伤，如产伤等引起的臂丛损伤。

（2）切割伤，如刀割伤，电锯伤，玻璃割伤等。

（3）压迫性损伤，如骨折脱位等造成的神经受压。

（4）火器伤，如枪弹伤和弹片伤。

（5）缺血性损伤，如肢体缺血挛缩，神经也会受损。

（6）电烧伤及放射性烧伤。

（7）药物注射性损伤及其他医源性损伤。

（三）神经损伤的类型

1943 年 Seddon 提出将神经损伤分为三种类型。

1. 神经断裂　神经完全断裂，临床表现为完全损伤，处理上需手术吻合。

2. 神经轴突断裂　神经轴突完全断裂，但鞘膜完整，有变性改变，临床表现为神经完全损伤。多因神经受轻度牵拉伤所致，多不需手术处理，再生轴突可长向损伤的远侧段。但临床上常见的牵拉伤往往为神经完全或部分拉断，如产伤或外伤，恢复较差。

3. 神经失用　神经轴突和鞘膜完整，显微镜下改变不明显，电反应正常，神经功能传导障碍，有感觉减退，肌肉瘫痪，但营养正常。多因神经受压或挫伤引起，大多可以恢复；但如压迫不解除则不能恢复。如骨折压迫神经，需复位或手术解除神经压迫。

二、临床表现

1. 指神经损伤　多为切割伤引起，可表现为手指一侧或双侧感觉缺失。

2. 桡神经损伤　①腕下垂，腕关节不能背伸；②拇指不能外展，拇指间关节不能伸直或过伸；③掌指关节不能伸直；④手背桡侧皮肤感觉减退或缺失；⑤高位损伤时肘关节不能伸直；⑥前臂外侧及上臂后侧的伸肌群及肱桡肌萎缩。

3. 正中神经损伤　①手握力减弱，拇指不能对指对掌；②拇、食指处于伸直位，不能屈曲，中指屈曲受限；③大鱼际肌及前臂屈肌萎缩，呈猿手畸形；④手掌桡侧皮肤感觉缺失。

4. 尺神经损伤　①拇指处于外展位，不能内收；②呈爪状畸形，无名指、小指最明显；③手尺侧皮肤感觉缺失；④骨间肌、小鱼际肌萎缩；⑤手指内收、外展受限，夹纸试验阳

Note

69

性;⑥Forment 试验阳性,拇内收肌麻痹。

5. 腋神经损伤 ①肩关节不能外展;②肩三角肌麻痹和萎缩;③肩外侧感觉缺失。

6. 肌皮神经损伤 ①不能用二头肌屈肘,前臂不能旋后;②二头肌腱反射丧失,屈肌萎缩;③前臂桡侧感觉缺失。

7. 臂丛神经损伤 ①多为上肢牵拉伤;②上干损伤为肩胛上神经、肌皮神经及腋神经支配的肌肉麻痹;③中干损伤,除上述肌肉麻痹外,尚有桡神经支配的肌肉麻痹;④下干损伤,前臂屈肌(除旋前圆肌及桡侧腕屈肌)及手内在肌麻痹萎缩,累及颈交感神经时可出现 Horner 综合征;⑤全臂丛损伤,肩胛带以下肌肉全部麻痹,上肢感觉全部丧失,上肢各种反射丧失时呈弛张性下垂。

8. 腓总神经损伤 ①足下垂,走路呈跨越步态;②踝关节不能背伸及外翻,足趾不能背伸;③小腿外侧及足背皮肤感觉减退或缺失;④胫前及小腿外侧肌肉萎缩。

9. 胫神经损伤 ①踝关节不能跖屈和内翻;②足趾不能跖屈;③足底及趾跖面皮肤感觉缺失;④小腿后侧肌肉萎缩;⑤跟腱反射丧失。

10. 坐骨神经损伤 ①膝以下受伤表现为腓总神经或胫后神经症状;②膝关节屈曲受限,股二头肌,半腱半膜肌无收缩功能;③髋关节后伸,外展受限;④小腿及臀部肌肉萎缩,臀皱襞下降。

11. 股神经损伤 ①大腿前侧,小腿内侧皮肤感觉缺失;②膝腱反射减弱或丧失;③膝关节不能伸直,股四头肌萎缩。

12. 闭孔神经损伤 ①大腿内侧下 1/3 皮肤感觉缺失;②内收肌群麻痹萎缩,不能主动架在健腿上。

周围神经损伤后,主要的临床表现为受损伤神经支配的运动、感觉、交感神经及反射等功能出现不同程度的障碍。周围神经在不同部位损伤引起的功能障碍是不同的,损伤越靠近近端,对神经功能的影响越大,损伤平面越靠近远端,对神经功能的影响相对较小,行神经修复手术效果越好。

三、神经损伤的诊断

1. 病史 有无明确的外伤史,注意损伤的部位,有无合并有四肢骨折或关节损伤。

2. 体征 检查患者的肢体姿势,周围神经损伤肢体呈不同程度畸形。

3. 运动功能 根据肌力测定了解肌肉瘫痪情况,判断神经损伤及其程度。晚期可存在不同程度肌肉萎缩。

4. 感觉功能 感觉神经支配区皮肤痛觉和触觉等发生障碍。Tinel 征即可帮助判断神经损伤的部位,也可检查神经修复后,再生神经纤维的生长情况。叩击神经损伤(仅指机械力损伤)或神经损害的部位或其远侧,而出现其支配皮区的放电样麻痛感或蚁走感,代表神经再生的水平或神经损害的部位。

5. 自主神经功能 支配区皮肤营养障碍,由早期无汗、干燥、发热、发红到后期变凉、萎缩,粗糙甚至发生溃疡。

6. 反射功能 神经支配范围的肌腱反射减弱或消失。

7. 神经肌电图检查 有助于神经操作部位的确定,为判断损伤程度、预后及观察神经再生提供依据。

电生理评估

对周围神经损伤,电生理检查具有重要的诊断和功能评定价值。常用的有以下几种。

1. 肌电图检查　可以判断神经受损的程度是神经失用或轴突断离或神经断离。由于神经损伤后变性、坏死需经过一段时间,而症状一般在伤后3周左右才出现,故最好在伤后3周进行肌电图检查。

2. 神经传导速度的测定　利用肌电图测定神经在单位时间内传导神经冲动的距离的检查方法。可判断神经损伤部位、神经再生及恢复的情况。正常情况下,四肢周围神经的传导速度为40~70 m/s,神经损伤时,传导速度减慢。

3. 体感诱发电位检查　体感诱发电位(SEP)是刺激从周围神经上行到脊髓、脑干和大脑皮层感觉区时在头皮记录的电位,具有灵敏度高、对病变进行定量估计、对传导通路进行定位测定、重复性好等优点。

四、治疗原则

(1) 开放性损伤　对锐器伤或清洁伤口,可做一期神经缝合。对火器伤或污染伤口,可在伤口愈合后3~6周做二期神经修复。

(2) 闭合性损伤　神经受压、牵拉或挫损,早期可做骨折及关节复位,神经功能多能自行恢复。如1~3个月无恢复,则需手术检查。

(3) 晚期神经损伤　争取3个月内修复,伤后一年以上的病例,也应积极修复。

(4) 根据神经损伤的时间、性质、程度和范围,可分别行神经松解、减压、缝合修复或行神经移位或移植,或后期行功能重建术。

五、康复评定

通过详细的病史采集和体格检查,可初步判断神经受损的部位,为进一步确定病损的情况,还需要进行一系列的康复评定。

(一) 运动功能评定

1. 视诊　检查皮肤是否完整,肌肉有无肿胀和萎缩,肢体有无畸形,步态和姿势有无异常。测量肢体周径。

2. 肌力和关节活动范围评定　对耐力、速度、肌张力予以评价。昏迷患者可进行轻瘫试验、坠落试验。

3. 运动功能恢复等级评定　英国医学研究院神经外伤学会将神经损伤后的运动功能恢复情况分为六级(表4-3-1)。

表4-3-1　周围神经损伤后的运动功能恢复等级

恢 复 等 级	评 定 标 准
0 级(M0)	肌肉无收缩
1 级(M1)	近端肌肉可见收缩
2 级(M2)	近、远端肌均可见收缩

续表

恢 复 等 级	评 定 标 准
3级(M3)	所有重要肌肉能抗阻力收缩
4级(M4)	能进行所有运动,包括独立的或协同的
5级(M5)	完全正常

（二）感觉功能评定

1. 感觉检查　不同感觉神经有其特定的支配区,但有交叉支配现象。神经受损后,感觉消失区往往较实际支配区小,且边缘有一感觉减退区。感觉功能的测定,除了常见的用棉花或大头针测定触觉痛觉外,还可做温度觉试验、Von Frey 单丝压觉试验、Weber 二点辨别觉试验、皮肤定位觉、皮肤图形辨别觉、实体觉、运动觉和位置觉试验、Tinel 征检查等。

2. 感觉功能恢复评定　对感觉功能的恢复情况,英国医学研究院神经外伤学会将其分为六级(表 4-3-2)。

表 4-3-2　周围神经损伤后的感觉功能恢复等级

恢 复 等 级	评 定 标 准
0级(S0)	感觉未恢复
1级(S1)	支配区皮肤深感觉恢复
2级(S2)	支配区浅感觉和触觉部分恢复
3级(S3)	皮肤痛觉和触觉恢复,且感觉过敏消失
4级(S3＋)	感觉达到 S3 水平外,二点辨别觉部分恢复
5级(S4)	完全恢复

（三）日常生活活动能力评定

日常生活活动(ADL)　是人类在生活中反复进行的必需的基本活动。周围神经损伤后,会不同程度地出现 ADL 能力困难。ADL 评定对了解患者的能力,制定康复计划,评价治疗效果,安排重返家庭或就业十分重要。

六、康复治疗

1. 短期目标　早期康复目标主要是早消除炎症、水肿,促进神经再生,防止肢体挛缩,恢复期目标主要是促进神经再生,恢复神经的正常功能,矫正畸形。

2. 远期目标　使患者最大程度地恢复功能,恢复正常的日常生活和社会活动,重返工作岗位和进行力所能及的劳动,提高患者的生活质量。

3. 康复治疗的目的　早期防治各种并发症,晚期促进受损神经再生,以促进运动功能和感觉功能的恢复,防止肢体发生挛缩畸形,最终改善患者的日常生活和工作能力,提高生活质量。康复治疗应早期介入,介入越早效果越好。治疗应根据不同时期进行有针对性的处理。

（一）早期康复

1. 主动活动　如神经损伤程度较轻,肌力在 2 级以上,在早期也可进行主动运动。

注意运动量不能过大，尤其是在神经创伤、神经和肌腱缝合术后。运动是一种生理性刺激，使得中枢神经系统保持紧张性和兴奋性，并能改善周围神经髓鞘本身的血液循环，减少周围组织水肿。

2. 保持功能位　周围神经损伤后，为了预防关节挛缩，保留受累处最实用的功能，应将损伤部位及神经所支配的关节保持良好的姿势，在大多数情况下，应保持在功能位。

3. 被动活动　借助治疗师或器械的力量进行的运动为被动运动，患者用健康部位帮助患处运动为自我被动运动。被动运动的主要作用为保持和增加关节活动度，防止肌肉挛缩变形。其次能保持肌肉的生理长度和肌张力、改善局部循环。

被动活动时应注意：①只在无痛范围内进行；②在关节正常范围内进行；③运动速度要慢；④周围神经和肌腱缝合术时要在充分固定后进行。

4. 理疗　神经肌肉电刺激可以促进神经再生，从而促进周围神经损伤的恢复。周围神经损伤后神经损伤 1 周内行功能电刺激治疗，配合肌肉主动和被动锻炼，可以达到促进轴突再生，促进周围神经对肌肉再支配的效果。

(1) 温热疗法　早期应用短波、微波透热疗法(无热或微热量，每日 1～2 次)，可以消除炎症、促进水肿吸收，有利于神经再生。应用热敷、蜡疗、红外线照射等，可改善局部血液循环、缓解疼痛、松解粘连、促进水肿吸收。治疗时要注意温度适宜，尤其是有感觉障碍和局部血液循环差时，容易发生烫伤。若患者感觉丧失，或治疗部位机体内有金属固定物时，应选脉冲短波或脉冲微波治疗。

(2) 激光疗法　常用氦-氖激光(10～20 mW)或半导体激光(200～300 mW)照射损伤部位或沿神经走向选取穴位照射，每部位照射 5～10 min，有消炎、促进神经再生的作用。

(3) 水疗法　用温水浸浴、旋涡浴，可以缓解肌肉紧张，促进局部循环，松解粘连。在水中进行被动运动和主动运动，可防止肌肉挛缩。水的浮力有助于瘫痪肌肉的运动，水的阻力使在水中的运动速度较慢，防止运动损伤发生。

5. 高压氧治疗　临床实践中高压氧治疗也被用于治疗周围神经损伤。

6. 矫形器治疗　早期预防挛缩畸形。

7. 中医治疗

(1) 针刺治疗　以选取损伤经络穴为主，循经取穴，配合具有止痛活血、通经活络等作用的穴位。

(2) 推拿治疗　以化瘀消肿、通经活络为原则，推拿按摩的主要作用是改善血液循环、防止软组织粘连，也能延缓肌肉萎缩。但手法要轻柔，强力的按摩对软瘫的肌肉多有不利，长时间的按摩也有加重肌肉萎缩的危险。选穴参照针刺穴位，手法施以㨰法、按法、揉法、搓法、擦法等。

(3) 其他治疗　电针、艾灸、火罐、中药治疗等。

(二) 恢复期康复

在于促进神经再生，保持肌肉质量，增强肌肉力量和促进感觉功能恢复。

1. 促进神经再生

(1) 物理疗法　脉冲磁疗法，直流电场法。

(2) 药物治疗

①神经营养因子(NTFs)　NTFs 是一组能对中枢和周围神经系统发挥营养作用的特殊物质。常为靶组织产生的特异蛋白分子，经过轴突逆行运转至神经胞体，并与特定

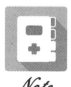

的受体结合,激活细胞代谢,从而发挥作用。根据其来源和特点,目前可将 NTFs 分为十余个类别,其中神经生长因子(NGF)和成纤维细胞生长因子(FGF)研究得最早和最多,并已在临床上应用。

NGF 能保护神经元、促进神经元生长和轴突长芽、促进移植的神经组织生长。FGF 分为酸性(aFGF)和碱性(bFGF)两类。目前临床上应用的为基因重组的 bFGF,它能促进神经再生和晶状体再生,加速伤口愈合。因此 bFGF 对创伤引起的周围神经损伤很适用。

用药途径有两种,一为肌注,二为局部导入。阳极导入:电流可采用直流电、极性较强的低频电流(如间动电)或半波中频电流。阳极衬垫中可加入适量药物,置于神经损伤部位,阴极与之对置或并置于远端。每次 20～30 min,每日一次。

②神经节苷脂也有促进神经再生作用。

③B 族维生素(B$_1$、B$_6$、B$_{12}$) 参与神经组织的糖和脂肪代谢,也用于周围神经损伤的辅助治疗。

(3)减慢肌肉萎缩 神经肌肉电刺激,恢复期不能促进神经再生,而是刺激失神经肌肉减慢肌肉萎缩,恢复期神经肌肉电刺激一般在损伤后 2～3 周进行。对肌肉的刺激,还可进行按摩、被动活动。

(4)增强肌肉力量和促进神经功能恢复 ①运动疗法;②电疗法,包括神经肌肉电刺激和肌电生物反馈;③作业疗法。

(5)促进感觉功能恢复 包括如下几种。

①感觉过敏:采用脱敏疗法。

②感觉丧失:在促进神经再生治疗的基础上,采用感觉重建的方法。

③局部麻木、灼痛:手术和非手术治疗。感觉训练时间不宜过长、过频,以每天训练 10～15 min为宜。

(6)心理康复 周围神经损伤患者,往往伴有心理问题,主要表现为急躁、焦虑、忧郁、躁狂等。可采用医学教育、心理咨询、集体治疗、患者示范等方式来消除或减轻患者的心理障碍,使其发挥主观能动性,积极地进行康复治疗。也可通过作业治疗来改善患者的心理状态。

(7)患者的再教育 首先必须让患者认识到单靠医生和治疗师,不能使受伤的肢体完全恢复功能,患者应积极主动地参与治疗。早期应在病情允许下,在肢体受限范围内尽早活动,以预防水肿、挛缩等并发症。周围神经损伤患者常有感觉丧失,因此失去了对疼痛的保护机制。无感觉区容易损伤。一旦发生了损伤,由于伤口有营养障碍,较难愈合,所以必须教育患者不要用无感觉的部位去接触危险的物体,如运转中的机器,不要搬运重物。烧饭、烧水时易被烫伤,吸烟时烟头也会无意识地烧伤无感觉区。对有感觉丧失的手、手指,应经常保持清洁、戴手套保护。若坐骨神经或腓总神经损伤,应保护足底,特别是在穿鞋时,要防止足的磨损。无感觉区也容易发生压迫溃疡,在夹板或石膏内应注意皮肤是否发红或破损,若出现石膏、夹板的松脱、碎裂,应立即就诊。

(三)后期康复

1. 职业康复 职业咨询、工作强化训练、工作协调性训练、就业选配、技能培训、工作适应与调整等。

2. 社会康复 主要采用个案管理的方式进行,由个案管理员(社会工作者或康复治疗师)对工伤职工提供由入院开始直至回归工作岗位或社区生活的全程个案服务。

（1）康复辅导　采取"一对一"或"小组"治疗的形式，对工伤职工进行包括工伤保险政策、合理康复目标的建立、伤残适应、压力纾缓、与雇主关系及家庭关系等的咨询和辅导。

（2）社区资源使用指导　包括向工伤职工提供相关的就业政策及就业信息、残疾人优惠政策及有关的服务信息、社区医疗、社区支援网络的使用等。

（3）家庭康复技巧指导　一般在工伤职工出院前制定，根据工伤职工的实际情况，给予出院后的家庭康复计划与具体技术的指导（有别于在康复机构中由专业人员实施的康复计划及技术）。

（4）工作安置协调指导　在工伤职工能够返回工作岗位前，与其雇主联系协商，对工伤职工原工作场所包括工作环境、岗位安排、同事关系等进行评估、协调，为工伤职工重返工作做准备，在出院后继续跟进，直至其适应工作岗位。或在工伤职工重返工作岗位后的 2～3 周到其工作场所给予指导，协助其适应工作岗位。

（5）重返社区跟进协调指导　包括与工伤职工、其家庭成员、劳动保障经办部门、社区、残疾人互助小组等之间的沟通与协调，协助患者适应社区生活。

七、康复护理

1. 体位护理　根据神经损伤的性质和部位予以良肢位摆放、保持肢体功能位。

2. 康复延伸治疗　根据康复治疗师的意见，监督和指导患者在病房进行关节活动度（ROM）、肌力、感觉、日常生活活动（ADL）等延续性训练。

3. 并发症的预防及护理　预防继发性损伤的护理（如摔伤、烫伤等）；预防关节挛缩及废用综合征的护理；周围循环障碍、肢体肿胀、疼痛的预防和护理等。

（蔡　涛　欧阳滢）

第五章 老年运动系统疾病康复

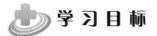
学习目标

掌握:老年运动系统疾病的定义、康复评定方法、康复治疗及方法。

熟悉:老年运动系统疾病的功能障碍特点以及康复治疗目标。

了解:老年运动系统疾病的危险因素、预后及预防。

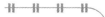

本节PPT

第一节 老年骨折康复

一、老年骨折的临床诊治

(一)定义

老年人骨的完整性或连续性中断称为老年骨折。

(二)原因

(1)直接暴力骨折发生在暴力直接作用的部位。

(2)间接暴力通过传导、杠杆或旋转作用,使远处发生骨折。

(3)肌肉突然猛烈收缩,引起肌肉附着部位骨质撕裂。

(4)积累性劳损长期、反复直接或间接地受到积累性劳损,可致骨骼的某一点发生骨折。

(5)骨骼疾病如骨肿瘤、骨髓炎等。

(三)分类

1. 按骨折程度分类

(1)不完全性骨折 骨的完整性或连续性部分中断。按其形态又可分为裂缝骨折、青枝骨折。

(2)完全性骨折 骨的完整性或连续性完全中断。按骨折线的方向及其形态又可分为横骨折、斜骨折、螺旋骨折、粉碎性骨折、嵌插骨折、压缩性骨折和骨骺分离。

2. 按骨折处是否与外界相通分类

(1)闭合性骨折 骨折处皮肤或黏膜完整,不与外界相通。

(2)开放性骨折 骨折处皮肤或黏膜破损,骨折处与外界相通。

Note

3. 按骨折的原因分类

（1）创伤性骨折　由直接暴力或间接暴力所致。

（2）疲劳性骨折　长期、反复直接或间接地受到积累性劳损所致。

（3）病理性骨折　骨骼本身疾病如骨肿瘤、骨髓炎等。

4. 按骨折端的稳定程度分类

（1）稳定性骨折　骨折端不易移位或复位后经适当外固定不易发生再移位，如青枝骨折、横骨折等。

（2）不稳定性骨折　骨折复位后容易发生再移位，如斜骨折、粉碎性骨折等。

5. 按骨折时间分类

（1）新鲜骨折　新发生的骨折。

（2）陈旧骨折　伤后 3 周以上的骨折。

（四）骨折的诊断

（1）骨折的特有体征　畸形、反常活动、移位、骨擦音或骨擦感。

（2）骨折的其他表现　疼痛与压痛、局部肿胀与瘀斑、功能障碍。

（3）X 线检查　可确诊有无骨折、骨折的类型、骨折的移位等，对骨折的治疗有重要指导意义。

（五）骨折的愈合过程

1. 骨折的愈合过程　骨折的愈合大体分为四期，但各期之间相互交织演进。骨折愈合需要良好的固定（骨折端紧密接触）、充足的血液供应和有利的力学环境。

（1）血肿机化期　骨折断端形成血肿，局部组织坏死引起无菌性炎性反应，来自骨外膜、骨髓腔和周围软组织的新生血管伸入血肿，大量间质细胞增生分化，血肿被吸收并机化而演变为肉芽组织，进而转化为纤维组织，将骨折端连在一起形成纤维愈合。这个过程在骨折后 2～3 周内完成。

（2）原始骨痂期　由骨内、外膜的成骨细胞在断端形成骨样组织并逐渐钙化而成新生骨，即膜内骨化。由血肿机化的纤维组织逐渐转化为软骨组织，经增生变性而成骨，即软骨内骨化。这一过程在伤后 6～10 周完成。

（3）成熟骨板期　骨痂内的新生骨小梁逐渐增加，排列渐趋规则。经死骨吸收，新骨爬行替代，原始骨小梁被改造为成熟的板状骨。此时骨折端之间已形成骨连接，习惯上称为临床愈合期。这一过程在伤后 8～12 周完成。

（4）塑形期　随着肢体的活动和负重，位于应力轴线上的骨痂得到加强，应力轴线以外的骨痂逐渐被清除，骨小梁适应力学要求排列，骨髓腔重新沟通，恢复骨的正常结构。这一过程需 2～4 年才能完成。

2. 影响骨折愈合的因素

（1）全身因素　包括年龄、营养状况、并发疾病情况、钙磷代谢紊乱等。

（2）局部因素　包括骨折类型、骨折部血供、软组织损伤程度、有无软组织嵌入、有无感染、复位与固定是否良好等。

3. 骨折临床愈合标准

（1）局部无压痛及纵向叩击痛。

（2）局部无异常活动。

（3）X 线片显示骨折处有连续性骨痂，骨折线已模糊。

（4）拆除外固定后，在上肢能向前平举 1 kg 重物并持续达 1 min；在下肢不扶拐杖能在平地连续行走 3 min，并且不少于 30 步，连续观察 2 周骨折处不变形。

临床愈合时间为最后一次复位之日至观察达到临床愈合之日所需的时间。检查肢体异常活动和负重情况时应慎重，不宜于解除固定后立即进行。

二、老年骨折的康复评定

（一）康复问题

（1）损伤性炎症和肢体肿胀　骨折后局部组织损伤引起无菌性炎性反应，体液渗出，同时并发出血，导致局部肿胀。骨折愈合后的肢体肿胀多由于血管壁弹性减弱，运动减少致肌肉的"唧筒作用"减弱，血液回流障碍所致。

（2）肌肉萎缩和肌力下降　骨折后卧床及局部固定制动都会导致失用性肌萎缩，其后果是肌力下降、运动无力及关节动力性不稳定。

（3）关节活动障碍　骨折固定后因关节制动，关节囊、韧带、肌腱和疏松结缔组织缺乏必要的牵拉而逐渐挛缩；制动时关节内滑膜纤维、脂肪组织增生，软骨表面有血管翳增生，可侵蚀软骨，导致关节内粘连、关节内骨折等，引起创伤性关节炎；关节周围软组织损伤后局部血肿和渗出物吸收不完全，造成纤维化和瘢痕粘连等，均可使关节活动障碍。非外伤部位的关节也可因长期不活动导致关节僵硬。

（4）骨质疏松　制动使骨失去了应力负荷的刺激，同时使骨组织血液循环受到影响，致使骨代谢障碍，骨无机盐流失，引起骨质疏松。

（5）关节稳定性减弱　多因制动使关节韧带强度降低，同时由于肌肉萎缩、肌力下降所致。

（6）整体功能下降　骨折后长期卧床可引起全身体能衰减，导致人体活动能力减退，并可能出现某些并发症。

（7）日常生活活动能力下降　局部制动、长时间卧床、关节活动受限、肌力下降及整体功能下降，可使骨折患者日常生活和工作受到明显影响。

（8）心理障碍　骨折及骨折后引起的上述康复问题，特别是经治疗后仍有明显功能障碍的患者可能出现各种心理问题。

（二）康复评定

（1）骨折愈合情况　评定内容包括骨折对位对线情况、骨痂形成情况、延迟愈合或未愈合、有无假关节形成及畸形愈合、关节挛缩、骨化性肌炎、骨缺血性坏死，以及有无重要血管、神经损伤等。

（2）关节活动度　检查了解关节有无活动受限及受限程度。

（3）肌力检查　了解伤肢关节的肌力与健侧肌力。

（4）肢体长度　测量判断骨折后肢体长度有无改变及其程度。

（5）肢体周径　测量判断伤肢水肿、肌萎缩的程度。

（6）步态分析　用于下肢骨折有步行障碍者。

（7）感觉检查　判断有无神经损伤及损伤程度。

（8）日常生活活动能力评定　对骨折后留有肢体功能障碍并影响日常生活活动能力者，应进行日常生活活动能力评定。

三、老年骨折的康复治疗

（一）康复治疗作用

1. 促进肿胀消退　在保持骨折复位和固定的基础上,早期进行适度的肌肉等长收缩训练,促进血液循环,有助于血肿和渗出物的吸收,消除肿胀。

2. 预防肌肉萎缩　肢体功能活动可改善血液循环和肌肉营养,强化肌肉力量,可预防或减轻失用性萎缩。

3. 防止关节粘连僵硬　关节活动能牵伸关节囊及韧带,能促进血肿及炎症渗出物的吸收,改善关节的血液循环,促进关节液分泌,从而防止关节内外组织的粘连,防止关节挛缩、僵硬,保持和恢复正常的关节活动度。

4. 促进骨折愈合　功能锻炼可促进局部血液循环,使新生血管得到较快的生长,借助固定肌肉的收缩可保持骨折端的良好接触,并产生轴向应力刺激,有利于骨折端的纤维性连接和骨痂形成,加速骨折愈合。

（二）康复治疗原则

1. 早期康复　早期功能训练可以防止或减少并发症、后遗症,加速骨折愈合,缩短疗程,促进功能恢复。关节内骨折,通过早期保护性的关节运动训练,有助于关节面塑形,减少创伤性关节炎的发生。因此,康复治疗在骨折复位、固定后就应开始,即肢体的固定与训练同步进行。但在训练中,骨折复位后,内、外固定要坚固可靠,以保障训练正常进行。

2. 整体康复　骨折后的康复不仅要注重局部骨折的愈合和功能恢复,更重要的是要促进患者整体功能的恢复。由于长时间固定制动,非固定关节不做功能训练,在骨折部位完全治愈后,可能遗留功能障碍。因此,在康复治疗中要局部与整体兼顾。

3. 循序渐进　根据骨折愈合的不同阶段,在训练中及时调整训练计划,采取重点不同的康复治疗手段,使康复训练更加安全、有效。训练中活动幅度和次数,必须根据骨折愈合的临床过程和骨折的稳定程度,循序渐进。活动次数由少到多,活动范围由小到大,负荷由轻到重,逐渐增加,直至功能恢复。

（三）康复治疗目标

骨折患者经过正确的临床治疗和积极的康复治疗,大多数可以恢复正常功能。但是,由于种种原因,也有少数患者不可能恢复到正常的功能。对于后者,应尽最大可能恢复患肢的主要功能。

1. 上肢康复治疗的主要目标　上肢的主要功能是手的使用,而腕、肘、肩各关节的多样化的连接方式,各肌群的力量,以及整个上肢的长度都是为了使终端的手得以充分发挥其功能,完成各种复杂的劳动和生活活动。因此,上肢骨折康复治疗的目的是恢复关节的活动范围,增加肌力和使手功能得到正常发挥,从而重新获得日常生活和工作能力,肢体处于某个位置上能够很快地做出不同动作的体位,这个体位称为功能位。当关节功能不能完全恢复时,要以各关节功能位为中心最大限度地扩大其活动范围。

（1）膝关节的功能位　外展 $50°$、前屈 $20°$、内旋 $25°$。

（2）肘关节的功能位　屈曲 $90°$,其最有用的活动范围为 $60°\sim120°$。

（3）前臂的功能位　旋前、旋后的中立位,最有用的活动范围是旋前、旋后各 $45°$。

（4）腕关节的功能位　背伸 $20°$,但有时需要根据患者的需求而定。

（5）手　为了适应每天活动需要,手应有抓握和对指功能,其次是手的伸直。如手指屈曲活动受限,可以增加掌指关节屈曲来补偿。一般情况下,手各部位功能的重要程度应该是:桡尺关节旋前＞旋后;腕关节伸腕＞屈腕,尺偏＞桡偏;手指依次是掌指关节屈曲＞指间关节伸展＞掌指关节伸展＞指间关节屈曲;拇指是腕掌关节外展、内旋＞掌指关节屈伸＞指间关节屈伸。

2. 下肢康复治疗的主要目标 下肢的主要功能是负重、平衡和行走,要求各关节充分稳定,能够负重,而且要有一定的活动度。从下肢功能考虑,伸直的重要性大于屈曲,稳定的重要性大于灵活。行走时各主要关节的活动范围如下。

(1)踝关节 足跟着地时背屈 20°,足趾着地时跖屈 20°。

(2)膝关节 步行时膝关节的有效活动范围为 5°～6°,某活动如骑自行车则屈膝要求大于 105°。

(3)髋关节 行走时要求髋关节伸直达 0°,屈曲达 60°。

在下肢肌肉中,为了保证正常的行走,功能训练的重点是臀大肌(伸髋)、股四头肌(伸膝)、小腿三头肌(足跖屈)。

(四)康复治疗方法

1. 骨折固定期 骨折经复位、固定等处理后到临床愈合,一般需要 1 个月至几个月的时间。康复治疗的目的是改善血液循环,促进血肿和炎性渗出物吸收,消除肿胀;预防关节周围软组织挛缩,防止并发症的发生;强化肌肉力量,防止失用性肌萎缩;促进骨折愈合,防止骨质疏松等。在骨折复位并进行固定或牵引 2～3 天后,生命体征平稳,内外固定稳定即可开始康复治疗。

(1)患肢肌肉等长收缩训练 等长收缩训练可预防失用性肌萎缩及增强肌力,又能促进两骨折端的紧密接触,有利于骨折愈合;同时肌肉主动收缩能使肌腹和肌腱滑移,防止或减轻粘连。一般在骨折复位固定后,即可开始做最大力量的收缩,然后放松,反复训练,每天 2～3 次,每次 5～10 min 或更长。运动时骨折部位的上、下关节应固定不动。如前臂骨折可做握拳、伸直和提肩动作,而腕和肘关节不动,更不能做前臂旋转运动;股骨骨折可进行股四头肌的等长收缩训练和踝关节跖屈、背屈活动,而髋、膝关节不动。

(2)患肢未固定关节的运动 主动运动可改善血液循环,消除肿胀,防止关节挛缩。关节活动应在各个活动平面上进行,应逐渐增加活动范围和运动量,每天 2～3 次,每次各个活动轴位 10～20 次。但应注意避免影响骨折断端的稳定性。训练重点上肢为肩关节外展、外旋,掌指关节屈曲,拇指外展;下肢为踝关节背屈等活动。

(3)健肢与躯干的正常活动训练 训练可改善全身状况,防止长期制动和卧床引起的不良反应,即废用综合征。训练包括健侧肢体和躯干的正常活动,鼓励患者早期起床活动。必须卧床者,应每天做床上保健体操,如深呼吸和咳嗽训练、腹背肌练习、健肢的正常活动等。

(4)关节面骨折 为促进关节软骨的修复,减少关节内粘连,减轻功能障碍的程度,在固定 2～3 周后,如有可能应每天短时取下外固定,在保护下进行关节不负重的主动运动,并逐渐增加活动范围,运动后继续维持外固定。

(5)物理因子治疗 有改善肢体血液循环,促进肿胀消退,减轻疼痛,减少瘢痕粘连,促进骨痂生长,加速骨折愈合等作用。常用的方法有温热疗法、超声波疗法、低频磁疗、直流电钙磷离子导入疗法、超声波疗法等。合并周围神经损伤者可进行电刺激疗法。

(6)患肢抬高 患肢抬高有助于减轻或消除肿胀。注意肢体远端必须高于近端,近端要高于心脏平面。

（7）持续被动关节活动练习 对关节内骨折手术后、骨折内固定手术后等无需外固定者,可早期应用持续被动关节活动器进行持续被动关节活动练习(CPM)。CPM可以缓解疼痛,改善关节活动范围,防止粘连和关节硬,消除手术和固定制动带来的并发症。

2.骨折恢复期 骨折临床愈合,去除外固定后,肢体存在有不同程度的关节活动受限和肌肉萎缩,因此康复治疗的目的是消除残存肿胀,软化和牵伸挛缩的纤维组织,最大限度地恢复关节活动范围,增强肌肉的收缩力量,提高患者的日常生活活动能力和工作能力。

（1）恢复关节活动范围训练 恢复训练以主动运动为主,根据患者的病情可辅以助力运动、被动运动、关节松动术、关节功能牵引等。

①主动运动 要求患者每天对受累关节做各方向的运动,运动幅度由小到大,以不引起明显疼痛为度,每个动作可重复多遍,每天数次。

②助力运动 去除石膏的肢体难以主动运动,可先采用助力运动,并逐渐减少辅助力量。

③被动运动 对有组织挛缩或严重粘连者可采用被动运动。训练动作应平稳、柔和、有节奏,以不引起明显疼痛为度,运动方向与范围应符合解剖和生理功能。

④关节松动术 对骨折愈合良好、僵硬的关节,可配合热疗进行手法松动,以改善关节活动范围。

⑤关节功能牵引 对比较僵硬的关节,可将受累关节的近端固定,远端按正常的关节活动方向施加适当力量进行牵引,每天2～3次,每次15 min左右。牵引重量以患者能耐受酸痛而又不产生肌肉痉挛为宜。

⑥间歇性固定 对比较严重的关节挛缩,可以在各种关节活动范围训练的间歇,用夹板、石膏托、矫形器等固定患肢,以减少纤维组织的回缩,加强治疗效果。随着关节活动度的增加,固定的位置和角度要相应调整。

（2）增强肌力训练 增强肌力训练应逐步增加肌肉的训练强度,引起肌肉的适度疲劳。训练前要进行肌力评定,根据肌力水平选择肌力训练方法。肌力训练应和关节活动度同时进行。

①肌力0～1级 可采用神经肌肉电刺激、被动运动、助力运动等。

②肌力2～3级 训练以主动运动为主,辅以助力运动和水中运动。

③肌力4级 进行渐进抗阻力运动训练,争取肌力的最大恢复。

肌力训练方式可选用等长训练、等张训练或等速训练。对有关节损伤者,肌力训练应以等长收缩训练为主,以免加重关节损伤。

（3）物理因子治疗 如局部紫外线照射可促进钙质沉积与镇痛;温热疗法在功能训练前进行,可促进血液循环,软化纤维瘢痕组织,有助于训练,提高疗效;超声波、音频电疗可软化瘢痕、松解粘连等。

（4）恢复日常生活活动能力训练 上肢骨折者进行作业治疗,可增进上肢的功能,改善动作技能技巧;下肢进行行走和步态训练,可恢复正常运动功能。目的是提高日常生活活动能力及工作能力,使患者早日回归家庭和社会生活。

（卢 哲）

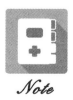

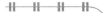

本节PPT

第二节　老年骨关节病康复

老年骨关节病是关节软骨的退行性改变和继发性骨质增生。发病率与年龄是一致的,有人统计60岁以上老人80％有骨关节病。在英国人群中用X射线片进行调查,55～64岁年龄组骨关节病发生率,女性为87％、男性为83％,但其中有自觉症状的女性为22％、男性为15％。有人认为X射线片上有骨关节病的,只有30％的人有疼痛症状。我国发病率较欧美等国家低。

一、老年骨关节炎的临床诊治

(一)病因与病理

根据致病因素可分为原发性和继发性两种。

1. 原发性骨关节病　与老化有明显的关系,随着年龄的增长,几乎所有的结缔组织都会发生退行性改变,软骨的变化最为明显。但除年龄外,还有许多其他因素,包括遗传因素、关节及机体的健康状态、生活习惯、工作性质等。肥胖超重可使已存在的退行性改变加速发展。病变部位以下肢关节及脊柱最常见。

2. 继发性肌关节病　与关节的先天性异常、损伤、过劳、畸形、关节或全身性的某些疾病、长期大量使用皮质激素、饮食或代谢异常等有关。

老年人原发性骨关节病是由于关节的损耗超过再生能力进而发生的病变。关节软骨变性是骨关节病出现最早也是最主要的病理改变。软骨细胞丧失,蛋白质黏多糖及水分减少,软骨胶原纤维暴露,弹性消失,可出现裂纹。随着裂纹的不断加深,关节滑膜液沿裂纹渗入,使软骨与关节面分离,成为关节活动的异物,加速了关节面的磨损和破坏,使骨面硬化而光滑呈象牙样骨。磨损较轻的外围软骨面出现增生、肥厚,通过软骨内化骨,形成骨赘,即"骨刺",可使关节活动受限、僵硬、畸形及功能丧失。

(二)临床表现

1. 症状　关节疼痛、僵直、畸形与不伴有炎症表现。开始为钝痛,以后逐渐加重。由于软骨下骨充血,表现为静止时疼痛,活动时减轻,称为"休息痛"。患者早晨起床或久坐起立时,感到关节疼痛,稍活动后疼痛反而减轻,但如活动过多,可因关节摩擦而又产生疼痛。受凉、劳累可使疼痛加重。疼痛与X射线表现不成正比。

2. 体格检查　关节肿胀、按之有波动感,活动时有嘎吱声,可有不同程度的活动受限和关节周围骨肉痉挛。

本病在不同的关节可有不同的表现。

(1)髋关节的骨关节病　原发性退行性髋关节病又称为老年性肥大性骨髋关节病。多见于50岁以上的患者,在我国少见。继发性髋关节病常继发于髋骨骨折、脱位、髋臼先天发育不良、股骨关节缺血坏死、髋关节感染、类风湿关节炎等。患者疼痛、跛行、上楼与出入澡盆困难,为严重的关节屈曲、外旋、内收畸形。

(2)膝关节骨关节病　发病率最高,原发性者多见于女性,继发性者多继发于半月板破裂、膝内翻、膝外翻、髌骨软骨软化症、习惯性髌骨脱位、关节内骨折等。表现为关节肿胀,屈伸活动时可引起髌骨下疼痛,伴有"关节黏住感",即关节在静止一段时间后出现僵

Note

直感,关节内有摩擦音及摩擦感,伴有股四头肌萎缩。在后期关节屈伸功能丧失,且因股四头肌萎缩而造成膝内翻畸形和"打软腿"现象。严重者膝关节呈现屈曲挛缩畸形。

（3）踝关节骨关节病　很少见,多见于老年肥胖者。

（4）脊柱骨关节病　椎间盘退行性改变,椎间隙狭窄,韧带和椎间关节囊松弛,使椎体稳定性减弱,导致椎体边缘及椎间关节软骨磨损,并刺激骨刺生成。颈椎骨质增生引起颈椎病;腰椎骨质增生可引起坐骨神经症状。

（5）指间关节骨关节病　老年患者在末节指间关节有增生,称之为希伯登(Heberden)结节,在近端指间关节部位有增生者,称为布夏(Borchard)结节。最常见的是希伯登结节,常为多数关节受累,骨端粗大,手指可出现尺偏畸形,拇指可出现腕掌关节内收,掌指关节过伸畸形。

（6）腕关节骨关节病　常见于钢琴家。

（7）周身性骨关节病　必须包括三个以上的关节有病。分为如下三种类型。

①原发性全身性骨关节病　常见于绝经期妇女,希伯登结节现象比较突出。

②无结节性全身性骨关节病　男性常见,可出现掌指关节多关节炎。

③伴高血压病性骨关节病　多见于60岁以上的男性患者,常侵犯髋、膝、掌腕与掌指关节,常有股骨头坏死。

（三）实验室检查

（1）X射线检查可见关节间隙狭窄或消失,软骨下骨组织硬化,囊腔变宽,可有骨刺或骨赘形成。晚期可见关节变形或脱位。

（2）血沉可稍增快。

（3）白细胞计数可稍升高。

（4）关节镜检查可见滑膜绒毛明显增生,关节软骨面粗糙,可有碎裂和纤维化,骨的边缘隆起,棘突尖锐。半月板可有断裂、光泽减退。

（四）诊断与鉴别诊断

（1）诊断　根据患者的症状、体征及实验室检查,不难作出诊断。

（2）鉴别诊断　如发生在指间关节并有布夏结节者需与类风湿关节炎相鉴别,后者常有类风湿因子阳性,初期关节常有红、肿、热、痛伴有低热、乏力、食欲减退等全身症状,晚期可有显著贫血。

（五）治疗

1. 一般治疗　注意保暖,防止过度疲劳,但需适当锻炼,对患病关节应加以保护,局部可按摩、理疗、针灸等,促进局部血液循环。避免损伤,对下肢骨关节病患者,应指导其正确使用手杖或拐杖帮助行走或站立,以减轻患关节的负重,手杖使用恰当一般可减轻负重的1/4~1/3。注意营养,增加抗病能力,控制体重,减轻患关节负担。

2. 药物治疗　疼痛较重者可服消炎痛、保泰松、康得灵、扶他林等。可用热疗、针灸、推拿、短波及活血化淤的中药等解除局部疼痛。也可局部注射0.5%普鲁卡因5~10 mL,内加12.5 mg醋酸氢化可的松,每周1次,3次为1个疗程。但注意不要注射过多,以免发生类固醇诱导的骨关节病。

3. 关节镜治疗　可通过关节镜向关节内注入生理盐水进行冲洗,减少有害物质的刺激,以减轻滑膜的炎症反应。同时可通过关节镜的刨刀系统刨去坏死的软骨面,切除小碎骨、死骨以免妨碍关节活动,磨损关节面。

4. 手术治疗　非手术方法不能改善症状时才考虑外科治疗。手术治疗的目的主要是解除疼痛,其次是矫正畸形及恢复功能。手术方式需按患者的年龄、性别、职业、生活环境等确定。

二、老年骨关节炎康复评定

(一) 疼痛评定

采用视觉模拟评分指数(visual analogous score or scale,VAS)。0~3轻度疼痛,4~7中度疼痛,8~10重度疼痛。

(二) 关节形态学检查

如关节肿胀情况可采用关节周径检查,大腿围度和小腿围度的测量有助于了解肌肉萎缩的情况。

(三) 肌力评定

肌力测定可反映关节炎肢体的肌肉状态。测定原则是让患者在规范姿势下,做规范运动,观察其完成运动的能力。常用的方法为徒手肌力检查法、等长肌力测试法和等速肌力测试法。其中,等速肌力测试法可定量评定肌肉功能,对判断肌力减退的程度和康复治疗的疗效具有临床意义。但等速测试仪的价格较昂贵,推广应用有一定困难。如患者处于急性期,有严重的关节疼痛、关节明显肿胀时,不应进行肌力测定。

1. 手关节骨关节炎 可行掌指关节、近端指间关节、远端指间关节屈伸有关肌肉的肌力、手指内收外展肌肉肌力及握力测定。

2. 膝关节骨关节炎 可行股四头肌、腘绳肌肌力测试。

3. 髋关节骨关节炎 可行髋屈伸肌群肌力、髋内收外展肌群肌力、髋内外旋肌群肌力测试。

4. 脊柱关节骨关节炎 主要检测颈椎和腰椎屈伸活动有关肌群肌力。

(四) 关节活动度(ROM)测量

评定目的在于了解受累关节的关节活动受限程度,进而判断是否对日常生活活动产生影响。ROM测量是骨关节炎康复功能评定的重要内容之一,通过ROM的测定可了解患者关节挛缩和粘连程度。每次ROM测量应在功能训练之前,由专人进行操作。可利用通用量角器或方盘量角器进行ROM测定。

(五) 日常生活活动能力(ADL)评定

早期或轻度骨关节炎一般不影响患者的日常生活活动能力,但严重的骨关节炎常影响日常生活活动能力,此时应进行日常生活活动能力评定,以了解患者日常生活活动能力的困难程度和依赖程度。可使用stewart躯体活动能力评定量表。

(六) 步态检查

骨关节炎患者常表现步态异常,如出现疼痛步态、关节挛缩步态、肌无力步态和关节不稳步态等。可采用足印法或目测法测定。如有条件,可采用步态分析系统测定。

三、老年骨关节炎康复治疗

(一) 康复治疗的目标

(1)减轻或消除关节疼痛。

(2)保护关节,减轻受累关节的负荷。

（3）恢复关节功能,改善关节活动范围,增强肌力。

（4）改善步态和步行能力。

（5）改善日常生活活动能力,提高生活质量。

（二）康复治疗措施和方法

1. 减轻关节负荷,调整和限制活动量　适当卧床休息。急性期,患者疼痛明显,患侧关节不宜进行负重活动;减少每天活动量,减少每次步行的距离和时间;避免跑、跳等剧烈活动形式;避免持续屈膝作业。过多休息会引起关节僵硬、肌肉萎缩,因此应有适当的活动,但不应引起关节的明显疼痛。

2. 物理因子治疗　可采用热疗法,如蜡疗法或红外线疗法等,具有镇痛、消肿作用;应用音频电疗法、干扰电疗法、调制中频电疗法等,具有促进局部血液循环的作用;应用短波、超短波、微波疗法,具有消炎、镇痛、缓解肌肉痉挛、改善血液循环的作用。

3. 运动疗法　采用运动疗法应遵循的原则:因人而异,主动运动为主,被动运动为辅,结合抗阻运动、伸展运动、全身性耐力运动,循序渐进,持之以恒,局部运动与全身运动相结合,避免过度运动。在骨关节炎急性期后和慢性期,应重视关节周围肌肉力量的训练。通过训练可增加肌力,减少肌肉萎缩,保证关节的正常力学传递;同时肌力训练可增加关节的活动能力,改善患者的日常生活活动能力。运动疗法可通过关节体操或利用各种康复器械进行。

4. 关节松动技术　急性期关节肿胀、疼痛明显时,采用Ⅰ、Ⅱ级手法;慢性期伴有关节僵硬和关节周围组织粘连、挛缩时,采用Ⅲ、Ⅳ级手法。

5. 辅助工具的使用　对骨关节炎患者可利用各种矫形器进行辅助治疗,如关节支持用具、夹板、手杖、助行器、支架及轮椅等。矫形器的应用可预防、矫正由于骨关节炎引起的关节畸形,保持和补偿关节功能,减轻负重关节的应力负荷等,从而减慢关节畸形的发展。如手杖使用可减少膝关节所承担的压力;楔形鞋垫可用于膝关节内侧软骨磨损导致的膝内翻的骨关节炎患者,可使患者关节负荷偏移到较少磨损的外侧软骨上;关节有松动者可选用护膝,以加强关节稳定性;髌骨磨损的患者可用黏膏带将髌骨牵拉向内侧,以减轻压力,减轻关节疼痛。

（卢　哲）

第三节　老年慢性软组织损伤康复

一、概述

（一）定义

软组织损伤是指各种急性外伤或慢性劳损以及自身疾病等原因造成的人体皮肤、皮下浅深筋膜、肌肉、肌腱、腱鞘、韧带、关节囊、滑膜囊等组织的病理损害。老年人软组织老化,身体机能下降,不论自身力学平衡破坏还是遭受外伤,均极易导致软组织损伤,迁延不愈,从而给生活带来不便,降低生活质量。

本节PPT

Note

（二）损伤的类型

（1）扭挫伤　软组织被过度拉伸、过度用力、过度使用而产生的损伤,程度次于扭伤。发生于轻微的创伤,或因不熟练而造成的重复性伤害,通常用于指特定的肌肉肌腱处的断裂。

（2）扭伤　严重的外力、拉扯或软组织的撕裂伤。

（3）脱位　关节处骨骼移位造成的解剖位置关系的改变,引起软组织伤害、发炎、疼痛及肌肉痉挛。

（4）错位　关节处骨骼的非完全性或局部性的脱位,造成附近软组织的二度伤害。

（5）肌肉(韧带)断裂或撕裂　分为部分断裂(撕裂)或完全断裂(撕裂)。

（6）韧带损伤(病变)　分为肌腱滑膜炎、肌腱炎、肌腱鞘炎、肌腱变性。

（7）滑膜炎　创伤或疾病造成过多的滑液囤积在关节或腱鞘中而引起的滑膜发炎。

（8）出血性关节炎　严重创伤造成的关节内出血。

（9）腱鞘囊肿　可由外伤引起或伴随风湿性关节炎发生。

（10）滑囊炎。

（11）过度使用症候群、累积性损害、重复性使力伤害。

二、临床表现

软组织损伤常以患处肿胀、疼痛为主要表现。急性期,局部渗血、水肿,疼痛剧烈。晚期可能出现肌肉、肌腱的粘连、缺血性挛缩,关节失能等表现。软组织损伤,其原发性病理因素难以确认,或者软组织复原后,在一些作用因素的限制下再次出现功能丧失。

1. 失能　完全或部分丧失正常功能。软组织损伤后发生适应性改变,肌肉肌腱长度缩短、粘连、肌无力等均可造成正常功能丧失。

2. 关节失能　滑液关节的正常力学表现损伤,通常会造成功能丧失和疼痛。老化、外伤、固定或病变均可加速关节失能。

3. 疼痛　老年人慢性软组织损伤常常伴有疼痛,常见化学性疼痛、机械性疼痛或者两者同时存在。疼痛的发生常有一定规律,但迁延不愈,给老年人的生活带来痛苦。

4. 挛缩　皮肤、筋膜、肌肉或关节囊的适应性挛缩,从而造成该结构无法执行正常的活动能力或延展力。

5. 粘连　损伤后固定,使胶原纤维异常附着于周围组织上,造成正常的弹性或滑动能力受损。

6. 反射性肌肉紧缩　因疼痛刺激而造成的持续肌肉收缩。当疼痛的刺激解除时,肌肉持续收缩会加重疼痛感,跨关节肌肉的持续收缩导致关节活动度及灵活性下降。

7. 肌痉挛　因局部循环或代谢改变造成的肌肉长时间、持续收缩。循环和代谢的改变会造成疼痛。细菌感染、寒冷、固定、情绪压力或者肌肉创伤均可造成肌痉挛的发生。

8. 肌无力　肌肉收缩力量下降称为肌无力,可由于系统性、化学性、直接损伤、中枢神经性、周围神经性、废用性等原因引起。

9. 骨筋膜间室综合征　封闭且无延展性的肌筋膜、腔室内压力升高,影响血管、肌肉及神经功能所产生的症状。严重时可发生缺血坏死及永久性肌肉损害。可由骨折、反复创伤、挤压伤、骨牵引、紧身衣物、绑带或石膏等原因引起。

三、诊断要点

（一）慢性损伤

慢性损伤可累及机体的多种组织和器官,临床表现常有以下共性。

（1）局部长期慢性疼痛,但无明确外伤史。

（2）特定部位有一压痛点或肿块,常伴有某种特殊的体征。

（3）局部无明显急性炎症表现。

（4）近期有与疼痛部位相关的过度活动史。

（5）部分患者有过可导致运动系统慢性损伤的姿势、工作习惯或职业史。

（二）疼痛性质

疼痛是慢性软组织损伤患者最常见的症状,也是诊断的主要依据。临床检查诊断时一般以压痛的表现为准。剧痛、锐痛、钝痛、酸痛、胀痛、放射痛等疼痛一般联合出现。

1. 压痛　急性损伤的疼痛多为剧痛、锐痛、刺痛、痛有定处,比较集中,压之明显;慢性损伤的疼痛多为钝痛、胀痛、酸痛,疼痛面积广泛或痛无定处,压痛不明显;神经性损伤多为灼热痛、放射痛、麻痛,压之沿神经走行放散;化脓性炎症多为跳痛、烧灼痛,压痛明显,位置表浅已成熟者,有波动。慢性劳损,疼痛往往在夜间或劳累后加重,且与天气变化有明显关系,春秋易发,寒冷加剧。

2. 激痛　可诱发反射性肌肉紧缩,并扩散到周围或远隔部位引起突发性激惹感应痛,称为激痛。激痛与压痛的不同之处在于,激痛按压时压痛点很少引起疼痛扩散。激痛常因外伤或劳损引起,性质多为钝痛或锐痛。

3. 牵涉痛　脏器病变时,在体表的特定部位发生疼痛,或脊柱病变时,除有局部症状外,还有特定的部位疼痛,如第5、6颈椎病变时除有放射性疼痛外,还有颈根部、肩上及肩胛间区疼痛,又如腰、骶椎关节有病变时,除局部有深叩痛、压痛外,还有大腿后侧痛。这种疼痛称为牵涉痛。

4. 放射痛　神经根受到损害的特征性表现。疼痛沿受损神经向末梢放射,有较典型的感觉、运动、放射损害的定位体征。病程长者有肌萎缩及皮肤神经营养不良表现。

（三）辅助检查

1. X线检查　慢性劳损一般无异常发现或有退行性改变。

2. 其他检查　MRI检查可准确分辨出软组织的出血、水肿状况,发现其他检查不易发现的肌腱和韧带损伤,具有重要的临床价值。

四、康复评定

（一）感觉功能

软组织损伤的患者常有疼痛的主诉,了解疼痛的部位、性质、强度、持续时间以及症状缓解或加重的因素等是判定疼痛发生原因、进行障碍诊断的必要步骤。主诉疼痛程度分级法、数字分级法、面部表情疼痛评分量表法。

1. 主诉疼痛程度分级法（VRS）　根据患者对疼痛的主诉,将疼痛程度分为轻度、中度、重度三类。

（1）轻度疼痛:有疼痛但可忍受,生活正常,睡眠无干扰。

（2）中度疼痛:疼痛明显,不能忍受,要求服用镇痛药物,睡眠受干扰。

（3）重度疼痛:疼痛剧烈,不能忍受,需用镇痛药物,睡眠受严重干扰,可伴自主神经

Note

紊乱或被动体位。

2. 数字分级法(NRS) 使用疼痛程度数字评估量表(图5-3-1)对患者疼痛程度进行评估。将疼痛程度用0～10个数字依次表示,0表示无疼痛,10表示最剧烈的疼痛。交由患者自己选择一个最能代表自身疼痛程度的数字,或由医护人员询问患者:你的疼痛有多严重? 由医护人员根据患者对疼痛的描述选择相应的数字。按照疼痛对应的数字将疼痛程度分为轻度疼痛(1～3)、中度疼痛(4～6)、重度疼痛(7～10)。

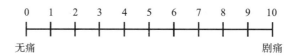

图 5-3-1　疼痛程度数字评估量表

3. 面部表情疼痛评分量表法 由医护人员根据患者疼痛时的面部表情状态,对照面部表情疼痛评分量表(图5-3-2)进行疼痛评估,适用于表达困难的患者,如儿童、老年人,以及存在语言或文化差异或其他交流障碍的患者。

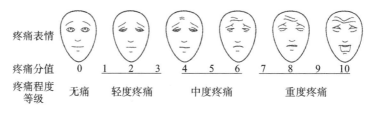

图 5-3-2　面部表情疼痛评分量表

（二）运动功能

软组织损伤的患者易出现关节活动受限,长期的制动会带来肌肉的废用性萎缩,疼痛也可能导致关节活动度降低,所以在检查时要同时检查患者的主动运动、被动运动以及抗阻力状况。

1. 主动运动检查 通过让患者主动做屈伸、内收外展、内旋外旋等各方向的动作来检查主动运动。在患者运动过程中,治疗师应注意观察运动的范围、对称性以及速度,是否出现疼痛以及疼痛出现在运动过程中的何部位,患者是否愿意或惧怕活动等。

2. 被动运动检查 被动运动检查包括生理运动检查和副运动检查。通过这些检查可确定患者的主要疾病或症状是否由非收缩成分或组织引起。生理运动的被动检查用于检查非收缩组织的状态,除了确定关节运动受限的程度以及疼痛外,通过被动运动检查还可以确定终末损伤性质,鉴别关节活动受限的原因(是否由关节囊病变或损伤导致);副运动检查是关节的可动性检查,通过副运动检查可获得关节松弛程度的信息。检查时关节必须处于最松弛的休息位,使关节能做最大范围的活动。

3. 抗阻力试验 抗阻力运动用于检查收缩组织即肌肉及其附属结构。通过施加徒手阻力,肌肉获得最大等长收缩,可将收缩组织作为疼痛产生的来源分离出来。抗阻力运动检查包括肌力强与弱、疼痛与无痛。

（三）平衡功能评定

可采用平衡三级评定,即静态平衡、自动态平衡、他动态平衡。同时也可以使用平衡机械仪器进行测量评定。

（四）日常生活活动能力评定

Barthel指数、FIM量表等。

五、康复治疗

慢性软组织损伤给老年人带来了诸多不便和痛苦,影响老年人的心理健康并降低其生活质量。慢性损伤在一定程度上是可以预防的,应防治结合,去除病因,以防为主。反复发作者,治愈甚为困难。

(一)药物治疗

1. 合理应用非甾体抗炎药 非甾体抗炎药种类较多,是治疗运动系统慢性损伤的常用药物,对于减轻或消除局部炎症有明显疗效,可短期间断使用,长期使用会有不同程度的不良反应,其中以胃肠道黏膜损害最多见,其次为肝肾损害。

2. 合理、正确使用肾上腺糖皮质激素 局部注射有助于抑制损伤性炎症,减轻粘连,是临床上常用的行之有效的方法。但该方法有明确的适应证,多在表浅部位进行,并且不能反复多次使用,否则局部过量甾体类激素可使肌腱、韧带等组织的退行性改变加重。血糖控制不佳的糖尿病患者、免疫力低下的患者局部注射糖皮质激素容易发生感染。

(二)手术治疗

适时采用手术治疗,对某些非手术治疗无效的慢性损伤,如狭窄性腱鞘炎、神经卡压综合征及腱鞘囊肿等可行手术治疗。

(三)物理因子治疗

冲击波、脉冲磁疗、光能等。

(四)运动疗法

(1)理疗、按摩可改善局部血液循环,减少粘连,有助于改善症状。局部可配合使用膏药,反复轻柔按摩可增加其皮肤渗透性,减少局部炎症反应。

(2)被动运动可以有效维持关节、韧带、肌腱或肌肉的活动度,促进关节养分的吸收。

(3)无痛情况下执行主动关节活动来促进动作控制。

(4)低强度、高重复性的低阻力运动可增强肌耐力。

(5)进行保护性负重运动可刺激肌肉的共同收缩,并增加稳定度。

(6)对发生挛缩或粘连的组织,可进行关节松动术、肌筋膜按摩、神经肌肉抑制术、被动牵伸及自我牵伸。

(五)作业治疗

(1)宣教限制致伤动作,纠正不良姿势,增强肌力,维持关节的非负重活动,适时改变姿势使应力分散,从而减少损伤性因素,增加保护性因素是治疗的关键。

(2)日常生活训练遵循节能原则、关节保护原则、人体工学原则。

(3)辅助器具的制作及使用。(略)

(六)祖国传统医学

(1)八段锦、五禽戏、太极拳、易筋经等传统功法练习。

(2)针灸疗法。

(3)推拿点穴。

(4)拔罐刮痧疗法。

(5)穴位敷贴。

(韩 端)

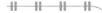

本节 PPT

第四节　老年骨质疏松康复

老年性老年骨质疏松为原发性老年骨质疏松最主要的一种,是以骨量减少和骨组织结构破坏为特征,并导致骨强度减弱和骨折易感性增加的一种全身性疾病,主要发生在中老年人,尤其是绝经后的妇女。成年人的骨量随年龄增长而进行性降低,骨质疏松性骨折的发生率则随年龄增加而上升。老年骨质疏松在我国老年人中发病率较高,但尚无较精确的统计数据。在美国,黑人的发病率低于白人。日本老年骨质疏松的发生率,60岁以上的男性为 10% 左右、女性为 40% 左右,且随着年龄增高而升高。职业不同,发病率也不同,室内工作者比室外工作者发病率要高。由于亚洲、南美洲和非洲老龄人口将大量增加,有人预言:到 2050 年半数的髋部骨折将出现在亚洲,由于我国人口众多,全世界绝经期妇女有四分之一在我国,因此骨质疏松在我国应该予以高度重视。

一、老年性老年骨质疏松临床治疗

原发性老年骨质疏松的病因尚未完全清楚,它与遗传因素、内分泌因素,以及环境因素等相关。

(一) 遗传因素

目前认为老年骨质疏松可能是一种多基因遗传性疾病。多种基因可能同时涉及骨量和骨转换的调控,如维生素 D 调控基因、雌激素受体基因等。多见于白种人,其次是黄种人,黑人较少。有时同一家庭有多人骨折。

(二) 内分泌因素

1. 性激素不足　雌激素缺乏是妇女骨丢失的最主要的原因。雄激素缺乏同样也是男性骨质疏松的重要的原因之一。由于雌激素有刺激成骨细胞功能的作用,雄激素有促进蛋白质合成的作用,所以随着年龄的增长,性激素分泌下降,而导致骨质疏松。

2. 降钙素(CT)　雌激素的降低,使降钙素分泌减少,抑制骨细胞活性的作用减弱,使骨生成跟不上骨吸收的速度,造成骨丢失。降钙素除受雌激素影响外,主要受血钙水平的调节。降钙素可直接作用于破骨细胞受体,使细胞内钙离子转入线粒体,抑制破骨细胞活性。同时还可抑制大单核细胞转变为破骨细胞,使骨细胞数量减少。降钙素还可抑制近曲小管对钙、磷、镁等的重吸收。

3. 甲状旁腺激素(PTH)　甲状旁腺激素能促进骨的转换,使骨钙从骨释放进入血液。PTH 随年龄增加而分泌有所增加,故 PTH 在老年人骨质疏松的发生发展中起一定作用。

4. 肾上腺皮质激素　对骨的代谢有重要作用,如皮质激素过多可抑制成骨细胞的活动,从而抑制骨生长,发生骨质疏松。

5. 老年人肾脏功能减退　$1,25$-羟基维生素 D_3 生成减少,可使血钙降低,从而刺激甲状旁腺激素分泌增加,导致骨吸收增加。

(三) 钙的摄入与吸收减少

我国膳食中钙含量一般偏低,加上老年人胃肠功能减退,钙的吸收不良,体内缺钙可造成骨质疏松。另外,老年人户外活动少,维生素 D 摄入及合成减少等,均可使钙吸收

Note

减少。

（四）缺少锻炼

长期卧床的患者，其尿钙、粪钙明显增加，产生负氮平衡，可导致骨质疏松。由于肌肉缺乏锻炼，骨内血液循环减少，可使骨内基质和矿物质减少。

（五）病理

骨内膜下的破骨细胞可吸收松质骨和皮质骨，使髓腔变大，皮质变薄、骨小梁纤细、小梁数目减少和小梁网眼变粗，但在骨外膜下的成骨细胞仍缓慢地生长新骨，所以骨的周径稍有增加，骨的外表仍光滑。椎体及股骨颈的改变较快，故这两处易发生病理性骨折。

（六）临床表现

老年性老年骨质疏松的主要表现为骨折，还表现为腰背痛，其发作与外伤或肌肉劳损无关。发生率男女之比为 1∶2，常见于股骨、椎骨、尺骨、桡骨等。年龄常在 70 岁以上。

1. 腰背痛　可为持续性慢性疼痛，可伴有急性发作。疼痛可放射至臀部直至下肢，疼痛可因咳嗽、喷嚏、弯腰、活动或夜间在床上翻身时而加重。安静、休息或卧床后可减轻。在发作时脊椎活动不完全受限，很少有神经根受压。

2. 骨折　随着骨质疏松的发展，轻微的负重和外伤即可使椎体发生压缩性骨折，脊柱生理弯曲消失，可出现驼背，活动受限，严重者胸廓发生畸形，影响心肺功能。四肢骨折常发生于股骨颈和尺、桡骨远端。

3. 其他表现　老年骨质疏松患者一般比较消瘦、皮肤薄、易疲劳，当骨折时，上腹部出现横带状角化皮肤。

（七）实验室检查

1. 碱性磷酸酶（AKP）　在正常范围内，正常值（金氏单位）为 4.0～20 U。

2. 骨钙素（BGP）　骨形成的指标，正常值为 6.8 ng/mL。

3. 尿羟脯氨酸（HOP）　如升高，反映骨吸收增加。

4. X 射线检查　早期不易发现骨质疏松的情况。当 X 射线显示骨质疏松时，往往骨丢失量已在 25% 以上。可作为诊断的依据。可见骨的透亮度增加，骨皮质变薄、骨小梁变细、数量减少，椎体骨密度降低，椎间盘上下皮质厚度变薄，椎间盘有凹形改变。

5. 骨密度检查　骨密度（骨矿盐量面积）测量方法有单光子吸收测量法、双光子吸收测量法、定量计算机断层法、双能 X 射线吸收测量法、定量超声测量法及中子活化分析法六种。骨密度测量有利于了解早期骨量减少情况，预测骨折发生的可能性和监测治疗中的改变。

6. 病理检查　必要时可进行活组织检查，切片可见骨小梁变细、减少。

（八）诊断

老年人出现腰背疼痛或骨折，常提示老年性骨质疏松。应及时做体格检查及实验室检查早期作出诊断，及早治疗以减少骨骼钙的脱失速度，减少并发症的发生。

1996 年荷兰阿姆斯特丹国际骨质疏松会议讨论，目前应用的诊断标准如下。

1. 正常范围　骨矿物含量密度（borle mass density，BMD）在骨量峰值±1 标准差内。

2. 骨量减少　BMD 在骨量峰值 2.5 标准差内。

3. 骨质疏松 BMD 在骨量峰值 2.5 标准差以上。

4. 严重骨质疏松 BMD 在骨量峰值 2.5 标准差以上，并伴有骨折者。

以上标准针对白人妇女而言，参照使用有其实用性。

二、老年性老年骨质疏松康复治疗

对老年骨质疏松的治疗愈早愈好。一旦骨结构发生破坏或骨折，便不可能完全逆转。

（一）抑制骨吸收的药物

（1）雌激素 雌激素能抑制骨吸收，减少全身的骨丢失。绝经后应尽早开始。口服己烯雌酚，每日不超过 5 mg，或口服尼尔雌醇 5 mg，每月 1 次，连服半年后，改为 2 mg，每月 1 次，一年后可停药。

（2）降钙素（密钙息） 降钙素抑制破骨细胞介导的骨吸收，可降低骨折的发生率。皮下或肌注 50~100 IU，每日或隔日 1 次。

（3）钙剂钙尔奇 D：每日 1~2 片。盖天力：每日服 48 片。

（二）刺激骨形成的药物

（1）氟化物 氟在体外可直接刺激成骨细胞，但长期应用可引起氟骨症，故应同时补充大量钙剂。氟化钠每日 50 mg，钙剂 900 mg，维生素 D 50 万国际单位，每周 2 次。

（2）合成类固醇 有刺激骨形成和增加肌肉组织的作用；但长期应用，可有水钠潴留、面部痤疮等。

（三）补充活性维生素 D_3

（1）阿法 D_3 每次 0.25 μg，每日 3 次。

（2）罗钙全 每次 0.25~0.5 μg，每日 1~2 次。

（四）辅助用具的治疗

可适当使用支具，使骨肉松弛，椎体一旦发生骨折，即需卧床休息，愈合后应锻炼有关肌肉防止肌肉萎缩。

（卢 哲）

本节PPT

第五节 老年颈椎病康复

颈椎病（cervical spondylosis）又称颈椎综合征，是由于老年颈椎间盘退行性改变以及由此继发的颈椎组织病理变化累及颈部肌肉和筋膜、颈神经根、脊髓、椎动脉、交感神经等组织结构而引起的一系列临床症状和体征。

一、颈椎病的临床诊治

（一）临床表现

颈椎病的临床症状较为复杂。主要有颈背疼痛、上肢无力、手指发麻、下肢乏力、行走困难、头晕、恶心、呕吐，甚至视物模糊、心动过速及吞咽困难等。颈椎病的临床症状与

Note

病变部位、组织受累程度及个体差异有一定关系。

1. 神经根型颈椎病

（1）具有较典型的根性症状（麻木、疼痛），且范围与颈脊神经所支配的区域相一致。

（2）压头试验或臂丛牵拉试验阳性。

（3）影像学所见与临床表现相符合。

（4）痛点封闭无显效。

（5）排除颈椎外病变如胸廓出口综合征、腕管综合征、肘管综合征、肩周炎等所致的以上肢疼痛为主的疾病。

2. 脊髓型颈椎病

（1）临床上出现颈脊髓损害的表现。

（2）X线片上显示椎体后缘骨质增生、椎管狭窄。影像学证实存在脊髓压迫。

（3）排除肌萎缩性侧索硬化症、脊髓肿瘤、脊髓损伤、多发性末梢神经炎等。

3. 椎动脉型颈椎病

（1）曾有猝倒发作，并伴有颈性眩晕。

（2）旋颈试验阳性。

（3）X线片显示节段性不稳定或枢椎关节骨质增生。

（4）多伴有交感神经症状。

（5）排除眼源性、耳源性眩晕。

（6）排除椎动脉Ⅰ段（进入颈6横突孔以前的椎动脉段）和椎动脉Ⅲ段（出颈椎进入颅内以前的椎动脉段）受压所引起的基底动脉供血不全。

（7）手术前需行椎动脉造影或数字减影椎动脉造影（DSA）。

4. 交感神经型颈椎病　临床表现为头晕、眼花、耳鸣、手麻、心动过速、心前区疼痛等一系列交感神经症状，X线片颈椎有失稳或退变。椎动脉造影阴性。

5. 颈型颈椎病　颈型颈椎病也称局部型颈椎病，是指具有头、肩、颈、臂的疼痛及相应的压痛点，X线片上没有椎间隙狭窄等明显的退行性改变，但可以有颈椎生理曲线的改变，椎体间不稳定及轻度骨质增生等变化。

（二）相关检查

1. 颈椎病的试验检查　即物理检查，包括如下几种。

（1）前屈旋颈试验　令患者颈部前屈，嘱其向左右旋转活动，如颈椎处出现疼痛，表明颈椎小关节有退行性改变。

（2）椎间孔挤压试验（压顶试验）　令患者头偏向患侧，检查者左手掌放于患者头顶部、右手握拳轻叩左手背，则出现肢体放射性痛或麻木，表示力量向下传递到椎间孔变小，有根性损害；对根性疼痛厉害者，检查者用双手重叠放于头顶、向下加压，即可诱发或加剧症状。当患者头部处于中立位或后伸位时可出现加压试验阳性，称之为Jackson压头试验阳性。

（3）臂丛牵拉试验　患者低头，检查者一手扶患者头颈部，另一手握患肢腕部，做相反方向推拉，看患者是否感到放射痛或麻木，称为Eaten试验。如牵拉同时再迫使患肢做内旋动作，则称为Eaten加强试验。

（4）上肢后伸试验　检查者一手置于健侧肩部起固定作用，另一手握于患者腕部，并使其逐渐向后、外呈伸展状，以增加对颈神经根牵拉，若患肢出现放射痛，表明颈神经根或臂丛受压或损伤。

2. X 线检查 正常 40 岁以上的男性,45 岁以上的女性约有 90% 存在颈椎椎体的骨刺。故有 X 线片改变,不一定有临床症状。现将与颈椎病有关的 X 线所见分述如下。

(1)正位 观察有无枢环关节脱位、齿状突骨折或缺失。第七颈椎横突有无过长,有无颈肋。钩椎关节及椎间隙有无增宽或变窄。

(2)侧位 ①曲度的改变:颈椎发直、生理前突消失或反弯曲。②异常活动度:在颈椎过伸过屈侧位 X 线片中,可以见到椎间盘的弹性有改变。③骨赘:椎体前后接近椎间盘的部位均可产生骨赘及韧带钙化。④椎间隙变窄:椎间盘可以因为髓核突出,椎间盘含水量减少发生纤维变性而变薄,表现在 X 线片上为椎间隙变窄。⑤半脱位及椎间孔变小:椎间盘变性以后,椎体间的稳定性低下,椎体往往发生半脱位,或者称之为滑椎。⑥项韧带钙化:项韧带钙化是颈椎病的典型病变之一。

(3)斜位 拍摄脊椎左右斜位片,主要用来观察椎间孔的大小以及钩椎关节骨质增生的情况。

3. 肌电图检查 颈椎病及颈椎间盘突出症的肌电图检查都可提示神经根长期受压而发生变性,从而失去对所支配肌肉的抑制作用。

4. CT 检查 CT 已用于诊断后纵韧带骨化、椎管狭窄、脊髓肿瘤等所致的椎管扩大或骨质破坏,测量骨质密度以估计骨质疏松的程度。此外,由于横断层图像可以清晰地见到硬膜鞘内外的软组织和蛛网膜下腔。故能正确地诊断椎间盘突出症、神经纤维瘤、脊髓或延髓的空洞症,对于颈椎病的诊断及鉴别诊断具有一定的价值。

二、老年颈椎病的康复治疗

(一)卧床休息

可减少颈椎负荷,有助于椎间关节创伤炎症消退。要注意枕头的选择和颈部的姿势。应选用硬度适中,圆柱形或有坡度的方形枕头。习惯于仰卧位休息的患者,可将枕头高度调至 12~15 cm,将枕头置于颈后,头部略微后伸,使得颈椎得到很好的托承;习惯于侧卧位休息的患者,可将枕头调到与肩等高水平,维持颈椎的正常生理曲度,使颈部和肩胛肌肉放松,缓解颈部肌肉痉挛。

(二)运动疗法

对颈椎病患者采用主动进行的柔和的小范围活动,在运动终末时无过大张力的治疗,短期内可以减轻疼痛。

(三)牵引

关节活动范围异常的颈椎病患者在关节活动范围训练中要想达到正常的活动范围,必须依靠外力帮助才能完成。适当的牵引可以放松颈部肌肉,缓解肌痉挛,使椎间隙增大,缓解对神经根的刺激压迫,减轻椎间盘的压力,有利于椎间盘复位。有实验证明,水下牵引能有效地缓解颈椎病患者的疼痛,提高关节的灵活性。不同的人群有不同的牵引方法。详见表 5-5-1。

有研究表明,对老年颈椎病患者牵引重量开始为 5 kg,每次 30~60 min,患者有不适感改为 6 kg,每次 10~15 min,逐渐增加重量后患者逐渐适应。患者的病程越长,牵引重量越大,这可能是因为患者曾多次接受过按摩、牵引等治疗,已经适应较强的力学刺激的缘故。

表 5-5-1　不同类型颈椎病牵引的不同方法

类型	牵引角度	牵引重量	牵引时间	注意事项
脊髓型	后伸位 5°～10°	首次牵引从 3～6 kg开始，每 2 天增加 1 kg，至症状改善后，以此重量维持或逐渐减少重量，到症状缓解消失，无改善可继续逐渐增加重量，但最大牵引重量不得超过 20 kg	每次 10～30 min；门诊患者一般每天牵引 1 次；住院患者可每天牵引 2 次，2 周为 1 个疗程	脊髓受压部，使头后仰并向左（右）侧旋转 45°约停 15 s，若出现头晕、头昏、视物模糊、恶心呕吐者即为阳性，提示椎动脉综合征、椎动脉型颈椎病。此实验应根据患者年龄和病情，对年龄大、头晕较重者，不要用力过猛，以防晕厥
椎动脉型	5°以内			
颈型	15°～20°			
神经根型	20°～30°			

（四）肌力训练

有研究证明，颈椎周围肌肉的病变与颈椎病的产生及发展具有密切相关性。对颈肌训练，可牵伸颈部韧带，增强颈肩背肌的肌力，增加颈椎的稳定性和颈椎活动范围，改善循环和颈椎间各关节功能，纠正不良的姿势，减轻肌肉痉挛。按照肌肉收缩的方式不同肌力训练可分为等长、等张和等速肌力训练。长期肩部肌肉的等长抗阻收缩运动对于慢性颈部疼痛患者疗效显著。有研究者运用 Thera-Band 弹性阻力训练带，对颈肌 6 个方向（前屈后伸、左右侧屈、左右旋转）被动牵引和主动等长抗阻肌力训练，可较短时间内提高颈部肌肉力量、改善颈椎功能、扩大颈椎活动度，减轻颈椎病症状，而且避免了颈椎椎间关节磨损的作用。

（五）本体感觉训练

颈椎病发病过程中，颈椎周围的本体感受器受到不同程度的损害，引起颈椎关节的不稳定，导致颈椎病复发。本体感受器的修复有助于促进颈椎关节的运动能力，维护关节的稳定性，并对关节、肌肉、韧带具有保护作用。本体感觉训练是通过激发颈椎肌肉关节本体感受器的活动，引起人体内某些生理变化，达到调节人体内环境失衡状态的目的。

（六）物理因子治疗

物理因子治疗主要起到镇痛、消除炎症、消除水肿、松解粘连、解除痉挛，改善局部组织与脑、脊髓的血液循环，调节自主神经功能，延缓肌肉萎缩并促进肌力恢复的作用。常用方法如下。

1. 低频调制中频电疗　颈后并置或颈后、患侧上肢斜对置，使用时按不同病情选择处方，如止痛处方、促进血液循环处方，一般每次治疗 20 min，每天 1 次，7～10 次为 1 个疗程，适用于各型颈椎病。

2. 高频电疗法　常用的有短波、超短波及微波疗法。短波及超短波治疗时，颈后单极或颈后、患侧前臂斜对置，微热量，每次 12～15 min，每天 1 次，10～15 次为 1 个疗程。治疗时，将微波辐射电极置于颈部照射，微热量，每次 12～15 min，每天 1 次，7～10 次为 1 个疗程。

3. 超声波　颈后及肩背部接触移动法，强度 0.8～1.0 W/cm²，每次 8 min，每天 1 次，7～10 次为 1 个疗程。

Note

4. **磁疗** 脉冲电磁疗,颈部、患侧上肢,每次 20 min,每天 1 次,7～10 次为 1 个疗程。

5. **温热疗法** 如石蜡疗法或红外线疗法等。

(卢　哲)

本节PPT

第六节　老年腰椎间盘突出症康复

腰椎间盘突出症(lumbar disc herniation,LDH)主要是指腰椎间盘变性、纤维环破裂、髓核组织突出刺激或压迫脊髓或神经根所引起的一系列症状和体征的一种综合征,尤其是 $L_3 \sim L_4$、$L_4 \sim L_5$、$L_5 \sim S_1$ 的椎间盘纤维环破裂、髓核突出最为常见,是腰腿痛最常见的原因之一。

一、老年腰椎间盘突出症的临床诊治

(一)症状体征

1. 腰椎间盘突出症的临床症状 根据髓核突(脱)出的部位、大小以及椎管矢状径大小、病理特点、机体状态和个体敏感性等的不同,其临床症状可以相差悬殊。因此,对本病症状的认识与判定,必须全面了解,并从其病理生理与病理解剖的角度加以推断。现就本病常见的症状阐述如下。

(1)腰痛　95％以上的腰椎间盘突(脱)出症患者有此症状,包括椎体型者在内。

表现:临床上以持续性腰背部钝痛为多见,平卧位减轻,站立则加剧,在一般情况下可以忍受,并容许腰部适度活动及慢步行走,主要是机械压迫所致。持续时间少则 2 周,长者可达数月,甚至数年之久。另一类疼痛为腰部痉挛样剧痛,不仅发病急骤突然,且多难以忍受,非卧床休息不可。此主要是由于缺血性神经根炎所致,即髓核突然突出压迫神经根,致使根部血管同时受压而呈现缺血、淤血、乏氧及水肿等一系列改变,并可持续数天至数周(而椎管狭窄者亦可出现此征,但持续时间甚短,仅数分钟)。

(2)下肢放射痛　80％以上病例出现此症,其中后型者可达95％以上。

表现:轻者表现为由腰部至大腿及小腿后侧的放射性刺痛或麻木感,直达足底部;一般可以忍受。重者则表现为由腰至足部的电击样剧痛,且多伴有麻木感。疼痛轻者虽仍可步行,但步态不稳,呈跛行;腰部多取前倾状或以手扶腰以缓解对坐骨神经的张力。重者则卧床休息,并采取屈髋、屈膝、侧卧位。凡增加腹压的因素均使放射痛加剧。由于屈颈可通过对硬膜囊的牵拉使对脊神经的刺激加重(即屈颈试验),因此患者头颈多取仰伸位。

放射痛的肢体多为一侧性,仅极少数中央型或中央旁型髓核突出者表现为双下肢症状。

(3)肢体麻木　多与前者伴发,单纯表现为麻木而无疼痛者仅占 5％左右。此主要是脊神经根内的本体感觉和触觉纤维受刺激之故。其范围与部位取决于受累神经根序列数。

(4)肢体冷感　有少数病例(5％～10％)自觉肢体发冷、发凉,主要是由于椎管内的

Note

交感神经纤维受刺激。临床上常可发现手术后当天患者主诉肢体发热的病例,与此为同一机制。

(5)间歇性跛行　其产生机制及临床表现与腰椎椎管狭窄者相似,主要原因是在髓核突出的情况下,可出现继发性腰椎椎管狭窄症的病理和生理学基础;对于伴有先天性发育性椎管矢状径狭小者,脱出的髓核加重了椎管的狭窄程度,以致易诱发本症状。

(6)肌肉麻痹　因腰椎间盘突(脱)出症造成瘫痪者十分罕见,而多系因根性受损致使所支配肌肉出现程度不同的麻痹。轻者肌力减弱,重者该肌失去功能。临床上以第5腰椎脊神经所支配的胫前肌、腓骨长短肌、趾长伸肌及长伸肌等受累引起的足下垂症为多见,其次为股四头肌(腰3~4脊神经支配)和腓肠肌(骶1脊神经支配)等。

(7)马尾神经症状　主要见于后中央型及中央旁型的髓核突(脱)出症者,因此临床上少见。其主要表现为会阴部麻木、刺痛,排便及排尿障碍,阳痿(男性),以及双下肢坐骨神经受累症状。严重者可出现大小便失控及双下肢不完全性瘫痪等症状。

(8)下腹部痛或大腿前侧痛　高位腰椎间盘突出症者,当腰2、3、4神经根受累时,可出现神经根支配区的下腹部腹股沟区或大腿前内侧疼痛。另外,尚有部分低位腰椎间盘突出症患者也可出现腹股沟区或大腿前内侧疼痛。在腰3~4椎间盘突出者中,有1/3的有腹股沟区或大腿前内侧疼痛。其在腰4~5与腰5~骶1间隙椎间盘突出者的出现率基本相等。此种疼痛多为牵涉痛。

(9)患肢皮温较低　与肢体冷感相似,亦因患肢疼痛,反射性地引起交感神经性血管收缩所致。或者是由于激惹了椎旁的交感神经纤维,引发坐骨神经痛并使小腿及足趾皮温降低,尤以足趾为著。此种皮温降低的现象,在骶1神经根受压者较腰5神经根受压者更为明显。反之,髓核摘除术后,肢体即可出现发热感。

(10)其他　视受压脊神经根的部位与受压程度、邻近组织的受累范围及其他因素不同,尚可能出现某些少见的症状,如肢体多汗、肿胀、骶尾部痛及膝部放射痛等多种症状。

2. 腰椎间盘突出症的体征

1)一般体征　主要指腰部与脊柱体征,属本病共性表现。

(1)步态　在急性期或神经根受压明显时,患者可出现跛行、一手扶腰或患足怕负重及呈跳跃式步态等。而轻型者可与常人无异。

(2)腰椎曲度改变　一般病例均显示腰椎生理曲线消失、平腰或前凸减小。少数病例甚至出现后凸畸形(多系合并腰椎椎管狭窄症者)。

(3)脊柱侧凸　一般均有此征。视髓核突出的部位与神经根之间的关系不同而表现为脊柱弯向健侧或弯向患侧。如髓核突出的部位位于脊神经根内侧,因脊柱向患侧弯曲可使脊神经根的张力降低,所以腰椎弯向患侧;反之,如突出物位于脊神经根外侧,则腰椎多向健侧弯曲。实际上,此仅为一般规律,尚有许多因素,包括脊神经的长度、椎管内创伤性炎性反应程度、突出物距脊神经根的距离以及其他各种原因均可改变脊柱侧凸的方向。

(4)压痛及叩痛　压痛及叩痛的部位基本上与病变的椎节相一致,80%~90%的病例呈阳性。叩痛以棘突处为明显,系叩击振动病变部所致。压痛点主要位于椎旁相当于骶棘肌处。部分病例伴有下肢放射痛,主要是由于脊神经根的背侧支受刺激之故。此外,叩击双侧足跟亦可引起传导性疼痛。合并腰椎椎管狭窄症时,棘间隙部亦可有明显压痛。

(5)腰部活动范围　根据是否为急性期、病程长短等因素不同,腰部活动范围的受限程度差别亦较大。轻者可近于正常人,急性发作期则腰部活动可完全受限,甚至拒绝测试腰部活动度。一般病例主要是腰椎前屈、旋转及侧向活动受限;合并腰椎椎管狭窄症者,后伸亦受影响。

(6)下肢肌力下降及肌萎缩　视受损的神经根部位不同,其所支配的肌肉可出现肌力减弱及肌萎缩征。①$L_1 \sim L_3$神经根受损,髂腰肌肌力下降,髋关节屈曲受影响;②闭孔神经($L_2 \sim L_4$)受累,短收肌、长收肌、大收肌肌力下降,髋关节内收受影响;③股神经($L_2 \sim L_4$)受累,股四头肌肌力下降,膝关节伸展受影响;④坐骨神经($L_4 \sim L_5$)受累,胫前肌、伸趾长肌、伸拇长肌肌力下降,足背伸受影响;⑤臀上神经($L_4 \sim L_5$、S_1)受累,臀中肌、臀小肌肌力下降,髋关节外展受影响。临床上对此组病例均应常规行大腿及小腿周径测量和各组肌肉肌力测试,并与健侧对比观察并记录,再于治疗后再加以对比。

(7)感觉障碍　其机制与前者一致,视受累脊神经根的部位不同而出现该神经支配区感觉异常。阳性率达80%以上,其中后型者达95%。早期多表现为皮肤过敏,渐而出现麻木、刺痛及感觉减退。感觉完全消失者并不多见,因受累神经根以单节单侧为多,故感觉障碍范围较小;但如果马尾神经受累(中央型及中央旁型者),则感觉障碍范围较广泛。

(8)反射改变　本病易发生的典型体征之一。腰4脊神经受累时,可出现膝跳反射障碍,早期表现为活跃,之后迅速变为反射减退,临床上以后者为多见。腰5脊神经受损时对反射多无影响。第1骶神经受累时则跟腱反射障碍。反射改变对受累神经的定位意义较大。

2) 分型

(1)中央型　突(脱)出物位于椎管前方正中央处者,主要引起对马尾神经的刺激或压迫。个别病例髓核可穿过硬膜囊壁进入蛛网膜下隙。本型在临床上主要表现为双侧下肢及膀胱、直肠症状。其发生率为2%~4%。

(2)中央旁型　指突(脱)出物位于中央,但略偏向一侧者。临床上以马尾神经症状为主,同时可伴有根性刺激症状。其发生率略高于前者。

(3)侧型　指突出物位于脊神经根前方中部者,可略有偏移。主要引起根性刺激或压迫症状,为临床上最为多见者,约占80%。故提及本病的症状、诊断及治疗等时,大多按此型进行阐述。

(4)外侧型　突出物位于脊神经根的外侧,多以"脱出"形式出现,因此不仅有可能压迫同节(内下方)脊神经根,髓核亦有机会沿椎管前壁上移而压迫上节脊神经根。因此,如行手术探查,应注意检查。临床上较少见,占2%~5%。

(5)最外侧型　脱出的髓核移行至椎管前侧方,甚至进入根管或椎管侧壁。一旦形成粘连,容易漏诊,甚至于术中检查时仍有可能被忽略,因此临床上需注意,所幸其发生率仅为1%左右。

3) 特殊体征　通过各种特殊检查所获得的征象。临床上意义较大的主要有以下几种。

(1)屈颈试验(Lindner征)　又名Lindner征。嘱患者站立、仰卧或端坐,检查者将手置于患者头顶,并使其前屈。如患侧下肢出现放射痛,则为阳性,反之为阴性。椎管型者阳性率高达95%以上。其机制主要是屈颈的同时,硬脊膜随之向上移位,导致与突出物相接触的脊神经根受牵拉。本试验既简单、方便,又较为可靠,特别适用于门诊及急诊。

(2)直腿抬高试验　患者仰卧,使患膝在伸直状态下被向上抬举,测量被动抬高的角度并与健侧对比,此称为直腿抬高试验。本试验自1881年Forst首次提出以来已被公认。本试验对愈是下方的神经根作用愈大,阳性检出率也愈高(抬举角度也愈小)。此外,突出物愈大,根袖处水肿及粘连愈广泛,则抬举角度愈小。

在正常情况,下肢抬举可达 90°以上,年龄大者,角度略下降。因此,抬举角度愈小其临床意义愈大,但必须与健侧对比;双侧者,一般以 60°为正常和异常的分界线。

(3)健肢抬高试验(又称 Fajcrsztajn 征、Bechterew 征、Radzikowski 征) 健侧肢体直腿抬高时,健侧的神经根袖可牵拉硬膜囊向远端移位,从而使患侧的神经根也随之向下移位。当患侧椎间盘突出在神经根的腋部时,神经根向远端移动则受到限制,引起疼痛。当突出的椎间盘在肩部时,则为阴性。检查时患者仰卧,当健侧直腿抬高时,患侧出现坐骨神经痛为阳性。

(4)Laseque 征 有人将此征与前者合为一类,也有人主张分述之。即将髋关节与膝关节均置于屈曲 90°状态下,再将膝关节伸直到 180°,在此过程中如患者出现下肢后方放射性疼痛,则为阳性。其发生机制主要是由于伸膝时使敏感的坐骨神经遭受刺激、牵拉之故。

(5)直腿抬高加强试验 又称 Bragard 征,即在操作直腿抬高试验达阳性角度时(以患者诉说肢体放射痛为准),再将患肢足部向背侧屈曲以加重对坐骨神经的牵拉。阳性者主诉坐骨神经放射痛加剧。本试验的主要目的是排除肌源性因素对直腿抬高试验的影响。

(6)仰卧挺腹试验 患者取仰卧位,做挺腹抬臀的动作,使臀部和背部离开床面。此时,如果主诉患肢坐骨神经出现放射性疼痛,则为阳性。

(7)股神经牵拉试验 患者取俯卧位,患肢膝关节完全伸直。检查者将伸直的下肢抬高,使髋关节处于过伸位,当过伸到一定程度出现大腿前方股神经分布区域疼痛时,则为阳性。此项试验主要用于检查腰 2～3 和腰 3～4 椎间盘突出的患者。但近年来亦有人用于检测腰 4～5 椎间盘突出的病例,其阳性率可高达 85% 以上。

(8)其他试验 诸如腘神经或腓总神经压迫试验、下肢旋转(内旋或外旋)试验等,主要用于其他原因所引起的坐骨神经痛疾病。

(二)老年腰椎间盘突出症影像学检查

1. 腰椎间盘突出症的 X 片征象 ①脊柱腰段外形的改变,正位片上可见腰椎侧弯、椎体偏歪、旋转、小关节对合不良,侧位片腰椎生理前突明显减小、消失,甚至反常后突,腰骶角小;②椎体外形的改变,椎体下缘后半部浅弧形压迹;③椎间隙的改变,正位片可见椎间隙左右不等宽,侧位片椎间隙前后等宽甚至前窄后宽。

2. 腰椎间盘突出的 CT 征象 ①突出物征象:突出的椎间盘超出椎体边缘,有与椎间盘密度相同或稍低于椎间盘的密度、结节或不规则块,当碎块较小而外面有后缘韧带包裹时,软组织块影与椎间盘影相连续;当突出块较大时,在椎间盘平面以外的层面上也可显示软组织密度影;当碎块已穿破后纵韧带时,与椎间盘失去连续性,除了在一个层面移动外,还可上下迁移。②压迫征象:硬膜囊和神经根受压变形、移位、消失。③伴发征象:黄韧带肥厚、椎体后缘骨赘、小关节突增生、中央椎管及侧隐窝狭窄。

3. 腰椎间盘突出的 MRI 征象 ①腰椎间盘突出物与原髓核在几个相邻矢状面层面上都能显示分离影像;②突出物的顶端缺乏纤维环形成的线条状信号区,与硬膜及其外方脂肪的界限不清;③突出物脱离原椎间盘位移到椎体后缘上或下方,如有钙化,其信号强度明显降低。

二、老年腰椎间盘突出症康复评定

(一) JOA 腰背痛评定

日本矫形外科学会(Japanese orthopaedic association,JOA)于1984年制定了腰椎疾患疗效判断标准,该标准主要包括自觉症状、临床检查和日常生活活动三个部分,最高总评分为29分。对于有膀胱功能障碍者还专设膀胱功能一项评分,并设自我满意程度和精神状态两项内容作为参考。

(二) Quebec 下背痛分类评定

本法简单易行,是下背痛患者进行分类的常用方法。该方法是按照患者症状的部位、放射痛症状、精神检查的阳性体征、神经根受压、椎管狭窄、手术等情况将下背痛分为11个级别,被证实有良好的信度和效度。

(三) 疼痛程度评定

疼痛是下背痛患者的主要症状,由躯体、精神、环境、认知和行为等多因素造成及影响。由于疼痛是主观感受,所以对疼痛的评定比较复杂,有必要从多方面进行评估和测量,包括疼痛的严重程度、疼痛的治疗效果、患者的精神痛苦、对疼痛的感受程度等。

疼痛的评定常采用视觉模拟评分法(visual analog scale,VAS)、数字疼痛评分法、口述分级评分法、麦吉尔(McGill)疼痛调查表。

(四) 腰椎活动度评定

腰椎的活动范围较大,运动形式多样,表现为屈曲、伸展、侧弯、旋转等多方面的运动形式,其中以腰椎前屈活动度的测量最为重要。

1. 屈伸、侧屈测量法 患者取站立位,以第5腰椎棘突为轴心,与地面垂直线为固定臂,第7颈椎与第5腰椎棘突的连线为移动臂,用量角器测量腰椎屈曲、伸展、左右侧屈四个方向的关节活动度;腰椎屈曲正常活动范围为0°～90°,伸展为0°～30°,左右侧屈各为0°～30°。

2. 腰椎旋转测量法 患者取站立位,以非旋转侧的肩峰为轴心,起始为双肩峰连线为固定臂,终点位双肩峰连线为移动臂,用量角器测量腰椎左右旋转两个方向的关节活动度。左右旋转的正常活动范围各为0°～30°。

另外,腰椎前屈活动度的测量还可用距离测定法:患者并腿直立位,尽量向前屈曲,测量最大屈曲位时中指指尖与地面之间的距离。

(五) 肌力、耐力评定

1. 躯干肌肉肌力评定 ①躯干屈肌肌力评定,患者仰卧位,屈髋屈膝双手抱头能坐起为5级肌力;双手放于体侧,能坐起为4级肌力;仅能抬起头和肩胛骨为3级肌力;仅能抬起头部为2级肌力;仅能触及腹部肌肉收缩为1级肌力。②躯干伸肌肌力评定:患者俯卧位,胸以上在床沿以上,固定下肢,能对抗较大阻力抬起上身为5级;对抗中等阻力抬起上身为4级,仅能抬起上身不能对抗阻力为3级;仅能抬起头部为2级;仅能触及腰背部肌肉收缩为1级。

2. 躯干肌肉耐力评定 ①躯干屈肌耐力评定,患者仰卧位,双下肢伸直并拢抬高45°,测量维持该体位的时间,正常值为60 s。②躯干伸肌耐力评定:患者俯卧位,双手抱头,脐以上在床沿以外,固定下肢,测量能保持躯干水平位的时间,正常值为60 s。

（六）下背痛生存质量评定

生存质量评定常用 Oswestry 功能不良指数（the Oswestry disability index，ODI）。ODI 共有 10 部分，分别是疼痛程度、个人照顾、提物、行走、坐位、站立、睡眠、性生活、社交活动和旅行；每部分都有 6 个陈述句，按轻重顺序排列，由患者选择与他的情况最吻合的一个陈述句；每个部分的得分是 0～5 分，最轻为 0 分，最重为 5 分；最高分 50 分，用患者实际得分除以 50，乘以 100％之后得到 ODI。

（七）心理评定

慢性下背痛的发生、发展以及对各种治疗的反应与患者心理状态密切相关，因此对这类患者进行心理评定是很必要的。世界卫生组织建议对慢性下背痛的患者采用 Zung 抑郁自评量表。

三、老年腰椎间盘突出症康复治疗

（一）卧床休息

急性腰痛患者疼痛剧烈时可短时间卧床休息，一般以 2～3 天为宜。不主张长期卧床，绝对卧床不应超过一周，因为绝对卧床休息对腰痛的恢复无积极治疗作用。长期卧床休息不仅能造成腰肌废用性萎缩而且会使患者产生过多的心理负担，这些都不利于慢性下背痛的恢复。另外腰痛患者适合睡铺有棉垫的硬床板，过软的床垫会使脊柱处于侧弯状态，不利于患者休息。患者卧床休息一个阶段后，随着症状的改善，应尽快下床做简单的日常生活活动，防止肌肉萎缩，还有助于纠正小关节功能紊乱，减少结缔组织粘连。

（二）腰围制动

腰围多用帆布或皮革包以钢片制成，上起肋弓，下达腹股沟，起支撑作用。腰围不可长时间使用，防止造成腰背肌肌力下降和关节活动度降低，从而对腰围产生依赖性。佩戴腰围最多不要超过一个月，可在佩戴期间根据患者的情况做一定量的腰部肌力训练。

（三）物理因子治疗

物理因子治疗可促进局部血液循环，从而缓解局部的无菌性炎症、解除粘连、减轻水肿和充血、缓解疼痛、促进组织再生，兴奋神经肌肉等。临床上可根据患者的症状、体征、病程等特点选用高频电疗法、低中频电疗法、直流电药物离子导入法、磁疗法、蜡疗法等治疗方法。

（四）手法治疗

手法治疗是国外物理治疗师治疗下背痛常用的方法，主要起调整力量平衡、缓解疼痛，以及改善脊柱的活动度的作用。各种手法治疗都各成体系、有其独特的操作方法，其中以 Maitland 的脊柱关节松动术、McKenzie 脊柱力学治疗法和悬吊训练最为常用。

1. Maitland 手法　常用的治疗技术有如下几点：①双侧腰痛者用脊柱中央后前按压；②有椎间关节僵直者用脊柱中央后前按压并左、右侧屈；③椎体前移和椎间盘突出者用脊柱中央前后按压；④有深部肌肉痉挛者用单侧脊柱外侧后前按压；⑤单侧腰部疼痛的患者用横向推棘突，从不痛侧推向痛侧；⑥腰痛伴有一侧下肢痛用旋转手法或纵向运动；⑦屈曲运动对肌肉痉挛有一定作用。

2. McKenzie 诊断治疗技术　其核心是"向心化现象"，根据该现象采取的治疗技术强调改善症状的活动，避免诱发疼痛症状出现的运动。脊柱伸展运动时向心化现象较屈曲时更容易出现，这一现象可作为区分椎间盘源性疼痛和纤维环是否破裂的判断指标。

Note

如果在治疗中出现向心化现象,预示患者恢复较好。将腰痛分为姿势综合征、功能不良综合征和间盘移位综合征三类,并以此诊断,进而进行治疗。基本治疗方法强调先俯卧位伸展或牵伸,再站立位伸展或旋转松动,最后坐位屈曲,对于有脊柱侧凸者可用屈曲侧方滑动法进行自我矫正。

3. 悬吊训练 悬吊训练是基于现代康复理论最新成果的训练技术,包括诊断和治疗系统。其治疗系统包括肌肉放松训练、关节活动度训练、牵引、关节稳定性训练、感觉运动的协调训练、肌肉势能训练等。此法充分应用开链、闭链运动负荷进行主动训练,通过牵引、减重和放松技术使紧张的大肌肉松弛,通过关节活动度训练扩大关节活动范围;再进行以局部稳定肌为目标的关节稳定性训练和运动感觉综合训练;后期则利用自身体重进行渐进的肌肉力量练习,促进骨骼肌肉系统的稳定,持久改善疾病情况。有研究显示,局部稳定肌和腰椎周围肌群力量的提升在于改善感觉、运动功能失调情况。SET 可在不稳定的平面上进行闭链运动,有效诱发感觉运动器官。

（五）中医传统治疗

1. 推拿治疗 根据病因病机的不同,推拿治疗的主要手法有擦、揉、点、按、拿、拍、擦、扳、拔伸、肘运、弹拨及腰部被动运动等。主要穴位有肾俞、腰阳关、腰部夹脊穴、腰部背俞穴、阿是穴等。手法要做到持久、有力、均匀、柔和,最终达到渗透的目的。手法应先轻后重再轻。先用揉等轻手法沿膀胱经、督脉放松腰部肌肉约 15 min,再用点、按等较重的手法刺激穴位,每穴 1 min 或每穴 3~5 次,再根据临床辨证做弹拨、拔伸、扳法及腰部被动运动手法,最后用拍法、擦法等放松类手法结束治疗。

2. 针灸治疗 治疗下背痛根据取穴原则,可以选取腰背部的阿是穴;另外经过腰背部的有三条经络,分别是足太阳膀胱经、足少阳胆经、督脉,这也是治疗下背痛的常用经脉,临床上选穴多从这些经脉上选取;根据患者病症证型的不同可选取相应的穴位,例如肾精亏虚的患者,可选取肾俞、命门、气海、关元、三阴交等;气滞血瘀的患者,可选取合谷、气海、血海、三阴交等;寒湿内阻的患者,选取肾俞、脾俞、中脘、腰阳关等。

治疗下背痛常以针刺为主,针刺不但能疏通经络、行气活血且能通过经穴的配伍和针刺补泻手法的运用达到调和阴阳、扶正祛邪的功效,特别是针对急性腰痛,针刺效果尤为明显。

3. 中药治疗 中医根据辨证施治,多采用散风祛湿、活血化瘀、舒筋止痛等法,常用的成药有腰痛宁胶囊、活血止痛胶囊、丹参注射液、仙灵骨葆等,常用的方剂有四物止痛汤、独活寄生汤、桃红四物汤、骨刺汤、伸筋活血汤等。

4. 中药熏蒸法 现代研究认为中药熏蒸具有药物与物理温热双重作用,中药加热产生的药物离子通过皮肤这个人体最大的器官吸收。药物通过多途径进入血液循环,局部组织温度升高,促进毛细血管扩张,血流加速,从而加快了局部代谢废物的排出,在药物蒸汽的温热刺激下使毛孔开放,全身汗出,让体内"邪毒"随汗排出体外,在温热的作用下腰部痉挛的肌肉韧带也得以松弛,故疼痛缓解。中药熏蒸整个过程舒适、安全、无毒副作用,且疗效确切,患者乐于接受,避免了传统中药口服的弊端,达到了"良药不再苦口、治疗成为享受"效果。熏蒸常用的中药有伸筋草、艾叶、细辛、独活、红花、乳香、没药、地鳖虫、骨碎补、川乌、灵仙、牡丹皮、透骨草、牛膝等行气温阳、舒筋活血类药物。

（六）运动疗法

运动疗法被证实是治疗下背痛的有效方法。下背痛急性期疼痛较重,患者一般不进行活动度较大的腰背部活动,但应尽可能地保持日常活动、工作。在疼痛减轻后可进行腰部和下肢柔韧性训练。可进行的运动方式有仰卧背桥式运动、单侧抱膝运动、双侧抱膝运动、单侧直腿抬高运动、先坐后仰运动、坐位前屈运动、双膝下蹲运动、腰部飞燕运动等。

（七）腰椎牵引治疗

腰椎牵引是治疗腰椎间盘突出症争议较大的保守治疗方法之一。临床上除用于治疗轻中度的腰椎间盘突出症外，还可用于治疗腰椎小关节功能紊乱、急性腰扭伤、腰背肌痉挛、退行性脊柱炎等。但对重度腰椎间盘突出、腰椎结核和肿瘤、骶髂关节结核、马尾肿瘤、重度骨质疏松、妊娠期妇女、腰脊柱畸形的患者应该禁用，对于后纵韧带骨化和突出椎间盘的骨化以及髓核摘除术后的患者都应慎用。根据牵引力的大小和作用时间的长短，将牵引分为慢速牵引和快速牵引。

1. 慢速牵引　慢速牵引即小重量持续牵引，持续牵引对缓解肌肉痉挛有明显的效果，痉挛缓解后腰背痛就会有所减轻。慢速牵引的方法包括自体牵引、骨盆牵引、双下肢皮牵引等。这些牵引方法的共同作用特点是作用时间长，施加的重量小，大多数患者在牵引时比较舒适，在牵引中还可以根据患者的感觉对牵引重量进行增加或减小。骨盆牵引是国内应用最多的一类牵引方法，牵引重量多为体重的 70%～110%，牵引时间多设定为 20～30 min。

2. 快速牵引　常用的是三维多功能牵引，由中医的"拉压复位法"和"旋转复位法"发展而来，对腰腿痛有很好的疗效。在牵引的同时可配合中医的正骨手法，一般只需牵引一次，牵引后卧硬板床，腰部腰围制动，卧床 5 天，口服一些镇痛药物，牵引后 3 天可加推拿、理疗等治疗，若需再次牵引可于牵引后一周再进行。

（八）腰椎间盘手术治疗

微创介入治疗腰椎间盘突出症具有创伤小、恢复快、不影响脊柱稳定性和操作简单等优点，但也有一定的局限性，如椎间盘脱出和椎管狭窄视为禁忌，在临床治疗中要根据病情合理应用。

（卢　哲）

第七节　老年人工关节置换术后康复

关节置换术是指用人工关节替代和置换病伤关节。一般民众对于人工关节并不十分了解，常以为手术时会将关节全部切除，装上不锈钢关节，术后肢体如同机器人一般生硬而不自然。其实，人工关节置换术只是将已磨损破坏的关节面切除，如同装牙套一般，植入人工关节，使其恢复正常平滑的关节面。目前已应用于治疗肩关节、肘关节、腕关节、指间关节、髋关节、膝关节及踝关节等疾患，但以全人工髋关节及膝关节置换最为普遍。

一、关节置换术的临床诊治

（一）关节置换术的适应证

1. 人工髋关节置换术适应证　60 岁以上的老年人在患髋关节骨性关节炎时，如果

本节PPT

Note

疼痛明显、功能障碍、关节间隙明显变窄均可考虑行全髋关节置换手术;60岁以上的老年人股骨颈骨折,骨折明显移位,现已倾向于做全髋关节置换;股骨头缺血性坏死;老年类风湿关节炎、强直性脊柱炎所致髋关节炎,此类患者较为年轻,因不能忍受疼痛及关节活动受限给工作、学习、生活、婚姻带来不便,也可考虑行全髋关节置换;股骨头、股骨颈或髋臼肿瘤;髋关节强直。

2. 人工膝关节置换术适应证 人工全膝关节置换术主要用于严重的关节疼痛、不稳、畸形,日常生活活动严重障碍,经过保守治疗无效或效果不显著的病例。包括膝关节炎症性关节炎,如老年类风湿关节炎、骨关节炎、血友病性关节炎、Charot关节炎等;少数创伤性关节炎;胫骨高位截骨术失败后的骨关节炎;少数老年人的髌骨关节炎;静息的感染性关节炎(包括结核);少数原发性或继发性骨软骨坏死性疾病。

(二)关节置换术的基本类型

目前,临床上常采用的关节置换术的基本类型有关节面置换、半关节置换、全关节置换三种,关节置换术人工关节有人工髋关节、膝关节、肩关节、肘关节、桡骨头关节、掌指关节、跖趾关节等。

(三)关节置换术术后并发症的处理

1. 下肢深静脉血栓形成及坠积性肺炎术后 麻醉消退后,在病情允许的情况下,尽可能早地开始康复治疗,可以促进全身血液及淋巴循环,有效地防止深静脉血栓、坠积性肺炎等并发症的发生。术后第1天,如无特殊情况,及时开始患肢的被动关节活动练习、床边站立(每次1～5 min,每天2次)练习、健侧下肢的主动运动及双上肢的主动运动练习,能有效地促进血液运行,预防或减少深静脉血栓形成。

2. 疼痛、水肿 减轻疼痛、控制水肿的方法主要有如下几种:患肢抬高;术侧关节处冰敷;术侧关节加压包扎;充气治疗仪治疗;主动股四头肌等长收缩练习;神经肌肉反射中应用交叉效应;踝关节由跖屈、内翻、背伸、外翻组合的"环绕运动",辅以运动间隙时的深呼吸练习;物理因子治疗如红外线;药物辅助治疗,如口服双氯芬酸(扶他林)。肌肉放松练习,主要用于术后患者的康复治疗,放松练习能有效地降低肌肉张力,使手术膝关节周围的肌肉放松,从而减轻因肌肉痉挛而导致的疼痛及活动受限,同时全身放松治疗还能调整和增强机体自主神经功能,提高机体免疫力,增加机体抗病能力等。

3. 脱位 主要强调术后的预防措施,尤其是在术后6周之内。一旦发生脱位可考虑手术治疗,并立即制动。

4. 异位骨化 常发生在术后1年内,高发病种有活动期强直性脊柱炎、老年类风湿关节炎和骨关节炎,对这些患者活动时应加以注意。对患者是否常规进行异位骨化的预防性治疗,尚有争议。常用非甾体类抗炎药物治疗,如吲哚美辛等,还可进行放射治疗和手术治疗。

二、老年关节置换术后的康复评定

功能评定的目的在于收集患者的有关情况,逐渐分析其意义,为设计康复目标及制定康复计划提供科学依据,是决定患者能否进行康复治疗的重要评价标准。如果不进行功能评价,就指导患者过早或过晚地开始活动,将会给患者带来不可避免的损伤,严重者可导致手术失败。

评价包括术前评价和术后评估。术前评价包括原发疾病有关因素(包括病程及经过,既往治疗手段及效果、诊断等)、局部关节情况、全身状态及并发症、精神心理智力状

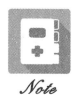

态、年龄、性别、经济能力等社会背景资料。老年关节置换术后患者评估主要包括临床评定和 X 线评定,如疼痛程度、关节畸形和活动范围的改变情况、步态及步行能力、日常生活活动能力(功能独立性评定)、肌力及肌耐力、放射学检查、健康状态的评价。

三、老年关节置换术后的康复治疗

随着关节置换术的广泛应用,术后康复治疗日益受到重视,精湛的技术只有结合完美的术后康复治疗,才能获得最理想的效果。老年关节置换术后的康复治疗是一个复杂的问题,它不但与疾病本身有关,也与手术操作技术、患者的信心、精神状态以及对康复治疗配合程度密切相关。康复计划的制定必须遵循个体化、渐进性、全面性三大原则。功能锻炼时应注意运动量的控制,一般认为功能锻炼后如局部出现疼痛、肌肉僵硬,服用阿司匹林仍不能缓解,应考虑运动过量。

(一) 老年关节置换术后康复治疗的目标

人工老年关节置换术后康复治疗的目标:通过肌力增强训练,加强髋、膝关节周围屈伸肌的力量,并促进全身体力及状态恢复;通过行走或其他协调性训练,改善髋、膝关节周围肌力及其软组织平衡协调性,保证关节稳定;通过关节活动度训练,使髋、膝关节活动能满足日常生活及部分社会活动的需要;通过髋、膝关节主、被动活动,防止术后关节粘连,改善局部或整个下肢血液循环,避免某些术后并发症的发生;改善患者的精神心理面貌,激发生活热情。

(二) 全髋关节置换术的康复治疗

1. 术前指导　髋关节置换术的患者大部分为股骨颈骨折及股骨头病变患者,术前指导的重点是减少病变损害的程度,减轻患者的痛苦及心理负担,学习并掌握术后锻炼的方法,为术后康复打下基础。

(1) 根据预计手术方式与患者一起制定康复计划,指导患者体位转移、使用拐杖、患肢部分负重、三点步行练习。

(2) 在积极准备手术的同时,患者应根据治疗需要(如股骨颈骨折)进行患侧下肢持续皮牵引或骨牵引,牵引重量为 3～5 kg,作用是减轻损伤部位的疼痛及肌肉痉挛,减轻髋关节内及病变部位的压力,防止病变部位损伤进一步加重,尽可能维持患肢于中立位。

(3) 重点应加强患侧髋外展肌群、股四头肌静力性收缩练习以及踝关节、足趾的主动活动,要求每次收缩保持 10 s,重复 10～15 次,每天 2～3 次。

(4) 加强健侧下肢各关节主动活动和肌力练习,包括直腿抬高运动、髋膝踝抗阻屈伸运动。活动次数应根据患者的体力情况而定,每天 2～3 次。

(5) 肥胖者应注意术前控制体重,以减轻患髋的承受力。

2. 术后康复训练

1) 术后第 1 周　康复的重点是减轻患者症状,促进创口愈合,防止肌肉萎缩,改善关节活动范围。

(1) 维持患侧下肢于特殊体位。在髋关节无旋转的情况下,取轻度外展位(20°～30°),在双大腿之间安放枕头保持两腿分开。绝对避免患髋内收,必要时让患者穿上“丁”字鞋或箱型足夹板防止髋内(外)旋。

(2) 对取外侧入路切口的患者,术后第 2 天取半坐位(30°～45°),坐位时间不宜过长,开始 5 min,逐渐增加至 15～20 min。而取后侧入路切口的患者不宜过早坐起。

(3) 术后第 2 天开始进行膝部按摩,加强对髌骨的滑动和挤压,同时进行髌骨周围、

Note

膝关节后部及小腿后部的按摩与挤压,防止关节粘连,改善患侧下肢血液循环。同时加强健侧下肢各关节主动活动和肌力练习。

(4)术后第2天患侧踝关节进行主动屈伸活动或抗阻活动,由他人在患者足背、足底施加一定阻力,或做踝关节静力性背屈、屈收练习。

(5)术后第3～5天加强患侧股四头肌肌力训练。具体方法如下。

①做股四头肌静力收缩练习,每次保持10～15 s,重复10～20次。

②术后第3天开始进行髋、膝关节被动活动,对外侧入路切口的患者被动屈髋度数由小到大(15°～30°),后方入路切口屈髋度数在10°以内。活动中动作要求缓慢,患者下肢充分放松,以不引起明显疼痛为度。活动中注意避免髋内收及旋转,被动活动由他人帮助进行。可借助吊带,利用健手、健腿的力量带动患侧下肢活动,或在膝下垫枕,使髋、膝关节处于屈曲状态,保持30 min,每天重复2～3次为宜。

③术后第3～4天,在膝下垫枕,以膝部为支点,让患者将小腿抬离床面做伸膝动作,并在空中保持10 s,缓慢放下,重复10～20次。

④术后第4～5天,由他人将患者身体向患侧外移至床边,让小腿自然垂挂于床边,使膝关节弯曲达到90°。移动中注意避免髋旋转。

⑤术后第5天,在膝下垫枕使髋弯曲10°～20°,以膝部为支点做挺髋动作,即抬臀动作。

⑥术后第3天,通过双肘支撑,在他人帮助下或双手握住床上方的吊环挺起上半身,同时臀部抬离床面,保持10～15 s,重复5～10次。

⑦生活能力训练主要是练习床上移动,在术后第2～3天,在他人帮助下进行。

a. 向侧方移动,患者健腿弯曲用力支撑床面的同时,抬起臀部,他人在患者患侧一手托住臀部,另一手托住膝部,使患腿与臀部同时托起。在健腿用力下,身体和患肢同步向侧方移动。切忌在身体侧方移动时下肢仍固定不动而造成患髋内收。

b. 一般情况下,不允许侧卧位。如特殊情况(如预防并发症或治疗的需要)必须侧卧者,在向健侧翻身时,需要由有经验的治疗师或护理人员协作进行。一手托住臀部,另一手托住膝部,将患腿与身体同时转为侧卧位,并在两腿间垫上枕头,使髋部处于一定的外展位。移动过程中切忌髋部内收、旋转。

2)术后第2周　康复重点是加强患侧下肢不负重下的主动运动,改善关节活动范围,进一步提高肌力,增加床上自主活动能力。

(1)在无痛范围下进行主动的患侧髋、膝屈伸能力训练,屈髋度数为45°～60°(外侧入路切口)或小于30°(后侧入路切口),可在患肢下方放置一滑板,患侧足跟置于空心圆垫上,在滑板上做下肢屈伸活动。

(2)在无痛范围内加强患侧髋周围肌群的力量性训练。股四头肌力量训练有以下几种方法。①助力下直腿抬高,即在床上方装一固定滑轮,用吊带的一头托住踝部,另一头患者自己用手握住,通过手的助力帮助完成直腿抬高活动。直腿抬高度数为30°,每个动作保持10 s,重复20～30次。并逐渐减少手的助力,向主动直腿抬高过渡。②主动进行下肢直腿抬高活动,方法同上。③身体向患侧移动或向下移至床边,让小腿自然垂挂于床边,膝弯曲90°。然后做主动伸膝运动,保持10 s,重复20～30次。在可能的情况下进行渐进性抗阻练习,活动中避免髋部的旋转。

(3)逐渐抬高床头高度,直至患者能在床上半坐位。外侧入路切口的患者,上半身抬高45°～60°,后方入路切口者为30°以内。每天重复多次,以克服体位性低血压的影响。有条件时可用直立床训练患者。

（4）加强床边体位转换训练。①半坐与躺转换练习：利用双上肢和健腿支撑力向侧方移动身体，并与床边成一定角度。患侧下肢抬离床面与身体同时移动，使得双小腿能自然垂于床边。然后双上肢及健腿用力支撑半坐起。要求身体重量尽量落在患侧，患髋弯曲不要超过70°（后侧入路切口）或90°（外侧入路切口），并保持两腿分开。半坐起后可在背部用支持垫稳住。躺下则是上述动作的逆向重复。要求高床脚、硬床板，以减轻患者坐起时患髋的屈曲程度。②坐与站转换练习：患者在床边坐位下，健腿着地，患腿朝前放置（防止内收及旋转），利用健腿的蹬力和双上肢在身体两侧的支撑力下挺起臀并借助他人的拉力站起。注意在转换过程中避免身体向两侧转动。有条件时，利用直立床帮助患者进行卧与站体位转换。站立位下健腿完全负重，患腿可不负重触地。

（5）克服体位性低血压后，在床边（或平行杠内）练习健腿支撑站立平衡，保持健腿能单独支撑5～10 min，此时患腿不负重触地。

（6）在平行杠或四脚助行器内进行健腿支撑三点式步行、转体训练，以适应以后的辅助步行。患腿不负重，做小范围触地式摆动。

（7）逐渐从平行杠内过渡到扶双拐行走，以健腿支撑三点式步态行走为主，患肢不负重，做小范围的触地式摆动。

3）术后第3周　康复的重点是继续巩固以往的训练效果，提高日常生活自理能力，患腿逐渐恢复负重能力，加强步态训练。

（1）在仰卧位下做双下肢空踩自行车活动20～30次，患髋屈曲在90°以内（外侧入路切口）。每10次为1组，中间休息1 min。这样既改善了下肢各关节的活动范围，也训练了股四头肌的肌力。

（2）做四点支撑半桥运动，即在双肘及双下肢屈曲位支撑下抬臀并在空中保持10 s，重复10～20次，动作要求缓慢进行。

（3）加强步行训练，开始在平行杠内进行，将步行周期中的摆动期和静止期分解，进行前后交替迈步训练。待患腿的前后摆动符合步行要求，且患腿在部分负重状态下无不适感时，可让患者完成一个步行周期，并逐渐增加步数和距离。如果发现患者行走速度减慢，步态异常，表示患者疲劳，应休息。一旦患者在平行杠内的步行（单髋置换为三点式，双髋置换为四点式）平稳顺利，应过渡到持拐杖步行，训练的方式与平行杠内一样。有条件可进行水疗，以减轻患髋的负重，训练正常步态。

（4）四头肌渐进抗阻训练，提高患侧下肢的肌力。

（5）改善及提高日常生活自理能力，患者可借助一些辅助设备完成日常的穿裤、穿鞋袜、洗澡、移动、取物等活动。常用的辅助设备有助行器、拐杖（棍）、套袜器、穿鞋（裤）辅助具、持物器、洗澡用长柄海绵等，以减少患者患髋的弯曲度数，提高日常生活自理能力。

（6）进行适当的环境改造，如加高床、椅、坐厕的高度，座椅两边最好有扶手以方便患者坐立。让患者尽量睡硬板床，穿松紧鞋和宽松裤，方便患者完成动作。

4）术后第4周至3个月　康复的重点是进一步改善和提高第3周的治疗效果，逐渐改善患髋的活动范围，增加患髋的负重能力，使人工置换的髋关节功能逐渐接近正常水平，达到全面康复的目的。

（1）进一步提高步行能力，从扶拐杖步行逐渐到扶手杖步行。但要求具备下面两个条件：①患者能在手杖的帮助下，有足够的支撑力完成步行中静止期患肢的负重；②患侧股四头肌能完成渐进抗阻的阻力至少8 kg。注意3个月内持拐步行，过障碍时患腿仅为触地式部分负重。上下楼梯活动，早期主要是扶拐及健腿支撑，患腿从不负重到部分负重，但要求健腿先上，患腿先下，减少患髋的弯曲和负重。还可以在运动平板上进一步改善步态、步速和步行的距离,提高患者实际步行能力(上下坡、过障碍、过马路等)。最后过渡到弃杖步行。

(2)在平衡器上训练身体重心转移,逐渐增加患腿的负重(从身体重量的 1/3 开始到全部体重)。

(3)下肢肌力训练和日常生活能力的训练同上。让患者自己能正确掌握,以利其回家后按要求操作。

(三)全膝关节置换术的康复治疗

1. 术前指导

(1)首先应加强患肢股四头肌的静力性收缩练习,以及踝关节的主动运动,要求股四头肌每次收缩保持 10 s,每 10 次为 1 组,每天完成 5~10 组。

(2)患者坐于床上,进行患肢的直腿抬高运动及踝关节抗阻屈伸运动,次数可根据患者的自身情况而定,每天重复 2~3 次。

(3)应教会患者如何使用拐杖行走,为术后执杖行走做准备。

2. 术后康复训练

1)术后第 1 周 此期的重点是减轻患者的症状,促进伤口愈合,防止肌肉萎缩,改善关节活动范围,提高肌力。

(1)手术当天,维持关节功能位,用石膏托、石膏板固定膝关节,并保持足高髋低位。

(2)术后第 2~7 天,患肢做肌四头肌静力性收缩,每次保持 10 s,每 10 次为 1 组,每天 10 组。

(3)患者坐于床上,患肢做直腿抬高运动,不要求抬起高度,但要有 10 s 左右的滞空时间。

(4)做患侧踝关节的背屈运动,使该关节保持 90°,同时做该关节的环绕运动,每次重复 15 次,每天 2~3 次。

(5)术后 2~3 天应用持续被动运动机给予患肢在无痛状态下的被动运动,起始角度为 0°,终止角度为 20°,在 2 min 内完成一个来回,每天 4 h。

(6)用低频调制中频电流作用于患肢,每天 2 次,电流密度不超过 0.3 mA/cm^2,以改善局部血液循环,促进伤口愈合。

2)术后第 2 周 重点是加强患侧肢体不负重状态下的主动运动,改善关节主动活动范围。

(1)膝关节关节松动,使用 Maitland 手法第Ⅰ级,使患膝在无痛范围内,由关节活动的起始端,小范围有节律地来回松动关节。

(2)患者坐于床上,以臀部为定点,患侧脚下放置滑板,并以其为动点,自主完成患膝在无痛范围内的关节活动。

(3)进一步加强患肢直腿抬高运动,可在床上方固定一滑轮,用吊带一端托住患侧踝关节,另一端由患者控制,通过助力运动完成直腿抬高运动。要求患者尽量抬高患肢并保持高度,逐渐减少手的帮助,向主动完成这一运动过渡。

(4)鼓励患者下床,前半周在石膏托、板作用下,在平行杠内练习站立,此时重心在健侧,患侧不负重触地;后半周,重心逐渐向患侧过渡,直至解除石膏托、石膏板,直立于平行杠内。

3)术后第 3 周 继续主动直腿抬高运动,巩固以往训练效果,恢复患肢负重能力,加强行走步态及平衡能力训练,进一步改善关节活动范围。

（1）解除石膏托、石膏板后，为了解患者平衡能力，可让患者站立，治疗师前后推搡患者，注意患者是否能维持自身平衡。

（2）患者利用拐杖练习行走，当其在心理及生理上能承受时，脱离拐杖在平行杠内行走。

（3）患者侧卧位，患肢在上，伸直膝关节做外展运动，踝关节成90°。在此基础上做前后摆动练习，治疗师在反方向施加阻力，患者需克服阻力。

（4）使用 Maitland 手法第Ⅳ级行膝关节松动术。

（5）卧俯位，主动弯曲患膝关节，也可由治疗师帮助完成。

（6）在股四头肌训练器作用下，弯曲膝关节，由90°开始，重量为1 kg，每天2次，每次15 min。

（7）在跑步器上进行行走训练，患者目视前方抬头挺胸，臀部不能翘起。

（8）在固定自行车上进行蹬车动作，坐垫由最高开始。

（9）患者在此周内尽量独立完成穿裤、袜等日常生活动作。

4）术后第4周至3个月　重点是进一步提高第3周的效果，增加患肢活动范围及负重能力，以及生活自理能力。

（1）可在轻度倾斜坡面上独立行走。

（2）独立完成穿鞋、袜、裤等日常生活动作。

（3）除了弯膝功能训练之外，还需注意伸膝的功能训练，如坐位压腿等。

（4）上下楼梯活动，早期主要依靠拐杖上下楼梯，健腿支撑，患肢从不负重到部分负重。要求健腿先上，患腿先下，待患者适应后脱离拐杖。

（卢　哲）

Note

第六章　老年心肺系统疾病康复

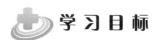

学习目标

掌握:老年心肺系统疾病的定义、康复评定方法、康复治疗及方法。
熟悉:老年心肺系统疾病的功能障碍特点,以及康复治疗目标。
了解:老年心肺系统疾病的危险因素、预后及预防。

本节PPT

第一节　老年高血压病康复

一、概述

(一) 高血压的定义

高血压是以体循环动脉压升高为主要临床表现的心血管综合征。分为原发性和继发性两大类。原发性高血压(primary hypertension)是指由于动脉血管硬化及血管运动中枢调节异常所造成的动脉血压持续增高,占高血压患者的95%以上。而继发于其他疾病的称为继发性高血压,不属于此类疾病。高血压与其他心血管病危险因素共存,是重要的心脑血管疾病危险因素,可损伤重要脏器,如心、脑、肾的结构和功能,最终导致这些器官的功能衰竭。

在我国的高血压防治指南中对血压水平和分类有明确规定(表 6-1-1)。

表 6-1-1　血压水平的定义和分类

类别	收缩压/mmHg	舒张压/mmHg
正常血压	<120	<80
正常高值	120~139	80~89
高血压	≥140	≥90
1 级高血压(轻度)	140~159	90~99
2 级高血压(中度)	160~179	100~109
3 级高血压(重度)	≥180	≥110
单纯收缩期高血压	≥140	<90

人群中血压成连续性正态分布,正常血压和高血压的划分无明显界限,高血压的标准是根据临床及流行病学资料界定的。高血压定义为未使用降压药的情况下诊室收缩

Note

压≥140 mmHg 和（或）舒张压≥90 mmHg。若患者的收缩压和舒张压分属不同的级别时，则以较高的分级为准。单纯收缩期高血压也可按照收缩压水平分为 1、2、3 级。

高血压患病率和发病率在不同国家、地区和种族之间有差别，工业化国家较发展中国家高，美国黑人约为白人的 2 倍。高血压患病率、发病率及血压水平随年龄增加而升高。高血压在老年人中较为常见，尤以单纯收缩期高血压为多。

我国高血压现状呈现"三高三低"特点，即患病率高、危害性高、增长趋势高，而知晓率、治疗率、控制率低。患病率存在地区、城乡和民族差别。北方高于南方，华北和东北属于高发区；沿海高于内地；城市高于农村；高原少数民族地区患病率较高。男、女性高血压总体患病率差别不大，青年期男性略高于女性，中年后女性稍高于男性，且随年龄增长而升高。

（二）高血压的病因

原发性高血压的病因为多因素，尤其是遗传和环境因素交互作用的结果。因此，高血压是多因素、多环节、多阶段和个体差异性较大的疾病。

1. 遗传因素 高血压具有明显的家族聚集性。父母均有高血压，子女发病率高达 46%。约 60% 高血压患者有高血压家族史。高血压的遗传可能存在主要基因显性遗传和多基因关联遗传两种方式。

2. 环境因素

（1）饮食 饮食中与高血压有关的因素有钠、钾、蛋白质、酒等。在不同地区盐的摄入量与高血压的发生存在相关性。一般来说，盐的摄入量越高，高血压的发生率越高。但同一地区个体水平间血压水平与盐的摄入量并不相关，盐摄入过多导致的血压升高主要见于对盐敏感的人群。人群中钾盐摄入量与血压水平呈负相关，膳食钠钾比例与血压的相关性甚至更强。高钠、低钾膳食是我国大多数高血压患者发病最主要的危险因素。无论是动物蛋白还是植物蛋白都有升高血压的作用，过量摄入蛋白质可造成血压升高。

（2）精神因素 经常处于应激状态的人高血压的发生率高。城市脑力劳动者高血压患病率超过体力劳动者，从事精神紧张度高的职业者发生高血压的可能性较大，长期生活在噪声环境中听力敏感性减退者患高血压也较多。此类高血压患者经休息后症状和血压可获得一定改善。

（3）饮酒 过量饮酒是高血压发病的危险因素，人群高血压患病率随饮酒量增加而升高。饮酒量与血压升高有直接关系，特别是对收缩压影响较大。虽然少量饮酒后短时间内血压会有所下降，但长期少量饮酒可使血压轻度升高；过量饮酒则使血压明显升高。

3. 其他因素

（1）体重 体重增加是血压升高的重要危险因素。肥胖的类型与高血压发生关系密切，尤其是腹型肥胖者高血压的发生率高。

（2）呼吸睡眠暂停综合征 睡眠期间反复发作性呼吸暂停。呼吸暂停可导致缺氧，对心脏等其他脏器都会有影响，有 50% 左右的患者合并有高血压。

（3）药物影响 有些药物对血压有影响，如避孕药等，口服避孕药引起的高血压一般为轻度，并且可逆转，在终止服药后 3~6 个月血压常可恢复正常。其他如麻黄素、肾上腺皮质激素、非甾体抗炎药、甘草等也可使血压增高。

（三）高血压的临床表现

1. 症状 大多数起病缓慢，缺乏特殊临床表现，导致诊断延迟，仅在测量血压时或发生心、脑、肾等并发症时才被发现。常见症状有头晕、头痛、疲劳、心悸等，也可出现视力模糊、鼻出血等较重症状,典型的高血压头痛在血压下降后即可消失。高血压患者还可以出现受累器官的症状,如胸闷、气短、心绞痛、多尿等。

2. 体征 高血压体征一般较少。周围血管搏动、血管杂音、心脏杂音等是重点检查的项目。应重视的是颈部、背部两侧肋脊角、上腹部脐两侧、腰部肋脊处的血管杂音,较常见。心脏听诊可有主动脉瓣区第二心音亢进、收缩期杂音或收缩早期喀喇音。

3. 并发症 长期高血压可导致心、脑、肾等靶器官损害,表现出相应的症状。

脑血管病,包括脑出血、脑血栓形成、腔隙性脑梗死、短暂性脑缺血发作等,表现为头痛、恶心、呕吐、意识障碍、肢体功能障碍等。心脏方面可出现心力衰竭和冠心病等表现。长期高血压可出现蛋白尿和肾功能损害的表现。另外,可引起眼底病变、视力改变等。

（四）老年高血压病的特点

由于衰老的过程中会合并药动学和药物反应的改变,与年轻患者相比,在老年患者中各类药物治疗效果欠佳、症状性副作用(如低血压、头晕、乏力等)的发生率会相对较高、药物治疗的不良反应严重,非药物治疗对老年人更为有效。

1. 血压波动大 由于老年人压力感受器敏感性下降,其血压可在一天之内出现波动,主要是收缩压易波动,具有忽高忽低的特点。

2. 收缩期高血压增多 老年人外周血管及动脉僵硬度增加,血管弹性及回缩能力下降,可表现为收缩压增高,常大于 160 mmHg,舒张压正常或下降,出现脉压增大的现象,同时常有运动后头晕及心前区疼痛。

3. 降压治疗不良反应多 老年高血压患者降压不可操之过急,降压药应从小剂量开始,逐渐增加剂量,避免降压过低(尤其是夜间血压),而影响重要器官的血流灌注。

4. 易产生体位性低血压 患者在降压治疗中由平卧位改为直立位而出现头晕目眩时,提示有直立位低血压可能。因此,老年人在服降压药期间活动应轻缓。

5. 对盐的耐受差 老年人对盐敏感,如摄盐过多,较易发生高血压,这与老年人肾脏功能有一定衰减、肾脏尿钠的排泄功能下降有关。因此,饮食不宜过咸(摄盐量小于5 g/d)。

二、康复评定

（一）高血压诊断

高血压诊断主要根据诊室测量的血压值,采用经核准的水银柱或电子血压计,测量安静休息坐位时上臂肱动脉部位血压,一般来说,非同日测量三次血压值收缩压均达到140 mmHg 和(或)舒张压均达到 90 mmHg 可诊断为高血压。患者既往有高血压史,正在使用降压药物,血压虽然正常,也可诊断为高血压。也可参考家庭自测血压收缩压达到 135 mmHg 和(或)舒张压达到 85 mmHg 和 24 h 动态血压收缩压平均值达到130 mmHg和(或)舒张压达到 80 mmHg,白天收缩压平均值达到 135 mmHg 和(或)舒张压平均值达到 85 mmHg,夜间收缩压平均值达到 120 mmHg 和(或)舒张压平均值达到70 mmHg需进一步评估血压状态。

（二）高血压危险分层评估

高血压患者的预后不仅与血压水平有关,而且与是否合并其他心血管危险因素以及靶器官损害程度有关。因此从指导治疗和判断预后的角度,应对高血压患者进行心血管危险分层,将高血压患者分为低危、中危、高危和很高危。具体危险分层标准根据血压升高水平(1、2、3 级)、其他心血管危险因素、糖尿病、靶器官损害以及并发症情况(表

6-1-2)。用于分层的其他心血管危险因素、靶器官损害和并发症(表 6-1-3)。

表 6-1-2　高血压水平及危险分层

其他危险因素和病史	血压/mmHg		
	1 级	2 级	3 级
无其他危险因素	低危	中危	高危
1～2 个危险因素	中危	中危	很高危
3 个或 3 个以上危险因素	高危	高危	很高危
靶器官损害或糖尿病并存的临床情况	很高危	很高危	很高危

表 6-1-3　影响高血压患者心血管预后的重要因素

心血管危险因素	高血压(1～3 级)。 年龄>55(男性),>65(女性)。 吸烟。 糖耐量受损和(或)空腹血糖受损。 血脂异常。 TC≥5.7 mmol/L(220 mg/dL)或 LDL-C>3.3 mmol/L(130 mg/dL)或 HDL-C <1.0 mmol/L(40 mg/dL)。 早发心血管病家族史(一级亲属发病年龄男性小于 55 岁,女性小于 65 岁)。 腹型肥胖(腰围男性达到 90 cm,女性达到 85 cm)或肥胖(BMI≥28 kg/m²)。 血同型半胱氨酸升高(同型半胱氨酸≥10 μmol/L)
靶器官损害	左心室肥厚。 心电图:Sokolow(SV1 + RV5)> 38 mm 或 Cornell(RaVL + SV3)> 2440 mm·ms;超声心动 LVMI 男性达到 125 g/m²,女性达到 120 g/m²。 颈动脉超声 IMT≥0.9 mm 或有动脉粥样硬化斑块。 颈股动脉 PWV≥12 m/s。 ABI<0.9。 eGFR<60 mL/(min·1.73 m²)或血肌酐轻度升高,男性为 115～133 μmol/L (1.3～1.5 mg/dL),女性为 107～124 μmol/L(1.2～1.4 mg/dL)。 尿微量白蛋白 30～300 mg/24 h 或白蛋白/肌酐≥30 mg/g
伴随临床疾病	脑血管病。 脑出血,缺血性脑卒中。 短暂性脑缺血发作。 心脏疾病。 心肌梗死,心绞痛,冠状动脉血运重建,慢性心力衰竭。 肾脏疾病。 糖尿病肾病,肾功能受损。 肌酐(男性)≥133 μmol/L(1.5 mg/d);肌酐(女性)≥124 μmol/L(1.4 mg/dL); 尿蛋白≥300 mg/24 h。 周围血管病。 视网膜病变。 出血或渗出,视盘水肿。 糖尿病

注:TC:总胆固醇。LDL-C:低密度脂蛋白胆固醇。HDL-C:高密度脂蛋白胆固醇。BMI:体重指数。LVMI:左心室质量指数。IMT:内膜中层厚度。ABI:踝臂指数。PWV:脉搏波传导速度。eGFR:估测的肾小球滤过率。

三、治疗

（一）治疗目标

目前一般主张控制血压至少不小于 140/90 mmHg；对伴有糖尿病或慢性肾脏病患者应使其血压降至 130/80 mmHg 以下；对于脑卒中及老年收缩期高血压患者血压降低的水平要有所保留，一般要求收缩压在 140～150 mmHg、舒张压小于 90 mmHg（但不低于 65 mmHg）。

（二）治疗原则

高血压在一定范围内可以无症状，但其所造成的脏器损害可以潜在地发展，所以切忌到出现症状时才治疗，症状一缓解就停止治疗。高血压一旦确诊之后应该长期坚持治疗，包括非药物和（或）药物治疗。

（三）一般治疗

1. 降压药物应用基本原则 使用降压药物应遵循以下四项原则，即小剂量开始，优先选择长效制剂，联合用药及个体化。

（1）小剂量 初始治疗时通常应采用较小的有效治疗剂量，根据需要逐步增加剂量。

（2）优先选择长效制剂 尽可能使用每天给药 1 次而有持续 24 h 降压作用的长效药物，从而有效控制夜间血压与晨峰血压，更有效预防心脑血管并发症。如使用中、短效制剂，则需给药每天 2～3 次，以达到平稳控制血压的目的。

（3）联合用药 可增加降压效果又不增加不良反应，在低剂量单药治疗效果不满意时，可以采用两种或两种以上降压药物联合治疗。事实上，2 级以上高血压为达到目标血压常需联合治疗。对血压达到 160/100 mmHg 或高于目标血压 20/10 mmHg 或高危及以上患者，起始即可采用小剂量两种药物联合治疗或用固定复方制剂。

（4）个体化 根据患者具体情况、药物有效性和耐受性，兼顾患者经济条件及个人意愿，选择适合患者的降压药物。

2. 降压药物种类及特点 目前常用降压药物可归纳为五大类，即利尿剂、β 受体拮抗剂、钙通道阻滞剂（CCB）、血管紧张素转换酶抑制剂（ACEI）和血管紧张素 II 受体拮抗剂（ARB）。

（1）利尿剂 有噻嗪类、袢利尿剂和保钾利尿剂三类。噻嗪类使用最多，常用的有氢氯噻嗪。降压作用主要通过排钠，减少细胞外容量，降低外周血管阻力。降压起效较平稳、缓慢，持续时间相对较长，作用持久。适用于轻、中度高血压，对单纯收缩期高血压、盐敏感性高血压、合并肥胖或糖尿病、更年期女性、合并心力衰竭和老年人高血压有较强的降压效应。保钾利尿剂可引起高血钾，不宜与 ACEI、ARB 合用，肾功能不全者慎用。袢利尿剂主要用于合并肾功能不全的高血压患者。

（2）β 受体拮抗剂 有选择性（β_1）、非选择性（β_1 与 β_2）和兼有 α 受体拮抗三类。该类药物可通过抑制中枢和周围 RAAS，抑制心肌收缩力和减慢心率发挥降压作用。降压起效较强而且迅速，不同 β 受体拮抗剂降压作用持续时间不同。适用于不同程度高血压患者，尤其是心率较快的中、青年患者或合并心绞痛和慢性心力衰竭者，对老年高血压疗效相对较差。急性心力衰竭、病态窦房结综合征、房室传导阻滞患者禁用。

（3）钙通道阻滞剂 分为二氢吡啶类和非二氢吡啶类，前者以硝苯地平为代表，后者有维拉帕米和地尔硫䓬。根据药物作用持续时间，钙通道阻滞剂又可分为短效和长效。长效包括长半衰期药物，例如氨氯地平、左旋氨氯地平；脂溶性膜控型药物，例如拉西地平和乐卡地平;缓释或控释制剂,例如非洛地平缓释片、硝苯地平控释片。钙通道阻滞剂降压起效迅速,降压疗效和幅度相对较强,疗效的个体差异性较小,与其他类型降压药物联合治疗能明显增强降压作用。钙通道阻滞剂对血脂、血糖等无明显影响,服药依从性较好。相对于其他降压药物,钙通道阻滞剂还具有以下优势:对老年患者有较好降压疗效;高钠摄入和非甾体类抗炎症药物不影响降压疗效;对嗜酒患者也有显著降压作用;可用于合并糖尿病、冠心病或外周血管病患者;长期治疗还具有抗动脉粥样硬化作用。主要缺点是开始治疗时有反射性交感活性增强,引起心率增快、面部潮红、头痛、下肢水肿等,尤其是在使用短效制剂时。非二氢吡啶类抑制心肌收缩和传导功能,不宜在心力衰竭、窦房结功能低下或心脏传导阻滞患者中应用。

（4）血管紧张素转换酶抑制剂　降压起效缓慢,3～4周时达最大作用,限制钠盐摄入或联合使用利尿剂可使起效迅速和作用增强。ACEI具有改善胰岛素抵抗和减少尿蛋白作用,对肥胖、糖尿病和心脏、肾脏靶器官受损的高血压患者具有相对较好的疗效,特别适用于伴有心力衰竭、心肌梗死、房颤、蛋白尿、糖耐量减退或糖尿病肾病的高血压患者。不良反应主要是引起刺激性干咳和血管性水肿。

（5）血管紧张素Ⅱ受体拮抗剂　降压作用起效缓慢,但持久而平稳。低盐饮食或与利尿剂联合使用能明显增强疗效。多数ARB随剂量增大降压作用增强,治疗剂量窗较宽。最大的特点是直接与药物有关的不良反应较少,一般不引起刺激性干咳,持续治疗依从性高。治疗对象和禁忌证与ACEI相同。

除上述五大类主要的降压药物外,在降压药发展历史中还有一些药物,包括交感神经抑制剂,例如利血平(reserpine)、可乐定(clonidine);直接血管扩张剂,例如肼屈嗪(hydrazine);α_1受体拮抗剂,例如哌唑嗪(prazosin)、特拉唑嗪(terazosin)、多沙唑嗪(doxazosin),曾多年用于临床并有一定的降压疗效,但因副作用较多,目前不主张单独使用,但可用于复方制剂或联合治疗。

3. 降压治疗方案　大多数无并发症的患者可单独或联合使用噻嗪类利尿剂、β受体拮抗剂、CCB、ACEI和ARB,治疗应从小剂量开始。临床实际使用时,患者心血管危险因素状况、靶器官损害、并发症、降压疗效、不良反应以及药物费用等,都可能影响降压药的具体选择。目前认为,2级高血压患者在开始时就可以采用两种降压药物联合治疗,联合治疗有利于血压较快达到目标值,也有利于减少不良反应。

降压治疗的益处主要是通过长期控制血压达到的,所以高血压患者需要长期降压治疗,尤其是高危和很高危患者。在每个患者确立有效治疗方案血压控制后,仍应继续治疗,不应随意停止治疗或频繁改变治疗方案,停止降压药后多数患者在半年内又会回到原来的血压水平。由于降压治疗的长期性,因此患者的治疗依从性十分重要。采取以下措施可以提高患者治疗依从性:医师与患者之间保持经常性的良好沟通;让患者和家属参与制定治疗计划;鼓励患者在家中自测血压。

（四）康复治疗

老年高血压病的康复治疗应该在医生的指导下进行。首先应该进行定期的血压测量,康复治疗方法的选择应遵循个体化差异的原则。个体化康复治疗主要的依据是按高血压的类型及有无其他并发症选择具体方法。

高血压的康复是指综合采用主动积极的身体、心理、行为和社会活动的训练与再训练,帮助患者控制血压,缓解症状,改善心血管功能,在生理、心理、社会、职业和娱乐等方面达到理想状态,提高生活质量。同时强调积极干预高血压危险因素,以有效控制血压、降低高血压的致残率及提高高血压患者的生活质量为目标。

1. 治疗原理 动力性运动数分钟之后,血压明显低于安静水平,可持续 1～3 h,甚至可持续到 13 h。长期训练后(1 周以上)患者安静血压也可下降。其机制如下。

(1) 调整自主神经功能 耐力锻炼或有氧训练可降低交感神经系统兴奋性,放松性训练可提高迷走神经系统张力,缓解小动脉痉挛。

(2) 降低外周阻力 运动训练时活动肌肉的血管扩张,毛细血管的密度或数量增加,血液循环和代谢改善,总外周阻力降低,从而有利于降低血压,特别是舒张压。多数情况下一次运动后收缩压与舒张压均会低于安静时,尤以舒张压明显。长期训练后,安静时血压也降低。近年来对于舒张期高血压越来越重视。临床上药物治疗对于单纯舒张期高血压的作用不佳,而运动对舒张期高血压则有良好的作用。

(3) 降低血容量 运动锻炼可提高尿钠排泄,相对降低血容量,从而降低过高的血压。

(4) 内分泌调整 运动训练时血浆前列腺素 E 和心房利钠肽水平提高,促进钠从肾脏的排泄,抑制去甲肾上腺素在神经末梢的释放,从而参与血压的调节。训练造成血压下降之后,心钠素的含量则随之下降。运动时血浆胰岛素水平降低,有助于减少肾脏对钠的重吸收,从而减少血容量,帮助调整血压。

(5) 血管运动中枢适应性改变 运动中一过性的血压增高有可能作用于大脑皮质和皮质下血管运动中枢,重新调定机体的血压调控水平,使运动后血压能够平衡在较低的水平。

(6) 纠正高血压危险因素 运动与放松性训练均有助于改善患者的情绪,从而有利于减轻心血管应激水平。运动训练和饮食控制结合,可以有效地降低血液低密度脂蛋白的含量,增加高密度脂蛋白的含量,从而有利于血管硬化过程的控制。综合性的康复措施也将从行为、饮食等诸方面减少高血压的诱发因素。

2. 适应证和禁忌证

(1) 适应证 低度危险组且对运动无过分血压反应的高血压患者,可进行非药物治疗的康复治疗。中度危险组、高度危险组和极高危险组的高血压患者应进行降压药物和运动治疗的综合康复治疗。对于目前血压属于正常高值者,也有助于预防高血压的发生,达到一级预防的目的。

(2) 禁忌证 任何不稳定的情况均属于禁忌证,包括急进型高血压、重症高血压或高血压危象,病情不稳定的 3 级高血压病,合并其他严重并发症,如严重心律失常、心动过速、脑血管痉挛、心力衰竭、不稳定型心绞痛、出现明显降压药的副作用而未能控制、运动中血压过度增高(达到 220/110 mmHg)。继发性高血压应针对其原发病因治疗,一般不作为康复治疗的对象。

3. 运动疗法 除了可以促进血液循环,降低胆固醇的生成外,还能增强肌肉、骨骼与关节僵硬的发生。运动能增加食欲,促进肠胃蠕动、预防便秘、改善睡眠。有持续运动的习惯:最好是做到有氧运动,才会有帮助。有氧运动同减肥一样可以降低血压,如散步、慢跑、太极拳、骑自行车和游泳都是有氧运动。

运动疗法适用于各级高血压的患者,对控制血压、预防心脑血管疾病十分有益。运动疗法是无糖尿病、无靶器官损害的 1 级高血压的主要治疗方法。2 级和 3 级高血压患者则需先将血压控制达标后,再进行运动治疗。有节律的运动可改善血管的顺应性、降低血压。对老年高血压患者要在监护和指导下进行,应进行运动安全教育,注意把握运动频率和时间、运动强度、运动方式。

（1）运动频率和时间　老年高血压患者开始运动的时间要短,经过 6 周左右的适应阶段过渡到每次 20～60 min,每周 3～5 次。由于老年人身体个体差异较大,每次运动时间要根据身体状况、对运动的耐受程度、主观运动强度来定,以感受到"稍感费力"为宜。高血压患者运动可分准备活动期 5～10 min、持续活动期 30～40 min、放松活动期 5～10 min。

（2）运动强度　老年高血压患者运动时要保证有效的运动量,以达到治疗作用。运动强度应维持在中等程度以下,以运动后不出现过度疲劳或明显不适为宜。高血压患者运动中应注意的是运动的目标是达到靶心率[最大心率(220 － 年龄)乘以 70％ 为靶心率]。若合并其他疾病,难以达到靶心率,不应强求。如果求精确则采用最大心率的60％～85％ 作为运动适宜心率,需在医师指导下进行。运动强度指标也可采用自感劳累程度(PRE),通常以 PRE 12～14 为宜。患者主观运动强度为"稍感费力"。

（3）运动方式　可根据患者身体状况和气候条件等选择运动方式。运动方式应包括有氧、伸展及增强肌力练习三类,具体项目可选择有节奏、较轻松的运动,如太极拳、步行、踏车、划船器运动、游泳、登梯、降压体操等,避免对抗性强的运动,运动前应了解心血管功能情况,进行相应检查,防止意外发生。

（4）运动中监护　老年高血压患者的运动应在医务人员的指导和监护下进行,应对患者和家属进行相关知识的教育,掌握运动知识和方法及一些意外情况的处理。对合并有心脑血管疾病的患者更应该加强监护。

4. 危险因素的控制

1）减轻体重　超重和肥胖是导致血压升高的重要原因之一,而以腹部脂肪堆积为典型特征的中心性肥胖还会进一步增加高血压等心血管与代谢性疾病的风险,降低升高的体重,减少体内脂肪含量,可显著降低血压。最有效的减重措施是控制能量摄入和增加体力活动。

体重指数(kg/m^2)应控制在 24 以下。平均体重下降 5～10 kg,收缩压可下降 5～20 mmHg。高血压患者体重减少 10％,可使胰岛素抵抗、糖尿病、高脂血症和左心室肥厚改善。减体重的方法一方面是减少总热量的摄入,强调低脂肪并限制过多糖类的摄入,另一方面则需增加运动。在减重过程中还需积极控制其他危险因素,如限盐等。

2）合理膳食

（1）减少钠盐　钠盐可显著升高血压及增加高血压的发病风险,而钾盐则可对抗钠盐升高血压的作用。我国各地居民的钠盐摄入量均显著高于目前世界卫生组织每日少于 6 g 的推荐,而钾盐摄入则严重不足,因此所有高血压患者均应采取各种措施,尽可能减少钠盐的摄入量,并增加食物中钾盐的摄入量。

钠盐控制目标是每人每日摄入食盐量不超过 6 g。限钠盐首先要减少烹调用盐及含钠高的调料,少食各种咸菜及盐腌食品。我国南北方钠盐的摄入量有区别,北方居民应减少日常用钠盐一半,南方居民应减少 1/3。限制钠的摄入的同时,应注意补钾,增加含钾多的食物,如绿叶菜、鲜奶、豆类制品等。

（2）减少膳食脂肪,补充适量优质蛋白质　将膳食脂肪控制在总热量 25％ 以下,连续 40 天可使血压下降 5％～12％。有研究表明,每周吃鱼 4 次以上与吃鱼最少的人相比,冠心病发病率减少 28％。故应改善动物性食物结构,减少含脂肪高的猪肉,增加含蛋白质较高而脂肪较少的禽类及鱼类。蛋白质占总热量 15％ 左右,动物蛋白占总蛋白质20％。蛋白质质量依次为:奶、蛋、鱼、虾、鸡、鸭、猪、牛、羊肉,植物蛋白,其中豆类最好。

（3）多吃蔬菜和水果　增加蔬菜或水果摄入,减少脂肪摄入可使血压下降。素食者比肉食者有较低的血压,其降压的作用可能基于水果、蔬菜、食物纤维和低脂肪的综合作用。

(4)限制饮酒 饮酒和血压水平及高血压患病率之间呈线性相关,长期大量饮酒可导致血压升高,可诱发心脑血管事件发生,限制饮酒量则可显著降低高血压的发病风险。高血压患者应尽量戒酒,如饮酒,建议每日饮酒量应为少量,男性饮酒精不超过 30 g,女性不超过 15 g。

3)增加体力活动 特别是脑力劳动者应增加体力活动,对控制血压是极其有利的。高血压患者增加体力活动前要了解一下自己的身体状况,以决定自己的体力活动的种类、强度、频度和持续时间。

一般的体力活动可增加能量消耗,对健康十分有益,而定期的体育锻炼则可产生重要的治疗作用,可降低血压、改善糖代谢等。因此,建议每天应进行 30 min 左右的体力活动,每周则应有 1 次以上的有氧体育锻炼,如步行、慢跑、骑车、游泳、做健美操、跳舞和非比赛性划船等。

4)减轻精神压力、保持心理平衡 心理或精神压力引起心理反应,是人体对环境中心理和生理因素的刺激做出的反应。长期、过量的心理反应,尤其是负性的心理反应会显著增加心血管病风险。应采取各种措施,帮助患者预防和缓解精神压力及纠正和治疗病态心理,必要时建议患者寻求专业心理辅导或治疗。

长期精神压力和心情抑郁是引起高血压和其他一些慢性病的重要原因之一,对于高血压患者,这种精神状态常使他们采取不良的生活方式,如酗酒、吸烟等,并降低对抗高血压治疗的依从性。对有精神压力和心理不平衡的人,应减轻精神压力和改变心态,要正确对待自己、他人和社会,积极参加社会和集体活动。

5)戒烟 吸烟是一种不健康行为,是心血管病和癌症的主要危险因素之一。被动吸烟也会显著增加心血管疾病危险。吸烟可导致血管内皮损害,显著增加高血压患者发生动脉粥样硬化性疾病的风险。戒烟的益处十分肯定,而且任何年龄戒烟均能获益。尼古丁可使血压一过性地升高,降低服药的依从性并增加降压药物的剂量。因此,戒烟是非常必要的。

5. 理疗 适用于各级高血压患者,构成高血压防治及预防心、脑血管疾病的基础。1级高血压如无糖尿病、无靶器官损害即以此为主要治疗方式。2 级、3 级高血压患者需先将血压控制达标。

(1)超短波疗法 患者取坐位或卧位,用小功率超短波治疗仪,选取 2 个圆形中号电极,置于颈动脉窦的部位,斜对置,间隔 2~3 cm,剂量 $I^\circ \sim II^\circ$,时间 10~12 min,每日治疗 1 次,15~20 次为 1 个疗程。

(2)直流电离子导入疗法 患者取卧位,用直流电疗仪,先取 $1 \times (300 \sim 400) cm^2$ 电极,置于颈肩部,导入镁离子;2 个 $150 cm^2$ 电极,置于双小腿腓肠肌部位,导入碘离子,电量 15~25 mA,时间 20~30 min,每日 1 次,15~20 次为 1 个疗程。

(3)超声波疗法 患者取坐位,应用超声波治疗仪,于颈区($C_2 \sim C_4$ 脊椎旁及肩上部)涂抹接触剂,超声探头与皮肤紧密接触,连续输出,移动法,剂量 0.2~0.4 W/cm^2,时间 6~12 min,每日 1 次,12~20 次为 1 个疗程。此法适用于 2 级高血压的治疗。

6. 中医治疗

(1)中药治疗 根据中医辨证施治的原则,选择合适的方剂或单方、验方治疗。

(2)针灸治疗 取三阴交、阴陵泉、太冲、照海、曲池、合谷、内关等穴位。每次选用数穴,交替使用,7~10 天为 1 个疗程。也可使用耳针治疗,主穴为降压穴,如心、神门,配穴为皮质下、肾上腺、交感等,每次 2～3 穴,每天 1 次,7～10 天为 1 个疗程。

7. 心理治疗　高血压患者的心理表现是紧张、易怒、情绪不稳,这些又都是使血压升高的诱因。患者可通过改变自己的行为方式,培养对自然环境和社会的良好适应能力,避免情绪激动及过度紧张、焦虑,遇事要冷静、沉着;当有较大的精神压力时应设法释放,向朋友、亲人倾吐或鼓励参加轻松愉快的业余活动,将精神倾注于音乐或寄情于花卉之中,使自己生活在最佳境界中,从而维持稳定的血压。

长期高血压的患者会产生心理问题,影响整个治疗过程。心理治疗需要用辩证思维指导治疗,治疗方法要灵活,要因人因病而异,心理治疗与躯体治疗相结合,心理治疗要注意科学性和艺术性相结合。

(韦艳红)

本节 PPT

第二节　老年冠心病康复

一、概述

(一)概念

1. 定义　冠状动脉粥样硬化性心脏病(coronary atherosclerotic heart disease)是指冠状动脉发生粥样硬化引起的管腔狭窄或闭塞,或(和)因冠状动脉功能性改变(痉挛)导致心肌缺血缺氧或坏死而引起的心脏病,简称冠心病(coronary heart disease,CHD),也称缺血性心脏病(ischemic heart disease)。

冠心病是动脉粥样硬化导致器官病变的最常见类型,冠心病的发生与冠状动脉粥样硬化狭窄的程度和支数有密切关系,是心脏病的常见类型之一,也是严重危害老年人身心健康的常见病之一。本病多发于 40 岁以上成人,男性发病早于女性,经济发达国家发病率较高;近年来发病呈年轻化趋势,已成为威胁人类健康的主要疾病之一。

2. 分型　由于病理解剖和病理生理变化的不同,冠心病有不同的临床表型。1979 年世界卫生组织曾将之分为五种类型。

(1)隐匿型或无症状性心肌缺血　患者无症状,静息、动态或负荷试验心电图有 ST 段压低,T 波变平、降低或倒置等心肌缺血改变,或心肌灌注不足的核素心肌显像表现。

(2)心绞痛　由于一过性心肌供血不足引起发作性胸骨后疼痛。

(3)心肌梗死　由于冠状动脉闭塞引起的心肌急性缺血性坏死。

(4)缺血性心肌病　由于长期心肌缺血或坏死导致的心肌纤维化,引起的心脏增大、心律失常、心力衰竭。

(5)猝死　因心肌缺血发生心理紊乱、严重心律失常、原发性心脏骤停而猝然死亡。

近年趋向于根据发病特点和治疗原则不同分为两大类:①慢性冠脉病(chronic coronary artery dis-ease,CAD),也称慢性心肌缺血综合征(chronic ischemic syndrome,CIS)。②急性冠状动脉综合征(acute coronary syndrome,ACS)。前者包括稳定型心绞痛、缺血性心肌病和隐匿性冠心病等;后者包括不稳定型心绞痛(unstable angina,UA)、非 ST 段抬高型心肌梗死(non-ST-segment elevation myocardial infarction,NSTEMI)和

Note

ST 段抬高型心肌梗死（ST-segment elevation myocardialinfarction，STEMI），也有的将冠心病猝死包括在内。

（二）病因、病理

1. 病因 本病是冠状动脉粥样硬化所致，其病因尚不完全清楚。大量的研究表明动脉粥样硬化的形成是动脉壁细胞、细胞外基质、血液成分（特别是单核细胞、血小板及低密度脂蛋白）、局部血流动力学、环境及遗传学等多因素参与的结果。流行病学研究发现，本病发病的危险因子：年龄和性别（45 岁以上的男性，55 岁以上或者绝经后的女性），家族史（父兄在 55 岁以前，母亲、姐妹在 65 岁前死于心脏病），血脂异常（低密度脂蛋白胆固醇 LDL-C 过高，高密度脂蛋白胆固醇 HDL-C 过低），高血压，糖尿病，吸烟，超重，痛风，不运动等。

2. 病理 本病的病理改变是冠状动脉粥样硬化，在此基础上引起心肌需血和冠状动脉供血之间平衡失调。冠状动脉供血不能满足心肌代谢需要时，可引起短暂、急剧的缺血缺氧，发生心绞痛；冠状动脉内不稳定斑块脱落，可造成血管闭塞，导致心肌梗死。

（三）临床表现

1. 心绞痛 由于急性暂时性心肌缺血、缺氧所致的以心前区或胸骨后紧束、压迫、烧灼、窒息感为主要症状，可向左肩部、左背部、左手臂、左下颌部、上腹部放射，一般持续 2～3 min，重者可达 15 min，伴有呼吸困难、出汗等不适感为特征的临床综合征。

心绞痛的程度按照加拿大心血管学会（CCSC）的标准，根据发作特征可分为稳定型心绞痛和不稳定型心绞痛。稳定型心绞痛发作诱因明确，通常因情绪激动、劳力而加重，休息或服用硝酸甘油可迅速缓解。不稳定型心绞痛包括静息性心绞痛、新近发生性心绞痛、恶化性心绞痛三个亚型，不符合上述特征。

2. 心肌梗死 冠心病的危急症候，通常多以心绞痛发作频繁和加重作为基础，但也有无心绞痛史而突发心肌梗死的病例。心肌梗死表现为以下几方面。

（1）突发胸骨后或心前区剧痛，向左肩、左臂或他处放射，且疼痛持续半小时以上，经休息和含服硝酸甘油不能缓解。

（2）呼吸短促、头晕、恶心、多汗、脉搏细微。

（3）皮肤湿冷、灰白、重病病容。

（4）部分患者的唯一表现是晕厥或休克。

确定心肌梗死必须具备下列 3 项：①缺血性胸痛的病史；②心电图动态演变；③心肌坏死的血清心肌酶标志物的动态变化。

（四）老年冠心病的特点

老年冠心病与成年冠心病在解剖学特点、凝血功能、血流动力学、并发症、机体代谢等方面比较，具有自身的特点（表 6-2-1）。

表 6-2-1 老年冠心病的特点

解剖特点	凝血功能	血流动力学改变	并发症	机体代谢特点
多支病变多见	凝血因子升高	心肌肥厚多见	脑血管疾病	肝代谢功能下降
钙化病变多见	血液黏滞性增高	心脏后负荷增加	肾功能不全	肌酐清除率下降
血管扭曲多见	血小板活性增高	血管顺应性下降	慢性阻塞性肺疾病	蛋白结合率下降

二、康复评定

(一) 心电图运动试验

1. 心电图运动试验的目的　心电图运动试验可以发现静息状态下心电图不能反映出来的一些如心肌缺血、心律失常等变化;可发现一些运动后产生的问题,为患者的运动形式和运动量提供依据。因此,进行心电图运动试验的目的是进行心脏功能评估,制定运动治疗方案,决定药物治疗方案,判断预后,给患者提供心理等方面的支持,为患者重新获得运动能力、重返家庭和社会生活提供依据。

2. 心电图运动试验程序

(1) 排除运动试验绝对禁忌证　运动试验应在临床专科医生监督下进行。先要进行包括 12 导联 ECG 在内的全面的医学检查,排除有运动试验绝对禁忌证的患者。

(2) 开始运动试验　运动应从低负荷开始,使患者能充分的适应,然后分阶段逐渐增大负荷量至患者的耐受极限,此即多阶段试验。每一阶段持续 2~3 min,以使患者的反应达到稳定的状态。判断患者反应是否达到稳定状态的最简单指标就是其心率的波动范围为 3~4 次/分。在运动中和运动结束后 5~15 min 的恢复期内,每分钟均测量如下指标:VO_2、BP、RR、HR、心率和自觉运动强度评分(Borg 评分),同时还要观察患者一般情况的变化。

(3) 试验终点　在试验之前应告知患者如何完成试验,而不应利用任何试验前估计患者的最大预期心率(MPHR),因为试验前估计的 MPHR 常常产生误导,这与患者服用减慢心率的药物有关。因此,在试验中采用 Brog 刻度表查出患者用力的反应[Brog 自感劳累分级法(RPE)量表(表 6-2-2)]。如果没有不良的体征或者症状,可允许患者运动达到最大的用力水平。

表 6-2-2　自感劳累分级法(RPE)(由 Brog 设计的 **20 级分类表**)

分级	6 7 8	9	10 11 12	13	14 15 16	17	18 19 20
程度	非常轻	很累	有点累	稍累	累	很累	非常累

3. 心电图运动试验的方法

1) 上肢心电图运动试验　适用于各种原因导致的下肢活动不便的患者,如有血管疾病、神经系统疾病、骨关节疾病等。利用上肢功量计完成,可将踏车运动试验设备的脚踏改为手摇装置即可。

2) 下肢心电图运动试验

(1) 功率自行车　功率自行车有半卧位和坐位两种方式。该方式的能量消耗取决于运动负荷,当负荷增加时要根据体重进行标准化。优点是可用于平衡功能不好和视觉功能不好的患者,身体上部分运动幅度小,测得的心电图和血压较准确。缺点是局部肌肉易疲劳,导致试验过早终止。

(2) 运动平板试验　本试验患者身体相对固定,运动负荷主要取决于平板的速度和坡度,能量消耗的增加是自动标准化的,是我国首选的方法。优点是接近生活中的步行,涉及的肌肉较多,有利于减轻疲劳,避免过早终止试验。缺点是设备昂贵,获得心电信号差,不适合平衡障碍的患者。

(3) 二阶段或跑步运动试验　这些方法不需要特殊设备,方法简单,但准确性差。跑步运动试验是根据完成一段规定距离(480 m)所需要的时间计算出代谢当量数($METs$)。

Note

只适合没有功率自行车、运动平板的基层医疗单位。

代谢当量数（MET_s）是指在安静的休息状态下身体对氧的摄取量，用耗氧量来计算人体活动时对能量的需求，单位是 MET_s。一般 $1\ MET_s = 3.5\ mLO_2/(min \cdot kg)$ 体重，用力越大，耗氧越多，MET_s 值越高。MET_s 值的测定需要运动肺功能检测设备。

4. 心电图运动试验方案

（1）运动平板试验　最常用的是 Bruce 运动平板试验方案（表 6-2-3）。该方案容易实施且耗时不长，但对于身体状况较差的患者，开始时的运动强度明显过高，因而不适用。于是便在此基础上降低了初始运动的强度，使之适合于所有的心脏病患者，此即改良的 Bruce 运动平板试验方案（表 6-2-4）。另外，伴有心力衰竭患者更适合采用 Naughton 方案（表 6-2-5）。

表 6-2-3　Bruce 方案

时间/（3分钟/阶段）	速度/（m/h）	坡度/（%）
00:00	1.7	10
03:00	2.5	12
06:00	3.4	14
09:00	4.2	16
12:00	5.0	18
15:00	5.5	20
18:00	6.0	22

表 6-2-4　改良的 Bruce 方案

时间/（3分钟/阶段）	速度/（m/h）	坡度/（%）
00:00	1.7	0
03:00	1.7	5
06:00	1.7	10
09:00	2.5	12
12:00	3.4	14
15:00	4.2	16
18:00	5.0	18

表 6-2-5　Naughton 方案

时间/（2分钟/阶段）	速度/（m/h）	坡度/（%）
00:00	1	0.0
02:00	2	0.0
04:00	2	3.5
06:00	2	7.0
08:00	2	10.5
10:00	2	14
12:00	2	17.5

（2）功率自行车试验　功率自行车试验也是分级试验,其中踏行的速率通常为50～60 转/分,蹬踏的阻力则每 3 min 递增一次。

5. 心电图运动试验结果解释　根据运动试验的结果,可将患者进行功能分类。这种分类对于确定患者康复运动所处的水平,判断其预后,帮助其进行娱乐等活动的安排都是十分有用的(表 6-2-6)。

表 6-2-6　基于 VO_2 max 值的功能分类

功能分级	VO_2 max	有氧运动能力
Ⅰ级	>20 mL/(min·kg)	正常或轻度受损
Ⅱ级	16～20 mL/(min·kg)	轻度至中度受损
Ⅲ级	10～15 mL/(min·kg)	中度至重度受损
Ⅳ级	<10 mL/(min·kg)	重度受损

6. 注意事项

（1）运动试验结果的解释均应以良好的生理、病理生理、运动学和临床知识为基础,且应考虑患者年龄、性别、症状和危险因素。

（2）要考虑试验的敏感性和特异性,注意排除假阳性和假阴性。导致运动试验出现假阳性和假阴性结果的因素很多。据报道,运动试验的特异性对男性患者为 80%～90%,对女性患者为 70%,其敏感性为 60%～80%。

（3）患者在运动试验中达到的最大运动量并不表示其可在这一运动量下安全地进行运动康复。一个患者如要以 8 METs(代谢当量)水平较长时间地进行运动,则其最大有效代谢当量必须达到 12 METs 的水平。这一点是必须向患者交代清楚的。

7. 心电图运动试验的禁忌证和停止指征

（1）心电图运动试验的禁忌证　心电图运动试验是有风险的,应正确掌握其禁忌证,禁忌证根据风险不同分绝对禁忌证和相对禁忌证(表 6-2-7)。

表 6-2-7　心电图运动试验的禁忌证

绝对禁忌证	相对禁忌证
急性心肌梗死	动脉或肺动脉高压
不稳定型心绞痛	心动过速或心动过缓
严重心律失常	中度瓣膜或心肌病变
急性心包炎、心内膜炎	电解质紊乱
严重主动脉狭窄	肥大性心肌病变
严重左心室功能障碍	精神病
急性肺栓塞	
急性严重心脏外疾病	

（2）心电图运动试验的停止指征　心电图运动试验时出现下列情况应停止:运动产生胸痛、眩晕、头痛、晕厥、呼吸困难、乏力、出冷汗等;收缩压大于 240 mmHg,舒张压大于 120 mmHg;血压逐渐下降;ST 段升高或压低超过 3 mm。

运动试验中有下列情况之一应该立即终止。①出现了如下症状,如明显的疲劳、呼吸困难、心绞痛、眩晕、晕厥、发绀、面色苍白、乏力、出冷汗。②血压过高或过低,收缩压大于 240 mmHg,舒张压大于 120 mmHg;血压逐渐下降。③心电图异常,心电图出现 ST

段偏移＞1 mm、室上性心动过速、室性心动过速、各种类型的传导阻滞等。④达到预计亚极量运动水平,如根据年龄调整的75%是大心率值;或者是任意设定的工作负荷水平,即 6 METs;1～20 Brog 刻度表中的17等。这种方法常用于运动能力较低的出院前的患者。

(二)6分钟步行试验(6 MWT)

在20世纪60年代有学者提出了12 min步行试验,后来人们发现6 MWT和12 min步行试验高度相关,大多数患者能耐受。6 MWT目前广泛用于测定中度、重度功能障碍者的活动能力。

需要一条30 m的行走路线或走廊,起始线需要标明,每隔3 m做一个标识,返回点要放置圆锥形标志物。还需要一个计时秒表,以及一把椅子以备受试者休息时用。

患者应当在试验前2 h不做剧烈运动,在试验前休息10 min,记录基线心率、血压和血氧饱和度。此试验不需要热身运动。由于存在学习效应,6 MWT是需要重复试验的,而且每两次重复的6 MWT的距离会更长。第二次试验可以在第2天或者在1周内完成,两次试验最短相隔不能少于1 h。

该试验记录受试者在6 min内能走的最远距离。美国胸科协会规定给予受试者标准指令:"试验对象在6 min之内能走多远就走多远。你可以在这条走廊上来回走。6 min步行时间是很长的,所以你可以自己发挥。你可能会喘不过气,感到疲惫。必要时允许你放慢速度,停止或休息。你可以靠墙休息,但你只要一能走就继续开始行走。围绕锥形标识来回行走。你应该围绕锥形标识迅速转身,毫不迟疑地返回相反的方向继续行走。现在我做示范。请注意我迅速转身的方式。"示范之后,问受试者:"准备好了吗?我将用这个计时器来记录你完成的圈数。每次你回到起始线我会按一下计时器。记住在6 min内尽可能快走,但是不能奔跑或慢跑。现在开始或者你准备好了随时开始。"

第一分钟过后,要对患者说:"你做得很好,你还有5 min。"第二分钟过后,告诉患者:"继续保持,你还有4 min。"3 min过后,告诉患者:"你做得很好,你已经完成了一半。"还剩下2 min时,说:"继续保持,你只剩下2 min了。"只剩下1 min时,说:"你做得很好,你只剩下1 min了。"

如果患者因为呼吸困难或者疲劳需要停下来,指令应该是:"你可以靠墙休息,然后当你感觉可以继续的时候继续行走。"在6 min试验结束前15 s,我们应该告诉患者:"一会儿我会告诉你停止,当我说停止时你只需要在原地停下来,我会走到你那里去。"当6 min结束,计时器响起声音时发出指令:"停。"检查者走近患者,如果需要可提供一把椅子让患者休息。记录患者走过的距离,记录行走后呼吸困难的水平,询问是否有阻碍患者走得更远的原因。

如果患者必须在6 min前停止,而且不能继续,让患者坐在椅子上休息,终止试验。

标准身高体重的女性平均步行速度是82～116 m/min,男性是96～133 m/min。

6 MWT通常在干预治疗前后进行,由相同的人员来实施两次试验。除了报告客观增加的步行距离外,也应报告有显著改善的主观临床症状。

(三)超声心动图运动试验

超声心动图通过超声成像可直观地观察到心肌的活动状态,了解心肌收缩、舒张功能及心脏血流变化情况,从形态上掌握心脏情况,获得心电图得不到的信息。

运动超声心动图是在常规运动心电图试验的基础上加做超声心动图检查,可提供休息和运动时室壁运动异常的信息。运动超声心动图可在半卧位踏车上进行检查。运动

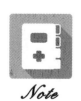

后的超声心动图比静态超声心动图更能获得潜在的信息,提高检查的敏感性。为了减少运动的干扰,一般采取卧位踏车的方式,以保持超声探头在运动时稳定在胸壁上操作。较少用运动平板和坐位踏车。运动方案可参考心电图运动试验。

(四) NYHA 心功能分级

NYHA 心功能分级是为评价患者心功能状态提供客观指标。NYHA 功能分级基本上描述了因活动能力下降而引起的功能储备减少。美国纽约心脏病协会标准委员会于1994 年颁布的《NYHA 心功能分级标准》如下。

Ⅰ级:患者有心脏病,但体力活动不受限制。平时一般活动不引起劳累、心悸、呼吸困难或心绞痛。

Ⅱ级:心脏病患者体力活动轻度受限,休息时无自觉症状。平时一般活动下可出现劳累、心悸、呼吸困难或心绞痛。

Ⅲ级:心脏病患者体力活动明显受限,休息时无自觉症状。低于平时一般活动即引起劳累、心悸、呼吸困难或心绞痛。

Ⅳ级:心脏病患者不能从事任何体力活动。休息状态下也出现心力衰竭或心绞痛症状,任何体力活动均使症状加重。

(五) 康复治疗危险程度评定

美国纽约心脏病协会制定了冠心病危险分层标准,对判断康复治疗的危险程度有指导意义。

A 级:状似健康人,运动无危险。活动准则:除了基础原则外,无其他限制,不需要心电图和血压监测,不需要医学指导。

B 级:有稳定型心脏病,参加剧烈运动的危险性较低,但高于状似健康人的患者。中等强度不增加危险性。活动准则:根据专业人员制定的个人运动处方活动。无运动处方时,只可以步行运动。心电图和血压监测:如果患者可以自我控制运动强度,则由医务人员指导按运动处方活动,其他运动由非医务人员指导。

C 级:有稳定型心脏病,参加剧烈活动危险性低,但不能自我调节运动或不能理解医生所建议的运动水平。活动准则:根据专业人员制定的个人运动处方,可在经过基本心肺复苏技术训练的非医务人员监护或家属电子监护条件下运动。心电图和血压监测:在运动处方性运动时需要医务人员的指导,在其他运动时可由非医务人员指导,帮助协调运动水平。

D 级:运动时有发生中至高度心脏并发症危险的患者。活动准则:必须有专业人员指定的针对性运动处方。心电图和血压监测:在安全性确定之前,康复活动需连续监护。安全性必须在 12 次训练课以上才能确定。医学指导:在安全性确定之前的康复活动,应给予医学指导。

E 级:活动受限的不稳定型心脏病。活动准则:不做任何健身性活动。应集中力量治疗疾病使其恢复 D 级以上。日常生活水平应该由主管医师确定。

三、治疗

(一) 一般治疗

1. 心绞痛

(1) 抗心绞痛药物:主要为血管扩张剂、钙通道阻滞剂、β 受体阻滞剂等,通过降低心肌收缩力、减慢心率和降低外周血管阻力的方式,降低心肌耗氧量。

（2）休息：发作时立即停止体力活动和任何引起情绪激动的行为。

（3）吸氧：吸氧有助于缓解症状。

（4）严重发作者可以考虑溶栓治疗。溶栓治疗可以用于严重不稳定型心绞痛或者急性冠脉综合征，但是治疗必须早期进行。

（5）经皮冠状动脉介入治疗（PCI）。

（6）外科手术治疗，行主动脉-冠状动脉旁路移植术（CABG）。

（7）运动训练疗法。

2. 心肌梗死

（1）再灌注心肌治疗：急性期立即行经皮冠状动脉介入治疗、溶栓治疗或行主动脉-冠状动脉旁路移植术。

（2）药物处理原则与心绞痛相似。

（3）在不增加心脏负荷的前提下，逐步开始肢体和呼吸运动锻炼。

附：冠心病患者的二级预防（为了便于记忆可归纳为 A、B、C、D、E 为符号的五个方面）

A　Aspirin　抗血小板聚集（或氯吡格雷）
　　Anti-anginal therapy　抗心绞痛治疗

B　Bete-blocker　β受体阻滞剂，预防心律失常
　　Blood pressure control　控制好血压

C　Cholesterol lowing　控制血脂水平
　　Cigarette quiting　戒烟

D　Diet control　控制饮食
　　Digarette treatment　治疗糖尿病

E　Education　普及有关冠心病的教育（患者和家属）
　　Exercise　鼓励有计划、适当的运动锻炼

（二）康复治疗

冠状动脉粥样硬化性心脏病（冠心病）的康复是指在充分的药物治疗和必要的血管重建的基础上综合采用主动积极的身体、心理、行为和社会活动的训练与再训练，帮助患者缓解症状，改善心血管功能，在生理、心理、社会、职业和娱乐等方面达到理想状态，提高生活质量的过程。同时强调积极干预冠心病危险因素，阻止或延缓疾病的发展，减轻残疾和减少再次发作的危险。

1. 康复分期　根据冠心病康复治疗的特征，国际上将冠心病康复治疗分三个时期。

（1）Ⅰ期康复　急性心肌梗死或畸形冠脉综合征住院期康复，包括冠状动脉血管内成形术和冠状动脉分流术后早期康复，时间为 2 周以内，发达国家此期已经缩短到3～7天。

（2）Ⅱ期康复　患者出院开始到病情稳定为止，时间为 5～6 周。由于急性阶段缩短，Ⅱ期的时间也趋向于逐渐缩短。

（3）Ⅲ期康复　处于较长期稳定状态，或过渡期过程结束的患者，包括陈旧性心肌梗死、稳定型心绞痛、隐性冠心病、冠状动脉血管内成形术和冠状动脉分流术等，一般是2～3个月。自我锻炼应该持续终生。有人将终生维持的锻炼列为第Ⅳ期。

2. 康复治疗原理

1）Ⅰ期康复　通过适当活动，减少或消除绝对卧床休息所带来的不利影响。过分卧

床休息可导致以下结果。

（1）血容量减少（心血管反馈调节机制），导致每搏量和心排出量降低，代偿性心率加快。

（2）回心血量增加，心脏前负荷增大，心脏射血阻力相对增高，心肌耗氧量相对增加。

（3）血流较缓慢，血液黏滞性相对增加，血栓和栓塞的概率增加。

（4）横膈活动降低，通气及换气功能障碍，排痰困难，合并肺炎和肺栓塞的概率增加。

（5）运动耐力降低，最大吸氧量每天降低约 0.9%。

（6）胰岛素受体敏感性降低，葡萄糖耐量降低。

（7）患者恐惧和焦虑情绪增加，肾上腺皮质激素分泌增高。

2）Ⅱ期康复　设立Ⅱ期康复是基于心肌梗死瘢痕形成需要，6 周左右的时间，而在心肌瘢痕形成之前，患者病情仍然有恶化的可能性，进行较大强度的运动的危险性较大。因此患者在此期主要是要保持适当的体力活动，逐步适应家庭活动，等待病情完全稳定，准备参加Ⅲ期康复锻炼。有的康复中心在Ⅱ期开始进行心电监护下的运动锻炼，其实际效益尚有待论证。

3）Ⅲ期康复

（1）外周效应　心脏之外的组织和器官发生的适应性改变，是公认的冠心病和各类心血管疾病康复治疗机制。外周效应需要数周时间才能形成，停止训练则丧失，因此训练必须持之以恒。

（2）中心效应　训练对心脏的直接作用，主要为心脏侧支循环形成（冠脉生物搭桥），冠状动脉供血量提高，心肌内在收缩性相应提高。动物实验已经获得积极的结果，但是临床研究尚有待进行。

（3）危险因素控制　心血管危险因子的控制，是康复治疗和预防的重要方面，主要包括：①改善脂质代谢异常；②改善高血糖及糖耐量异常；③控制高血压；④改善血液高凝状态；⑤帮助戒烟。

3. 康复治疗的基本原则

（1）个性化原则：根据患者性别、年龄、病情、病程、康复治疗目标、心理状态和需求，制定适合患者特点的康复治疗计划和方法。

（2）循序渐进：康复治疗要科学有序，要有掌握运动技能和学习适应性的过程。治疗从小剂量开始，通过系统的康复评定，选择适合患者的康复治疗方式和治疗量。

（3）持之以恒：冠心病的康复需要长期进行，才有可能产生或维持康复治疗效果。

（4）以兴趣为方法：按照患者的个人兴趣安排康复治疗，可以提高患者参与并坚持康复治疗的积极性和主动性，配合医生完成好各项康复治疗内容。

4. 康复治疗的适应证和禁忌证

1）适应证

（1）Ⅰ期康复治疗的适应证　患者生命体征平稳，安静心率<110 次/分，无明显心绞痛，无严重心律失常，无心源性休克，无心力衰竭，体温正常。

（2）Ⅱ期康复治疗的适应证　患者病情稳定，运动能力达到 3 个代谢当量（METs）以上，家族活动无明显症状和体征。

（3）Ⅲ期康复治疗的适应证　患者病情稳定。病种包括陈旧性心肌梗死、稳定型心绞痛、冠状动脉血管内成形术后、冠状动脉分流术后、心脏移植术后、安装起搏器后等。

2）禁忌证　凡是康复训练过程中可诱发临床病情恶化的情况都列为禁忌证，包括原发病临床病情不稳定或合并新临床病症。稳定与不稳定是相对的，与康复医疗人员的技术水平、训练监护条件、治疗方案理念都有关系。此外,患者不理解或不合作康复治疗者不宜进行康复治疗。

（1）Ⅰ期康复治疗的禁忌证　血压异常,严重心律失常,心源性休克,心力衰竭,不稳定型心绞痛,新近出现的心肌缺血改变,体温超过 38 ℃,急性心肌炎,心包炎,新近发生的血栓,糖尿病控制不良,手术切口异常,患者不配合康复治疗。

（2）Ⅱ期康复治疗的禁忌证　同Ⅰ期康复治疗的禁忌证。

（3）Ⅲ期康复治疗的禁忌证　心力衰竭,严重心律失常,不稳定型心绞痛,严重高血压未控制,急性肺动脉栓塞,肺水肿,急性心包炎,心肌炎,心内膜炎,全身性急性炎症,主动脉瘤,严重主动脉瓣狭窄或主动脉下狭窄,血栓性脉管炎或心脏血栓,精神病发作期。

（三）康复治疗方法

1. Ⅰ期康复治疗方法　患者生命体征稳定后、无并发症即可开始。治疗从小剂量开始逐渐增加,根据患者的自我感受,病情无加重、生命体征稳定、无并发症即可进行,尽量进行可以耐受的日常生活。

（1）康复目标　低水平运动试验阴性,可以按正常节奏连续行走 100～200 m 或上下 1～2 层楼而无症状体征。运动能力达到 2～3 代谢当量（METs）,能够适应家庭生活,使患者理解冠心病的危险因素及注意事项,在心理上适应疾病的发作和处理生活中的相关问题。

（2）治疗周期　一般 7 天,急性心肌梗死可以适当延长至 14 天,未进行溶栓或溶栓失败也未进行血管重建治疗者可以延长至 28 天。

（3）治疗方案　以循序渐进地增加活动量为原则,康复治疗采用团队合作模式,即由心脏科医师、康复科医师、康复治疗师（物理治疗、作业治疗、心理治疗等）、护士、营养师等共同工作。此期一般在心脏科进行。

康复运动内容包括床上活动、呼吸训练、坐位训练、顺利排便、上下阶梯等。

床上活动从肢体活动开始,活动顺序由远端到近端,由不抗阻力运动过渡到抗阻力运动。活动过程中患者呼吸平稳,如患者无费力和憋气的感觉可增加强度,自己进食,垂腿于床边,吃饭、洗脸、刷牙、穿衣等日常生活活动可早期进行。呼吸训练主要是腹式呼吸训练,呼气和吸气要均匀连贯。坐起训练先抬高床头进行有支托的坐位训练,逐渐进行独立坐位训练。步行训练从站立训练开始,无不适感后进行心电监护下床边步行训练,此时注意控制训练量。保持大便通畅十分重要,要注意调整饮食结构,养成良好的排便习惯,必要时使用通便剂。上下阶梯要注意控制速度,保持呼吸平稳,无不适感。当患者可连续行走 200 m 无症状、无心电图异常时可以出院。心理康复和宣传教育患者急性发病后会出现焦虑和恐惧感。护士和康复治疗师必须安排好医学常识教育,使其理解冠心病的发病特点、注意事项和预防再次发作的方法。特别强调戒烟、低脂低盐饮食、规律的生活、个性修养等。康复治疗方案可采取阶梯方式训练（表 6-2-8）。

表 6-2-8　冠心病Ⅰ期康复治疗方案

活动	步骤						
	1	2	3	4	5	6	7
冠心病知识宣教	＋	＋	＋	＋	＋	＋	＋
腹式呼吸	10 min	20 min	30 min	30 min×2	—	—	—
腕踝动（不抗阻）	10 次	20 次	30 次	30 次×2			

续表

活动	步骤						
	1	2	3	4	5	6	7
腕踝动(抗阻)	—	10 次	20 次	30 次	30 次×2	—	—
膝肘动(不抗阻)	—	—	10 次	20 次	30 次	30 次×2	—
膝肘动(抗阻)	—	—	—	10 次	20 次	30 次	30 次×2
自己进食	—	—	帮助	独立	独立	独立	独立
自己洗漱	—	—	帮助	帮助	独立	独立	独立
坐厕	—	—	帮助	帮助	独立	独立	独立
床上靠坐	5 min	10 min	20 min	30 min	30 min×2	—	—
床上不靠坐	—	5 min	10 min	20 min	30 min	30 min×2	—
床过坐(有依托)	—	—	5 min	10 min	20 min	30 min	30 min×2
床过坐(无依托)	—	—	—	5 min	10 min	20 min	30 min
站(有依托)	—	—	5 min	10 min	20 min	30 min	
站(无依托)	—	—	—	5 min	10 min	20 min	30 min
床过行走	—	—	—	5 min	10 min	20 min	30 min
走廊行走	—	—	—	—	5 min	10 min	20 min
下一层楼	—	—	—	—	—	1 次	2 次
上一层楼	—	—	—	—	—	—	1~2 次

注:"帮助"是指在他人帮助下完成;"独立"是指患者独立完成。

如果患者在训练过程中没有不良反应,运动或进行日常活动时心率增加小于 10 次/分,次日训练可以进入下一阶段。运动中心率增加在 20 次/分左右,则需要继续同一级别的运动。心率增加超过 20 次/分,或出现不良反应,则应退回前一阶段运动,甚至暂时停止运动训练。为了保证活动的安全性,可以在医学或心电监护下开始所有的新活动。在无任何异常的情况下,重复性的活动不一定要连续监护。

2. Ⅱ期康复治疗方法

(1)康复目标　逐步恢复日常生活活动能力,包括轻度家务劳动、娱乐活动等。当运动能力达到 4~6 代谢当量(METs)时,生活质量可得到提高。对体力活动没有更高要求的患者可停留此期。

(2)治疗周期　一般需要 6~12 周。无明显异常表现的患者要进行 6~8 周时间即可到达 6 MTEs 的运动负荷,并顺利进入冠心病的Ⅲ期康复。

(3)治疗方案　常用的锻炼方法是行走。活动内容包括散步、家族卫生、做饭、园艺活动、附近购物、医疗体操等,逐渐增加其耐力,每天进行,在活动强度为最大心率的 40%~50% 时,活动时心率增加小于 13~15 次/分,一般无需医护监测。而进行较大强度活动时可采用远程心电图监护系统监测,或由有经验的康复治疗人员观察康复治疗的进程,以确立安全性。无并发症的患者在家属帮助下逐步过渡到无监护活动。应循序渐进,安全提高运动负荷。可参与Ⅱ期康复程序,每周门诊随访一次,任何不适均应暂停运动,及时就诊。

3. Ⅲ期康复治疗方法

1) 康复目标　巩固Ⅱ期康复成果,控制危险因素,改善或提高体力活动能力和心血管功能,恢复发病前的生活和工作。此时期的运动试验证实患者可安全完成7~8 METs的运动强度,为了保持改善的身体状况,更进一步提高耐力,改善心血管功能,应继续保证锻炼。此期可以在康复中心完成,也可以在社区进行。

2) 治疗时间　可能需要6~12个月,要帮助和鼓励患者坚持按运动处方的要求进行,持之以恒,维持康复效果。

3) 治疗方案　全面康复方案包括:有氧训练、循环抗阻训练、柔韧性训练、医疗体操、作业训练、放松性训练、行为治疗、心理治疗等。其中有氧训练是最重要的核心。

(1) 运动方式　步行、登山、游泳、骑车、慢跑、太极拳等,近年来肌力练习和循环力量训练是新的有氧训练的方法,左心室功能良好的患者应用这些方法危险性很低,但左心室功能损害的患者肌力训练可能出现失代偿,所以此类患者和有不稳定型心绞痛、心律失常的患者不应做这些训练。

(2) 训练形式　分为间断性和连续性运动。间断性运动是指基本训练期间有若干次高峰靶强度,高峰强度之间强度降低。优点是可以获得较高的运动强度刺激,同时时间较短不至于引起不可逆的病理性改变。缺点是需要不间断地调节运动强度,操作比较麻烦。连续性运动是指训练时期的靶强度持续不变。优点是简便,患者相对比较容易适应。

(3) 运动量　此期的运动量是每周的总运动量在2929~8368 kJ(700~2000 kcal),相当于步行或慢跑10~32 km。运动量的基本要素为强度、时间、频率。

①运动强度　运动训练所规定达到的强度叫靶强度。可用心率、心率储备、代谢当量、主管用力计分等表示。靶强度一般是40%~80% $VO_{2\,max}$(最大吸氧量)或代谢当量,或70%~85%最大心率,或60%~80%心率储备。靶强度越高,产生心脏中心训练效应的可能性越大。靶强度与最大强度的差值是训练的安全系数。

②运动时间　每次运动训练的时间。靶强度一般持续10~60 min。在额定运动总量的前提下,训练时间与强度成反比。准备活动和结束活动另外计算。

③运动频率　指每周运动的次数。一般为每周3~5天。

(4) 训练实施　每次训练都必须包括准备活动、训练活动和结束活动。

4. 注意事项

(1) 选择适当的运动,避免竞技性运动。

(2) 只在感觉良好时运动。感冒或发热症状和体征消失2天以上再恢复运动。

(3) 注意周围环境因素对运动反应的影响。寒冷和炎热气候要相对降低运动量和运动强度,避免在阳光下和炎热气温时剧烈运动;穿戴宽松、舒适、透气的衣服和鞋;上坡时要减慢速度;饭后不做剧烈运动。

(4) 患者需要理解个人能力的限制,应定期检查和修正运动处方,避免过度训练。药物治疗发生变化时,要注意相应调整运动方案。参加训练前应该进行尽可能充分的身体检查。对于参加剧烈运动者尽可能要先进行心肺运动试验。

(5) 警惕症状。运动时如发现心绞痛或其他症状,应停止运动,及时就医。

(6) 训练必须持之以恒,如休息4~7天及以上,再开始运动时宜稍降低强度。

(7) 合并高血压、糖尿病等慢性疾病的患者,应注意运动后血压、血糖变化及时调整药物。

（四）健康宣教

冠心病教育与康复治疗有很密切的关系，通过健康宣教使患者认识到治病的长期性，掌握防病、治病知识，建立战胜疾病的信心，取得预期治疗效果。健康宣教包括以下几方面内容。

1. 医学知识教育　向患者介绍冠心病的有关知识，使之了解冠心病的病因、常见的临床症状、防病与治病的知识，遇到问题做到早发现、早诊断、早治疗，使患者积极参与预防保健，积极配合治疗。

2. 饮食治疗教育　饮食治疗是老年冠心病的基本治疗手段之一，控制好饮食有利于取得良好效果。通过饮食治疗教育，使患者在饮食方面能够掌握各膳食结构和数量，做到定时定量、少食多餐，每日 4～5 餐，每餐 6～7 分饱。

食物选择的原则是低盐、低动物脂肪、低热量、低胆固醇食物，多食水果、蔬菜等富含维生素及植物蛋白的食物，保持营养平衡，避免暴饮暴食，避免饮浓茶、咖啡等饮料，忌烟酒。对于体态肥胖的老年人，通过饮食控制使血压、体重趋向标准化。

3. 运动治疗教育　通过教育使患者了解运动治疗的基本原理和原则、运动治疗的方式和方法，了解适合自身的运动强度、运动频率和运动内容。患者做到运动适量，循序渐进，可以取得应有的治疗效果，提高患者的身体素质。

4. 药物治疗教育　药物治疗是促使本病康复的重要手段，应用何种药物应在医生的指导下进行。医务人员应明确老年人用药特点、用药原则、药理作用、需要观察项目与可能发生的不良反应，以达到合理用药，增加疗效。指导患者或家属知道所患疾病常用药物的用法、剂量、不良反应，以及剂量不足或超量应用的危害。

因老年人记忆力差，听力及视力下降，要反复强调服药时间、方法、剂量，选择易于辨认的剂型，安全、合理用药。让患者和家属了解药物的副作用，发现问题及时就诊、及时停药。

5. 生活方式教育

（1）家庭环境　舒适的家庭环境可以使患者心情愉悦、增加食欲、促进疾病恢复，故应保持居室空气清新、温湿度适宜、光线充足、清洁整齐，并告知患者使其明白环境对防病、治病的影响。

（2）睡眠指导　睡眠的质量对身体状态有很大的影响，特别是保持冠心病患者的良好睡眠，对疾病的康复十分重要。指导患者睡前用温水洗脚以消除疲劳，不喝刺激性饮料，养成早睡早起的习惯，规律睡眠，夜间如有不适及时呼叫。

（3）预防便秘　便秘可增加心脏负担，引起冠心病发作，告知患者便秘对心血管疾病的危险。预防便秘从改变饮食习惯着手，多食粗纤维食物，养成每日定时排便的习惯，必要时使用缓泻药帮助排便。

（4）洗澡　洗澡时水的温度、水的深度及洗澡时间均是诱发冠心病的原因，老年人应在身体允许的情况下洗澡。通过教育让老年人掌握安全洗澡的方法，了解缺氧的早期症状及洗澡过程中的反应。洗澡时水的温度应控制在 40 ℃以下，水的深度是平脐或乳腺水平，洗澡时间不超过 20 min，最好由家人陪伴，避免应激状态下洗澡。不在饱饭后洗澡，洗澡的安全时间是饭后一小时以后，洗澡后卧床半小时。

应选择换气良好的环境及沐浴，洗澡时带上急救药，如出现心慌、胸闷等立即终止洗澡，必要时立即到医院就诊。浴室及浴盆注意防滑。

6. 心理教育　老年人具有情绪急躁、容易冲动，有多疑、喜静、固执等心理特点，当发现自己患有冠心病时,上述心理特点表现得更为突出,并出现悲观失落、焦虑恐惧、担心死亡等情况。应针对不同的心理状态,采取相应的健康教育方式解决患者的心理问题。

(1)减轻心理压力与反应 对有上述心理问题的老年患者,帮助他们正确认识与对待已发生的疾病,让他们明白不良的心理状态对冠心病预后的影响。用真诚和蔼的语言关心体贴他们,倾听其陈述,了解他们心理状态和心理需求,针对问题进行心理分析,帮助他们如何进行必要的心理调节,引导他们正视病情,使他们树立战胜疾病的信心。

(2)增加信任度 对于易猜疑的老年患者,要尽早取得他们的信任,减少猜疑与误会,在与他们教育过程中做到自然、大方,并注意在传递感情技巧的同时给予鼓励与安慰,增加信任与安全感,使其心情放松,以最佳的心态来接受和配合治疗护理,从而取得最佳疗效,早日康复出院。

7. 对家属及照顾者的教育 教育患者家属及照顾者了解疾病知识、遇到患者不适等问题的处理方法。在对患者进行知识宣教的同时可邀请家属参与,配合医院为患者治疗。教会家属及照顾者测量脉搏、血压的方法,了解运动、饮食、药物治疗的有关知识,学会怎样为患者创造良好的家庭护理环境。

(韦艳红)

本节PPT

第三节 老年充血性心力衰竭康复

一、概述

(一)概念

1. 定义 充血性心力衰竭(CHF)是在静脉回流正常的情况下,由于心脏的收缩或(和)舒张功能的障碍,导致心排出量绝对或相对低于全身组织代谢需要的综合征,临床上出现动脉系统供血不足、肺和(或)体循环静脉瘀血的各种症状和体征。心瓣膜疾病、冠状动脉硬化、高血压、内分泌疾病、细菌毒素、急性肺梗死、肺气肿或其他慢性肺脏疾病等均可引起心脏病而产生心力衰竭的表现。妊娠、劳累、静脉内迅速大量补液等均可加重有病心脏的负担,而诱发心力衰竭。

CHF是心血管疾病的终末期表现和最主要的死因,是21世纪心血管领域的两大挑战之一。据我国2003年的抽样调查,成人心力衰竭患病率为0.9%;发达国家心力衰竭患病率为1%~2%,每年发病率为0.5%~1%。随着年龄的增加,心力衰竭患病率迅速增加,70岁以上人群患病率更上升至10%以上。心力衰竭患者4年死亡率达50%,严重心力衰竭患者1年死亡率高达50%。尽管心力衰竭治疗有了很大进展,心力衰竭患者死亡数仍在不断增加。

冠心病、高血压已成为慢性心力衰竭的最主要病因,据2005年对我国17个地区的CHF病因调查,冠心病占57.1%,居首位,高血压病占30.4%。风湿性心脏病虽在病因构成中的比例已趋下降,但瓣膜性心脏病仍不可忽视。同时,慢性肺心病和高原性心脏病在我国也具有一定的地域高发性。

2. 分类 根据心力衰竭的发展过程,心力衰竭可分为急性和慢性两种。急性心力衰

Note

竭的典型疾病是突发大面积心肌梗死、高血压、大面积肺梗死;慢性心力衰竭的典型疾病是缺血性心肌病、心脏瓣膜病。

根据心力衰竭的部位,心力衰竭可分为左心衰竭、右心衰竭和全心衰竭。左心衰竭主要是肺淤血,常见于心肌梗死后、主动脉瓣狭窄;右心衰竭主要是体循环淤血,常见于肺梗死和肺动脉高压。左心衰竭或右心衰竭持续数月至数年后可出现全心衰竭。

根据心脏收缩或舒张功能障碍的性质,心力衰竭可分为收缩期和舒张期两个时期。收缩期功能不全性心力衰竭指由于心脏收缩时排血障碍所致。而舒张期功能不全性心力衰竭是舒张充盈障碍。长期以来认为心力衰竭的发生都是由于心脏收缩功能不全所致,而近年来发现心力衰竭中有 30%～40% 的患者是由于舒张功能不全引起。慢性充血性心力衰竭(CHF)是以心功能长期障碍(临床上左心衰竭最常见,其次为全心衰竭,而单纯的右心衰竭较少)导致的循环功能衰竭为特征的临床综合征。

(二) 病因

影响心排血量的五个决定因素,即心脏的前负荷、后负荷、心肌收缩力、心率、心肌收缩的协调,这些因素中单个或多个的改变均可影响心脏功能,甚至发生心力衰竭。充血性心力衰竭可以由多种心脏疾病引起,包括缺血性心脏病、心肌梗死、高血压性心脏病、瓣膜性心脏病、心肌病以及先天性心脏病等。

老年充血性心力衰竭的严重程度取决于多种因素的影响,年龄、病程长短、基础病因和治疗方法都是重要的因素,而其中最主要的因素是基础病因。

1. 原发性心肌受损收缩力下降　这类疾病包括心肌梗死、肺心病、心肌病等。

2. 心室舒张受限　限制性心肌病、心包炎等。

3. 心室负荷过重　①压力负荷(后负荷)过重,包括高血压心脏病、肺动脉高压、主动脉瓣狭窄等。②容量负荷(前负荷)过重,见于心瓣膜关闭不全、甲亢、严重贫血等。老年人 CHF 的诱因与成年人大致相似,但有程度上的差异。

(1) 感染性疾病:呼吸道感染(尤其是肺炎)最多见,占诱发因素的一半。患肺炎的老人 9% 死于心力衰竭。

(2) 心肌缺血:老年人发生心力衰竭的常见原因。

(3) 心律失常:以快速性心律失常为多见,如快速心房纤颤、心房扑动、阵发性室上性心动过速;也常见于缓慢性心律失常,如高度房室传导阻滞、病态窦房结综合征等。

(4) 体力活动过量、情绪激动。

(5) 输血、输液过多、过快,钠盐摄入过多,电解质紊乱。

(6) 洋地黄治疗中断、量不足或过量。

(7) 严重贫血、甲状腺功能亢进。

(8) 肺栓塞。

(9) 使用抑制心肌收缩力的药物。

(三) 临床表现

临床上左心衰竭较为常见,尤其是左心衰竭后继发右心衰竭而致的全心衰竭,由于严重广泛的心肌疾病同时波及左、右心而发生全心衰竭者在住院患者中更为多见。

1. 左心衰竭　以肺循环淤血及心排血量降低为主要表现。

1) 症状

(1) 不同程度的呼吸困难　①劳力性呼吸困难:左心衰竭最早出现的症状。因运动使回心血量增加,左心房压力升高,加重肺淤血。引起呼吸困难的运动量随心力衰竭程度加重而减少。②端坐呼吸:肺淤血达到一定程度时,患者不能平卧,因平卧时回心血量增多而横膈上抬,呼吸更为困难。高枕卧位、半卧位甚至端坐时方可好转。③夜间阵发性呼吸困难:患者入睡后突然因憋气而惊醒,被迫取坐位,重者可有哮鸣音,称为"心源性哮喘"。多于端坐呼吸休息后缓解。其发生机制除睡眠平卧血液重新分配使肺血量增加外,夜间迷走神经张力增加、小支气管收缩、横膈抬高、肺活量减少等也是促发因素。④急性肺水肿:"心源性哮喘"的进一步发展,是左心衰竭呼吸困难最严重的形式。

(2)咳嗽、咳痰、咯血　咳嗽、咳痰是肺泡和支气管黏膜淤血所致,开始常于夜间发生,坐位或立位时咳嗽可减轻,白色浆液性泡沫状痰为其特点,偶可见痰中带血丝。急性左心衰竭发作时可出现粉红色泡沫样痰。长期慢性肺淤血肺静脉压力过高,可导致肺淤血和支气管血液循环之间在支气管黏膜下形成侧支,此种血管一旦破裂可引起大咯血。

(3)乏力、疲倦　运动耐量降低、头晕、心慌等器官、组织灌流不足及代偿性心率加快所致的症状。

(4)少尿及肾功能损害症状　严重的左心衰竭血液进行再分配时,肾血流量首先减少,可出现少尿。长期慢性肾血流量减少可出现血尿素氮、肌酐升高并可有肾功能不全的相应症状。

2)体征

(1)肺部湿啰音　由于肺毛细血管压增高,液体渗出到肺泡而出现湿啰音。随着病情的加重,肺部啰音可从局限于肺底部直至全肺。侧卧位时下垂的一侧啰音较多。

(2)心脏体征　除基础心脏病的固有体征外,一般均有心脏扩大(单纯性舒张性心力衰竭除外)及相对性二尖瓣关闭不全的反流性杂音、肺动脉瓣区第二心音亢进及舒张期奔马律。

2. 右心衰竭　以体循环淤血为主要表现。

1)症状

(1)消化道症状　胃肠道及肝淤血引起腹胀、食欲不振、恶心、呕吐等是右心衰竭最常见的症状。

(2)劳力性呼吸困难　单纯性右心衰竭为分流性先天性心脏病或肺部疾病所致,也均有明显的呼吸困难。

2)体征

(1)水肿　体静脉压力升高使软组织出现水肿,表现为始于身体低垂部位的对称性凹陷性水肿。也可表现为胸腔积液,以双侧多见,单侧者以右侧多见,可能与右膈下肝淤血有关。因胸膜静脉部分回流到肺静脉,故胸腔积液更多见于全心衰竭。

(2)颈静脉征　颈静脉搏动增强、充盈、怒张是全心衰竭时的主要体征,肝颈静脉反流征阳性则更具特征性。

(3)肝脏肿大　肝淤血肿大常伴压痛,持续慢性右心衰竭可致心源性肝硬化。

(4)心脏体征　除基础心脏病的相应体征外,可因右心室显著扩大而出现三尖瓣关闭不全的反流性杂音。

3. 全心衰竭　右心衰竭继发于左心衰竭而形成全心衰竭。右心衰竭时右心排血量减少,因此阵发性呼吸困难等肺淤血症状反而有所减轻。扩张型心肌病等表现为左、右心室均衰竭者,肺淤血症状往往不严重,左心衰竭的表现主要为心排血量减少的相关症状和体征。

（四）老年充血性心力衰竭的特点

（1）老年人心力衰竭的症状多不典型,部分患者已处于中度心力衰竭可完全无症状或仅表现为极度疲倦的状态。

（2）有些老年人可表现为白天阵发性呼吸困难,尤其是餐后或体力活动后,其意义与夜间阵发性呼吸困难相似。

（3）老年人发生急性左心衰竭时,由于心排血量下降,造成脑供血不足,可出现脑缺血症状,易被误诊为脑血管病。

（4）老年人常有多种疾病共存,互相影响,掩盖或加重心脏病的症状或体征导致诊断困难。

（5）老年人心力衰竭时易合并其他器官功能障碍。如呼吸衰竭、肾功能衰竭等。

二、康复评定

（一）判断心脏病的性质及程度

1. 病史、症状及体征　心力衰竭患者多因下列三种原因之一就诊:运动耐量降低;液体潴留;其他心源性或非心源性疾病。接诊时要评估容量状态及生命体征,估测颈静脉压,了解有无水肿、夜间阵发性呼吸困难以及端坐呼吸。

2. 心力衰竭的常规检查　是每位心力衰竭患者都应当做的检查。

1）二维超声心动图及多普勒超声　①诊断心包、心肌或心瓣膜疾病。②定量分析心脏结构及功能指标。③区别舒张功能不全和收缩功能不全。④估测肺动脉压。⑤为评价治疗效果提供客观指标。

2）心电图　可提供既往心肌梗死(MI)、左心室肥厚、广泛心肌损害及心律失常等信息;可判断是否存在心脏不同步,包括房室、室间和(或)室内运动不同步;有心律失常或怀疑存在无症状性心肌缺血时应做 24 h 动态心电图。

3）实验室检查　全血细胞计数、尿液分析、血生化(包括钠、钾、钙、血尿素氮、肌酐、肝酶和胆红素、血清铁与总铁结合力)、空腹血糖和糖化血红蛋白、血脂及甲状腺功能等,应列为常规。

4）生物学标志物

（1）血浆利钠肽[B 型利钠肽(BNP)或 N 末端 B 型利钠肽原(NT-proBNP)]测定可用于因呼吸困难而疑为心力衰竭患者的诊断和鉴别诊断。利钠肽可用来评估慢性心力衰竭的严重程度和预后。

（2）心肌损伤标志物　心脏肌钙蛋白(cTn)可用于诊断原发病如 AMI,也可以对心力衰竭患者做进一步的危险分层。

（3）其他生物学标志物　纤维化、炎症、氧化应激、神经激素紊乱及心肌和基质重构的标记物已广泛应用于评价心力衰竭的预后。

5）X 线胸片　可提供心脏增大、肺淤血、肺水肿及原有肺部疾病的信息。

（二）功能评定

1. 心力衰竭分期　2001 年美国 AHA/ACC 的成人慢性心力衰竭指南首先提出,且经 2005 年再次更新,具体见表 6-3-1。

表 6-3-1　心力衰竭分期

分期	表现
A 期	心力衰竭高危期,尚无品质性心脏(心肌)或心力衰竭症状,但患者有高血压、代谢综合征等可发展为心脏病的高危因素
B 期	已有器质性心脏病,如左心室肥厚、左心室射血分数降低,但无心力衰竭症状
C 期	有器质性心脏病,且既往或目前有心力衰竭症状
D 期	需要特殊干预治疗的难治性心力衰竭

2. NYHA 心功能分级　1928 年由美国纽约心脏病协会(NYHA)提出,具体见表6-3-2。

表 6-3-2　NYHA 心脏功能临床分级

分期	表现
Ⅰ级	体力活动不受限制。一般活动不引起疲劳、心悸、呼吸困难或心绞痛
Ⅱ级	体力活动稍受限。休息时正常,但一般的体力活动可引起疲劳、心悸、呼吸困难或心绞痛
Ⅲ级	体力活动明显受限。休息尚正常,但轻度体力活动可引起疲劳、心悸、呼吸困难或心绞痛
Ⅳ级	不能从事任何体力活动。休息时仍有心力衰竭症状,任何体力活动均可使症状加重

NYHA 心功能分级与代谢当量对应,可以指导日常活动与运动。

3. 心功能和活动水平的关系　见表6-3-3。

表 6-3-3　心功能和活动水平的关系

心功能分级	活动时代谢当量水平	心功能分级	活动时代谢当量水平
Ⅰ级	≥7	Ⅲ级	2～5
Ⅱ级	5～7	Ⅳ级	<2

4. 6 min 步行试验　通过测定 6 min 步行距离以估测心功能(表 6-3-4)。此方法安全、简便、易行,已逐渐在临床上应用,不但能评定患者的运动耐力,而且可预测患者预后。

表 6-3-4　6 min 步行试验

步行距离	<150 m	重度心功能不全
步行距离	150～425 m	中度心功能不全
步行距离	426～550 m	轻度心功能不全

（三）判断液体潴留及其严重程度

对应用和调整利尿剂治疗十分重要。短时间内尿量减少是液体潴留的可靠指标,其他征象包括颈静脉充盈、肝颈静脉回流征阳性、肺和肝脏充血(肺部啰音、肝脏肿大),以及水肿如下肢和骶部水肿、胸腔积液和腹腔积液。

三、治疗

（一）一般处理

治疗原则是纠正发生心力衰竭的基本病因、去除诱因、减轻心脏的工作负荷、增强心肌收缩力。

1. 去除诱发因素　需预防、识别与治疗能引起或加重心力衰竭的特殊事件,特别是感染。在呼吸道疾病流行或冬春季节,可给予流行性感冒、肺炎链球菌疫苗以预防呼吸道感染。肺梗死、心律失常、电解质紊乱和酸碱失衡、贫血、肾功能损害等均可引起心力衰竭恶化,应及时处理或纠正。

2. 监测体重　每日测定体重对早期发现液体潴留非常重要。如在 3 天内体重突然增加 2 kg 以上,应考虑患者已有水钠潴留(隐性水肿),需加大利尿剂剂量。

3. 调整生活方式

(1) 限钠　心力衰竭患者的潴钠能力明显增强,限制钠盐摄入对于恢复钠平衡很重要。要避免成品食物,因为这种食物含钠量较高。钠盐摄入轻度心力衰竭患者应控制在 2～3 g/d,中到重度心力衰竭患者应小于 2 g/d。盐代用品则应慎用,因常富含钾盐,如与 ACEI 合用,可致高血钾症。

(2) 限水　严重低钠血症(血钠<130 mmol/L),液体摄入量应小于 2 L/d。

(3) 营养和饮食　宜低脂饮食,肥胖患者应减轻体重,需戒烟。严重心力衰竭伴明显消瘦(心脏恶病质)者,应给予营养支持,包括给予白蛋白。

(4) 休息和适度运动　失代偿期需卧床休息,多做被动运动以预防深部静脉血栓形成。临床情况改善后应鼓励在不引起症状的情况下,进行体力活动,以防止肌肉的"去适应状态",但要避免用力的等张运动。较重患者可在床边围椅小坐。其他患者可步行每日多次,每次 5～10 min,并酌情逐步延长步行时间。NYHA 心功能Ⅱ～Ⅲ级患者,可在专业人员指导下进行运动训练(Ⅰ类,B 级),能改善症状、提高生活质量。

4. 心理和精神治疗　压抑、焦虑和孤独在心力衰竭恶化中发挥重要作用,也是心力衰竭患者死亡的主要预后因素。综合性情感干预,包括心理疏导可改善心功能状态,必要时可考虑酌情使用抗抑郁药物。

（二）药物治疗

心力衰竭的常规治疗为联合使用利尿剂、ACEI(或 ARB)和 β 受体阻滞剂三大类药物。为进一步改善症状、控制心率,地高辛是第四个联用的药物。醛固酮受体拮抗剂可用于重度心力衰竭患者。

1. 利尿剂　利尿剂通过抑制肾小管特定部位钠或氯的重吸收,消除心力衰竭时的水钠潴留。合理使用利尿剂是其他治疗心力衰竭药物取得成功的关键因素之一。常用的利尿剂包括噻嗪类利尿剂、袢利尿剂、保钾利尿剂等。

2. 血管紧张素转换酶抑制剂(ACEI)　ACEI 是被证实的能降低心力衰竭患者病死率的第一类药物,也是循证医学证据积累最多的药物,是公认的治疗心力衰竭的基石和首选药物。扩张外周小动脉和静脉系统,减轻心脏前后负荷;抑制心脏组织的肾素-血管紧张素-醛固酮系统,可防止心室重塑;抑制交感神经系统,降低儿茶酚胺水平。ACEI 对各种轻、中、重度心力衰竭均有效。常用药物有卡托普利、依钠普利、培哚普利、贝那普利等。常见不良反应有低血压、咳嗽。

3. β-受体阻滞剂　β-受体阻滞剂通过负性肌力和降低心率作用,降低心肌耗氧量,改善心肌缺血和心肌活动的非一致性,延长舒张期,改善左心室充盈和增加舒张末期容量,从而改善左心室舒张功能障碍。可减少产生过多儿茶酚胺和儿茶酚胺对心肌的不良作用。用于治疗高血压、扩张型心肌病、缺血性心肌病。不宜应用于严重的急性心力衰竭患者。低血压、心动过缓或有房室传导阻滞者不宜使用。

4. 血管紧张素-Ⅱ受体拮抗剂(ARB) 选择性阻断血管紧张素Ⅱ受体(AT$_1$),从而降低血管紧张素Ⅱ的升压作用;从受体水平全面阻断 RAAS 系统,抑制心室重构。常用药物有氯沙坦、缬沙坦、厄贝沙坦、坎地沙坦。

5. 正性肌力药物 常用药物有洋地黄类,如地高辛、西地兰或毒毛旋花子苷 K;拟交感性正性肌力药物,如多巴胺和多巴酚丁胺;磷酸二酯酶抑制剂,如氨力农、米力农等。

6. 钙离子拮抗剂 目前尚有争议。二氢吡啶类:如非洛地平、氨氯地平。

7. 血管扩张剂 常用的有硝酸酯类、α$_1$受体阻滞剂、硝普钠等。

8. 其他处理 吸氧、减少静脉回流、激素类药物等。

(三)运动康复治疗

1. 治疗目的 康复治疗的主要目的是在药物治疗的基础上应用运动疗法,尽可能减轻呼吸困难症状、延长寿命、提高生活质量。康复治疗可以提高最大摄氧量(18%～25%)、运动耐力(18%～34%)和无氧阈值,降低安静心率和亚极量运动时的心率,相对地降低定量运动时的通气量,改善通气功能,改善运动肌肉的血流量。运动训练后,可改善与运动有关的症状、体力活动能力及生活质量,延长生存期。

2. 治疗原理

(1)改善骨骼肌失健 大肌群的动力性运动使运动肌的代谢改善,毛细血管的数量(密度)增加,肌氧化酶活性提高,肌收缩的机械效率提高,从而使运动时的血液循环效率提高,从而相对地减少对心脏射血的要求。

(2)改善自主神经功能 长期训练使血液中儿茶酚胺的浓度下降,交感神经兴奋性下降,心率减慢,心肌耗氧下降,从而有利于心功能的改善。

(3)改善内脏功能 腹式呼吸训练有利于对肝、脾的按摩,减少内脏的淤血。

(4)改善血液流变学 减少静脉血栓的形成和预防肺炎。

(5)改善运动能力 最大摄氧量明显提高,安静时和亚极量运动时心率降低,下肢最大血流量和动静脉氧差增大,血管阻力下降;亚极量运动时骨骼肌乳酸生成量明显降低;运动耐力提高。

充血性心力衰竭是器质性心脏病的发展过程,心功能处于失代偿状态,常常因合并感染、过度疲劳、水和电解质失衡或用药不当而诱发心力衰竭加重或急性发作,甚至因此而死亡。传统治疗充血性心力衰竭特别强调卧床休息,严格限制身体活动能力,结果运动耐量降低,各脏器功能减退明显影响生存质量。需要说明的是,为减轻衰竭心脏的负担,卧床休息仍然是治疗急性期心力衰竭的重要方法,但为了避免因长期的卧床带来的体力衰竭、肌肉萎缩、关节僵直、肺部感染、深部血栓等诸多弊端,对充血性心力衰竭患者进行以运动训练为主的心脏病康复治疗,对改善患者的临床症状有良好作用。因其有助于增加肺活量,预防肺部感染,又能改善胃的消化功能,有利于机体健康的改善。同时,也可以提高骨骼肌对运动的适应性及氧合代谢能力,改善骨骼肌组织学和生物学性状,进而提高骨骼肌的功能和耐受性,改善外周血液循环的内皮功能,降低交感神经兴奋性,纠正心率变异的部分异常情况,提高患者的自动平衡能力,从而改善心脏功能和预防心力衰竭复发,有利于发病后的康复,提高患者的运动能力和生活质量。

3. 康复训练的适应证和禁忌证

（1）适应证 慢性稳定型心力衰竭；NYHA 心功能分级为Ⅰ～Ⅲ级者；患者能进行体力活动者；无禁忌证者。

（2）禁忌证

①相对禁忌证 1～3 天内体重增加 1.8 kg 以上者；需要持续或间断进行多巴酚丁胺治疗者；运动时出现血压下降者；NYHA Ⅳ级心功能者；静息或运动时出现复杂的室性心律失常者；卧位心率≥100 次/分者。

②绝对禁忌证 3～5 天内出现进行性运动耐量下降或者运动或静息时出现呼吸困难者；运动强度较低（运动当量小于 2 METs，坚持了 50 周）时出现显著心肌缺血；未控制的糖尿病；急性全身性疾病或发热；近期栓塞；血栓性静脉炎；活动性心肌炎或心包炎；中重度主动脉瓣狭窄；需要外科手术的反流性心瓣膜病；3 周内发生心肌梗死；新发生的心房颤动。

（3）修改或终止训练计划的标准 明显呼吸困难或乏力；运动中呼吸频率＞40 次/分；出现奔马律；肺内啰音增加；肺动脉第二心音亢进；运动加量时血压下降（超过10 mmHg）；运动中室上性或室性早搏增加；大汗、面色苍白或出现晕厥。

4. 心脏运动危险分层 心力衰竭的心脏运动康复存在着一定的风险，在运动康复之前，应根据美国运动医学会规定的住院患者和院外患者的心脏康复禁忌证排除标准进行筛选，对于符合标准的患者按表 6-3-5 进行危险分层，以最小风险获最大收益。

表 6-3-5 AHA 对于心力衰竭康复训练的危险分层

危险分级	NYHA	运动能力/METs	临床特征	监管及 ECG 监测
A			外表健康	无需
B	Ⅰ,Ⅱ	≤6	静息状态无明显心力衰竭症状或心绞痛，运动小于 6 METs 时 SBP 轻度升高，有自我调节运动能力	在运动制定初期监测6～12 次 ECG 及血压
C	Ⅲ,Ⅳ	≤6	运动小于 6 METs 时出现心绞痛或ST 段下移、血压下降、出现非持续性室速、有心源性猝死病史等可能危及生命的情况	整个运动过程需监督及心电、血压监护
D	Ⅳ	<6	失代偿心力衰竭、未控制的心律失常，可因运动而加重病情	不推荐以恢复活动能力为目的的康复训练

5. 康复训练的方式 主要为医疗步行、踏车、腹式呼吸、太极拳、气功、放松疗法、医疗体操等。心力衰竭早期的康复治疗主要为呼吸运动、坐位及放松运动。训练过程应循序渐进，避免训练过度，应根据患者的病情和功能情况选定运动方式和运动量。

6. 运动处方

1）运动强度 制定有氧运动处方的主要内容，直接关系到运动的效果和安全性，因此，掌握合适的运动强度是制定及执行慢性心力衰竭有氧运动处方的关键。运动强度的评价标准主要有代谢当量、无氧阈值、Borg 量表。

（1）代谢当量

①概念：1 METs＝每公斤体重×每分钟 3.5 mL 的摄氧量，1 METs 代表安静坐位

代谢水平。

②用途:确定运动强度,评定康复心脏功能水平和日常生活活动能力。

③特点:不受β受体阻滞的影响,且运动试验与日常生活中能量供需关系定量联系。

(2)无氧阈值(anaerobic threshold,AT)

①概念:运动中无氧代谢代替有氧代谢时的摄氧量,相当于60%最大摄氧量或60%～70%最大心率。可达最佳训练效果,同时运动的危险性最低。

②评价安全性:当运动超过AT,血乳酸、儿茶酚胺浓度上升,运动性猝死风险增加。

③评价训练的有效性:接近AT的运动训练最为有效,小于AT无效,大于AT有害。

④评价方式:气体代谢仪(无创、准确但需专用设备)、乳酸法(有创)、BORG分级失算(简便、常用)。

(3)Borg量表(12～16分接近AT) 见表6-3-6。

表6-3-6 Borg量表

Borg记分	自我理解的用力程度
6～8分	非常轻微
9～10分	很轻
11～12分	轻
13～14分	有点用力
15～16分	用力
17～18分	很用力
19～20分	非常非常用力

2)运动训练时间及频率 一般要求每次运动总时间:45～60 min,其中准备活动15～20 min,训练活动20～30 min,结束活动5～10 min。运动频率以3～5次/周为宜,大于5次/周不再提升效果。通常6～8周方可见运动耐量提升,运动训练要坚持不懈,可终生治疗。

3)运动量的标志

(1)运动适量的标志 运动时稍出汗,轻度呼吸加快、不影响对话;运动结束,心率在休息后5～10 min恢复;运动后轻松愉快,食欲和睡眠良好;无持续的疲劳感或其他不适感(疲乏、肌肉酸痛,短时休息可消失)。

(2)运动量过大的标志 运动结束后心率在休息10～20 min不恢复,运动中出现疲劳、心慌、食欲减退、睡眠不佳。

(3)运动量不足的标志 运动结束后身体无发热感、无汗,运动后心率无变化或在2 min内迅速恢复。

7. 呼吸肌训练 对呼吸肌疲劳是呼吸困难的关键因素之一的患者有较大帮助。选择性地进行呼吸肌训练可以改善患者呼吸肌的耐力和力量,提高肺活量和患者亚极量和极量运动能力,改善日常生活中的呼吸困难。呼吸肌训练主要采用三种方法:主动过度呼吸、吸气阻力负荷和调式活瓣的方式增加阻力。因呼吸肌训练只涉及较小肌群,对心血管影响较小,因此副作用也会较小,并可以增加有氧训练的作用。

8. 运动训练的注意事项

(1)运动处方的制定 特别强调个体化原则。要充分意识到心力衰竭患者心力储备能力已经十分有限,避免造成心力失代偿。

（2）在考虑采用运动训练之前应进行详尽的心肺功能和药物治疗评定。

（3）活动时应强调动静结合、量力而行,不可引起不适或症状加重,忌剧烈运动,并要有恰当的准备和结束活动。

（4）活动必须循序渐进,并要考虑环境因素对活动量的影响,避免在过热(27 ℃以上)或过冷(－18 ℃以下)时训练。

（5）避免情绪性高的活动,如有一定竞赛性质的娱乐活动。

（6）康复运动治疗时应有恰当的医学监护,出现疲劳、心悸、呼吸困难以及其他症状时应暂停活动,查明原因。

（7）严格掌握运动治疗的适应证,特别注意排除不稳定的心脏病患者。

（8）运动治疗只能作为综合治疗的一部分,而不能排斥其他治疗。

（四）中医康复治疗

1. 辨证用药

（1）心气虚

主证:呼吸气促,少气胸闷,咳嗽,不能平卧,面色灰白,动则喘息加剧,自汗力怯,手足无力,四肢浮肿。舌淡或肿大,苔白或少苔,脉沉弱或结代。

治法:补气益阳。

方药:保元汤加味。人参、桂枝、黄芪、炙甘草、当归、陈皮、蛤蚧。咳嗽明显者,加半夏、细辛、五味子。

（2）心阳虚

主证:心悸气喘,形寒肢冷,尿少水肿,夜尿频数,面色无化,精神萎靡,食欲不振,恶心欲吐,口渴不欲饮。舌淡,苔白,脉沉细或结代。

治法:温阳利水。

方药:真武汤加味。人参、附子、白术、白芍、茯苓、车前子、生姜、葶苈子。

（3）心阴肾虚

主证:心悸气短,头晕目眩,烦躁,口干咽燥,咳嗽有痰,大便燥结,失眠盗汗。舌质红绛,苔少,脉细数或结代。

治法:滋阴润燥,养血宁心。

方药:生脉散合地黄丸。人参(或西洋参)、麦冬、五味子、熟地黄、山萸肉、白芍、丹参、阿胶。

2. 单方及中成药康复

主要有葶苈子末、蟾酥、金鸡散、北五加皮粗苷、参附注射液、枳实注射液。

3. 针灸康复

主穴:内关、间使、心胸、神门、足三里等。

配穴:气促配膻中、肺俞;腹胀配足三里、中脘;少尿配肾俞、三阴交;心烦失眠配安眠穴。

4. 按摩康复

轻度心力衰竭患者可进行柔和的向心性按摩,对改善肢体血液循环,消除疲劳感,对提高运动能力有一定作用。

（韦艳红）

本节 PPT

第四节　老年坠积性肺炎康复

一、定义

患者由于疾病而长期卧床、姿势相对固定,导致痰液沉积在肺底部或肺部体位型最低处而导致肺部炎症。该病常见于各种原因所致的长期卧床的老年人,如患严重的消耗性疾病、脑卒中、骨折等被迫或需要长期卧床的老年患者。

二、发病机制

坠积性肺炎常见于各种原因所致长期卧床的老年人。老年人由于各器官生理功能减退,免疫能力、防御功能减退,加之原发病的存在,上呼吸道黏液分泌增多,而老年人咳嗽排痰功能不足,患者主动和被动翻身不能完成,导致痰液淤积于中小气管,成为细菌的良好培养基,容易诱发肺部感染,即坠积性肺炎。

三、发病特点

起病隐匿,临床表现不典型,且临床症状易被原发病掩盖,因而易导致漏诊及延误诊断。一些患者仅表现为原有病情加重或原有病恢复缓慢,精神萎靡,全身乏力;食欲减退,中低热或体温不升;胸闷气促、偶咳等不典型的表现。但这些症状不能完全以原发病来解释,故对长期卧床而出现上述症状时,应高度怀疑坠积性肺炎,并及时拍胸片,做有关检查,以便明确诊断。

四、诊断指标

1. 病史　患者一般都有长期卧床病史。

2. 症状　以发热、咳嗽和咳痰为主,患者尤以咳痰不利,痰液黏稠而致呛咳发生为其主要特点,卒中患者多以突然发热为首发症状。

3. 实验室检查　一般为白细胞增多,中性粒细胞比例增高;痰菌检查和痰培养阳性。

4. 肺部 X 线检查　双肺下部或单侧肺下部不规则小片状密度增高影,边缘模糊密度不均匀。

5. 肺部听诊　肺底可闻及湿啰音及哮鸣音,甚至肺部下叶有叩诊浊音。

五、临床治疗

1. 抗炎、化痰　常为多种细菌的混合感染,且以革兰阴性菌为主,在痰液培养和药敏试验结果出来之前即应联合足量使用抗生素,同时使用化痰药。因坠积性肺炎用药时间相对较长,应注意药物对肝肾功能的影响及损害,尽量少用对肝肾功能有损害的药物。注意其他合并症的治疗。

2. 痰培养和血培养　在使用抗生素的同时给予患者痰培养和血培养,根据结果调整敏感抗生素。

3. 加强护理　给予患者翻身叩背,多饮水,进食高热量、低流质饮食,并保持大便通畅。

Note

六、康复治疗

（一）COPD 的康复治疗目标

（1）尽可能恢复有效的腹式呼吸，改善呼吸功能，提高呼吸效率。

（2）采取多种措施减少和治疗并发症，提高肺功能和全身体力，尽可能恢复活动能力。

（3）提高生活质量，降低死亡率。

（二）治疗方法

1. 运动疗法

1）呼吸训练

（1）辅助呼吸肌的松动 吸气时斜角肌、胸锁乳突肌、上斜方肌、胸肌、背肌在肋骨过度垂直的作用下处于高张力状态，颈背部的伸肌群因缺乏核心稳定性而呈高张状态，对此可利用按摩及肌肉松动术改善呼吸功能。

（2）肌肉的松动 手指自然屈曲，四指尖以合适的力度按压于目标肌腹 6～10 s，然后横向弹拨，根据情况更换按压及弹拨点，必要时进行牵伸。

2）横膈膜激活模式下的腹式呼吸的训练 患者仰卧位，腹部做一轻度的紧张收缩（类似保护反应时的腹部预收缩），治疗师一手放在患者腹部，嘱患者闭口用鼻吸气，患者腹部鼓起向上顶起治疗师的手掌，同时腹部肌肉随着腹部渐鼓起而缓慢放松做离心收缩，使横膈膜与胸廓下缘的贴合区域（ZOA）高效打开，膈肌有效收缩下降，完成吸气动作，保留 2～3 s，然后缩唇呼气，类似吹口哨口型，完成呼气。

注意：对于年龄偏大、心功能不足或体质较差的患者，呼吸训练要循序渐进，可先练习要求较低的吸气时鼓腹的腹式呼吸，熟练后再练习横膈膜激活模式下的腹式呼吸，以免患者因训练难度大，或影响生命体征而放弃肺病康复治疗。

3）利用康复踏车及跑台等仪器进行的肌力耐力训练 对于心肺功能差或体质较差的老年患者，早期在床上进行腹式呼吸训练和床边主、被动训练支持下的关节活动及肌力训练，一旦患者心功能达到 3 级且肺功能达到 4 级，就可进行轮椅坐位上的康复踏车有氧训练；条件允许时，可以进行智能跑台上的有氧训练，逐渐增加患者呼吸肌的耐力及全身体能。

4）简易吸气训练仪下的吸气训练

（1）阻力吸气法 利用装置上的吸气孔来调节吸气阻力，进行吸气肌的抗阻训练，可以改善呼吸肌的耐力。这是最普及的方法之一，该吸气训练仪器要每人一具，避免交叉感染。

（2）阈压力负荷法 这是当今吸气肌训练常用的方法，患者吸气时必须克服练习装置上预置的负荷并保持这一负荷才能通气。

5）理疗的应用

（1）超短波 无热量或微热量强度下，治疗时间为 10 min，可以显著改善肺部炎症，从而改善肺功能。

（2）电脑中频 以肺俞穴为中心的中频电治疗，既可以改善因肺功能差而背部肌肉过分代偿而引起的僵硬疼痛，同时又可通过穴位刺激直接改善肺功能。

（3）直流电离子导入 以西药氨茶碱或中药麻黄、蛤蚧等药物调制而成的正离子药液通过直流电穴位皮肤导入，可有效改善肺部症状。

6) 体位排痰训练　一般方法为先做深呼吸,在呼气时用力咳嗽,重复数次。如痰液已到气管或咽喉部而无力咳出时,可用双手压迫患者下胸部或腹部,嘱其用力咳嗽,将痰排出。排痰痰训练的目的是清除气道过多的分泌物和痰液;减轻气道阻力及呼吸功;改善肺的气体交换;降低支气管感染的发生率及防止气道黏液阻塞引起的肺不张。体位排痰训练还包括体位引流、胸部叩击、咳嗽和用力呼气术。近年因肺部叩击术而生产设计的震动排痰器械,已得到了广泛使用,效果良好。

7) 禁忌证　并发严重肺动脉高压、不稳定型心绞痛及近期心肌梗死、认知功能障碍、充血性心力衰竭、严重肝功能异常、癌症转移、近期脊柱损伤、骨折、咯血等。

8) 注意事项

(1) 坠积性肺炎的康复治疗前要有临床的心肺功能评估。

(2) 在床边有氧训练过程中,仪器要有患者的生命体征监测指标,如设置患者的靶心率,大于靶心率仪器自动降低患者训练强度,保证患者安全,避免医疗事故的发生。

2. 中医康复疗法

1) 针灸疗法

(1) 体针　主穴取肺俞、列缺、气海,咳剧加大杼、尺泽;喘甚加天突、定喘、膻中;痰多,加足三里、丰隆、脾俞;兼恶寒、发热加风门、大椎,用平补平泻法,留针 30 min,隔日 1 次,10~15 次为 1 个疗程。灸法取大杼、肺俞、膏肓、天突、膻中、鸠尾,每次 3~4 穴,艾条灸 10~15 min,或艾炷灸 3~5 壮,每天或隔天 1 次。

(2) 穴位注射　取胸 1~6 夹脊穴。用胎盘注射液,每次选 1~2 对穴,每穴注射 0.5~1 mL。两穴交替使用,每日或隔日 1 次,10 次为 1 个疗程。

(3) 耳针　主穴取平喘、肾上腺、肺、支气管,配以神门、交感、枕。针刺留针 15~30 min,隔日 1 次,10 次为 1 个疗程。或用王不留行进行耳穴按压(胶布固定)。

(4) 穴位敷贴　膏药制备白芥子 2 份,延胡索 2 份,细辛 1 份,甘遂 1 份,4 味药研末,取适量,加入少许生姜汁调成糊状。主穴取大椎、定喘、肺俞、风门、心俞;配穴取膈俞、膏肓、神堂、脾俞、肾俞、大杼、膻中、天突。每次取主穴和配穴各 2~3 穴。患者取坐位,充分暴露胸背部,用消毒棉签挑取少许药糊,做成直径 1.5 cm、厚约 0.3 cm 的药饼敷贴在所选穴位上,外用医用愈肤膜敷贴。每年初伏、中伏、末伏各 1 次,每次敷贴 1~5 h,患者感到局部的灼热痛痒时揭去药膏。

2) 推拿疗法　每日或隔日 1 次,10 次为 1 个疗程,具体操作如下。

(1) 取坐位　用拇指指腹端按揉内关、合谷、神门、曲池穴各 1 min。

(2) 取仰卧位　用两拇指置于天突两侧,分别沿肋间隙自内向外推至腋中线,自上而下推至乳头,重复进行 5 min;再用拇指指腹端按揉天突、膻中、足三里、丰隆穴各 1 min。

(3) 取仰卧位　用掌摩法,以脐为中心,从小到大,顺时针摩腹 3 min;再用手掌自上而下拍胸 5 遍。

(4) 取侧卧位　以手掌沿腋中线自上而下擦肋 3 min,以透热为度。

(5) 取俯卧位　用一指禅推法推背部两侧脾俞、胃俞、肾俞、膈俞各 1 min,肺俞 2 min;再用擦法在上述各穴位处来回操作 5 min。

坠积性肺炎是长期卧床老年的常见并发症,肺部感染对老年人来说是极其危险的,易引起败血症、毒血症、呼吸窘迫,甚至肺源性心脏病。故该病的预防大于治疗,一旦发现坠积性肺炎的风险,要积极进行康复治疗。

第五节 老年慢性阻塞性肺疾病的康复

本节 PPT

一、概述

(一)定义

慢性阻塞性肺疾病,俗称 COPD,是一种以气流受限为特征的肺部疾病,气流受限不完全可逆,呈进行性发展,且与肺脏对吸入烟草烟雾等有害气体或颗粒的异常反应相关,可伴有气道高反应性。COPD 主要累及肺部,但也可以引起肺外其他器官的损害。

(二)流行性病学

由于吸烟人数增加和环境污染等因素。所以我国 COPD 的发生呈逐渐增加趋势,其患病率和病死率均居高不下。1992 年在我国北部和中部地区对 102230 名农村成人进行了调查,COPD 成人的患病率为 3.17%。近年来在我国七个地区对 20245 名成人进行调查,COPD 的患病率占 40 岁以上人群的 8.2%。因肺功能进行性衰退,本病严重影响患者的劳动力和生活质量。COPD 造成巨大的社会和经济负担。根据世界银行和世界卫生组织发表的研究,至 2020 年,COPD 将名列世界疾病经济负担的第五位。

(三)病因与发病机制

1. 病因　本病确切的病因尚不清楚,但认为与肺部对香烟烟雾等有害气体或有害颗粒的异常炎性反应有关,这些反应存在个体易感因素和环境因素的相互作用。

(1)吸烟　COPD 的重要发病因素之一,吸烟者慢性支气管炎的患病率比不吸烟者高 2～8 倍,且烟龄越长、吸烟量越大,COPD 的患病率越高。

(2)职业粉尘和化学物质　接触职业粉尘及化学物质,如烟雾变应原、工业废气及室内空气污染等浓度过高或时间过长时,均可能产生与吸烟类似的 COPD。

(3)空气污染　大气中的有害气体如二氧化硫、二氧化氮、氯气等可损伤气道黏膜上皮,使纤毛清除功能下降,黏液分泌增加,为细菌感染创造了条件。

(4)感染因素　与慢性支气管炎类似。感染也是 COPD 发生发展的重要因素之一。

(5)其他　氧化应激、炎症机制、蛋白酶-抗蛋白酶失衡,自主神经功能失调,营养不良、气温变化等都有可能参与 COPD 的发生和发展。

2. 发病机制　COPD 的发病机制被认为主要有烟草烟雾的慢性刺激物作用于肺部,使肺部出现异常炎性反应,COPD 可累及气道、肺实质和血管,表现为以中性粒细胞、巨噬细胞、淋巴细胞浸润为主的慢性炎症反应。这些细胞释放炎性介质,与气道和肺实质的结构细胞相互作用,进而促使 T 细胞、中性粒细胞及嗜酸性粒细胞在肺组织聚集,释放白三烯、白介素、肿瘤坏死因子等多种递质,引起肺结构的破坏。氧化-抗氧化失衡和蛋白酶-抗蛋白酶失衡,以及自主神经系统功能紊乱,胆碱能神经张力增高等进一步加重了COPD 肺部炎症和气流受限。

(四)临床特征

1. 症状　本病起病缓慢,病程较长。

(1)慢性咳嗽　成为首发症状,也可随病程发展终生不愈,初起为间断性咳嗽,早晨

Note

145

较重。发展到一定程度时早晚均可咳嗽,夜间咳嗽不显著,伴阵咳或排痰。

（2）咳痰　一般为白色黏液浆液性泡沫痰,或少量黏液性痰,偶可带血丝,清晨排痰较多,合并感染时痰量较多,可有脓性痰,少数患者咳嗽不伴咳痰。

（3）气短或呼吸困难　COPD的典型表现,早期仅于劳动时出现,后逐渐加重。严重时日常活动甚至休息时也感到气短。

（4）喘息和胸闷　部分患者,特别是重度患者或者急性加重时可出现喘息症状。

（5）全身症状　体重下降,食欲减退,外周肌肉萎缩和功能障碍。

2. 体征　COPD早期体征不明显,随着疾病进展可出现以下体征。

（1）一般情况　黏膜及皮肤发干,病情严重时坐姿成前倾式。

（2）呼吸系统　呼吸浅快,辅助呼吸肌参与呼吸运动,重时可成胸腹矛盾呼吸,视诊胸廓前后径增大,肋间隙增宽,剑突下胸骨下角增宽,称为桶状胸。部分患者呼吸变浅,频率增快,严重者可有缩唇呼吸等。触诊双侧语颤减弱、叩诊肺部过清音。心浊音界缩小、肺下界和肝浊音界下降。听诊两肺呼吸音减弱,呼气延长部分患者可闻及湿啰音和干啰音。

（3）心脏　可见剑突下心尖搏动,心脏浊音界缩小。心音遥远、剑突部心音较清晰响亮。出现肺动脉高压和肺心病时。p2大于A2,三尖瓣区可闻及收缩期杂音。

（4）腹部　肝界下移,右心功能不全时肝静脉回流征阳性,出现腹腔积液、移动性浊音。

（5）其他　长期低氧病例,可见杵状指,高碳酸血症或右心衰竭病例时可出现双下肢凹陷性水肿。

二、康复评定

（一）呼吸功能评估

1. 气短气急症状分级　可结合日常生活能力分为五级（表6-5-1）,可同时评定患者日常生活能力。

表6-5-1　日常生活能力气短临床评定

分级	临床特征
0级	患者有肺气肿,但不影响日常生活,活动时无气短
1级	较大量活动及运动时有气短
2级	平地步行不气短,但上坡或快速步行时气短(同龄健康人不觉气短)
3级	慢步行走不及百步就气短
4级	说话、穿衣等轻微活动就气短
5级	安静时出现气短,无法平卧

2. 功能测试

（1）肺活量　尽力吸气后缓慢而完全吐出的最大空气容量,是最常用的指标之一,随病情的严重性增加而下降。

（2）FEV1　尽力吸气后,尽最大努力快速呼气,第一秒钟呼出的气体容量。FEV1与用力肺活量（FVC）的比值与COPD的严重程度及预后相关性良好。

（二）运动能力评定

1. 平板或功率车运动实验　通过运动平板或功率车进行运动试验获得最大吸气量、

最大心率、最大 MET 值、运动时间等相关量化指标来评定患者的运动能力,也可通过平板或功率车运动试验中患者主观用力程度分级等半定量指标来评定患者的运动能力。

2. 定量行走评定 让患者步行 6 min 或 12 min 所能行走的最长距离。对于不能进行活动平板运动试验的患者,可进行 6 min 或 12 min 的行走距离测定。以判定患者的运动能力以及运动中发生低氧血症的可能性。采用定距离行走,计算行走时间也可作为评定方式。

3. 呼吸肌功能测试

1) 呼吸肌力量(RMS) 指呼吸肌最大收缩能力,主要测定指标如下。

(1)最大吸气压(MIP)和最大呼气压(MEP) 最大吸气压是在功能残气位和残气位气流阻断时,用最大努力吸气时所产生的最大吸气口腔压,是对全部呼气肌和吸气肌强度的测定。最大呼气压,是在肺总量为气流阻断时用最大努力呼气所产生的最大口腔压,反映全部呼吸机的综合呼气力量。

男性:MIP$=143-0.55\times$年龄;MEP$=268-1.03\times$年龄。女性:MIP$=104-0.51\times$年龄;MEP$=170-0.53\times$年龄。单位为 cmH_2O(1 $cmH_2O\approx0.098$ kPa)。

(2)跨膈压和最大跨膈压 跨膈压为腹内压与胸内压的差距。常用胃内压代替腹内压,用食管压代表胸内压,它反映膈肌收缩时产生的压力变化。通常取其吸气末的最大值。正常情况下吸气时食管内压力为负值。而胃内压力为正值,跨膈压实际上是胃内压与胸内压两个绝对值之和。最大跨膈压是指在功能残气位气道阻断的情况下,以最大努力吸气时产生的跨膈压最大值,正常人该值为 90~215 cmH_2O。

2) 呼吸肌耐力(RME) 指呼吸肌维持一定力量,或做功时对疲劳的耐受性和水平通气的能力。

主要测定指标如下。

(1)通气耐受试验 一般以最大自主通气(MVV)和最大维持通气量(MSVC)的方式测定。正常人 MVV 男性约 104 L,女性约 82 L。MSVC 是指能维持 5 min 百分之六十的 MVV 动作时的通气量。

(2)膈肌张力-时间指数(TTdi) 膈肌做功时的个体化定量指标,其计算公式如下。呼气时膈肌做功=膈肌收缩时的跨膈压×收缩持续时间。跨膈压越大,持续时间越长、做功越大、越可能产生疲劳,正常人平静呼吸时约为 0.02。

(3)呼吸肌耐受时间(Tlimit) 指呼吸肌在特定的强度的吸气阻力或特定的 TTdi 负荷下收缩所能维持而不发生疲劳的时间。常用的耐力试验方法有吸气阻力法、吸气阈值负荷法、可耐受吸气压。这些均需要特定器械进行测定。

(4)膈肌肌电图 中位频率在 70~120,高频成分/低频成分为 0.3~1.9。

(5)膈神经电刺激法 Pdi/Pdimax 为 17%~21%。

(6)呼吸形态的监测 正常呼吸形态为胸式或腹式呼吸。

3) 呼吸肌疲劳测定 ①反映或预示疲劳的测定:肌电图频谱改变,呼吸肌松弛率下降或松弛时间常数增大;呼气时膈肌做功或呼吸肌耐受时间超过疲劳阈值;呼吸浅快、动用辅助呼吸肌、呼吸不同步,或反常呼吸。②直接测定:最大的等长收缩压力或力量下降,无法达到预设的吸气压力和力量,膈神经电刺激诱发的收缩持续时间下降;电刺激胸锁乳突肌的反应强度下降。

此外,功能评估,还包括上下肢肌肉力量评估、心理状态评估、营养状态评估、生活质量评估。

三、康复治疗

（一）COPD 的康复治疗目标

（1）改善顽固和持续的功能障碍（气道功能和体力活动能力）。

（2）尽可能恢复有效的腹式呼吸，改善呼吸功能，提高呼吸效率。

（3）采取多种措施减少和治疗并发症，提高肺功能和全身体力，尽可能恢复活动能力。

（4）提高生活质量，降低住院率，延长生命。

（二）COPD 的康复治疗原则

因人而异，结合临床，循序渐进，持之以恒，全面康复。

（三）运动疗法

1. 呼吸训练

1）辅助呼吸肌的松动　吸气时由于斜角、胸锁乳突肌、上斜方肌、胸肌、背肌等由于肋骨过度垂直的运动而使上述肌肉处于僵硬状态，包括颈背部的伸肌群也因此缺乏核心稳定而呈高张状态，所以利用中医的按摩及现代康复的肌肉松动术对呼吸功能的改善非常重要。

肌肉的松动　手指自然屈曲，四指尖以合适的力度按压于目标肌腹 6～10 s，然后做横向弹拨，根据情况更换按压及弹拨点，必要时牵伸目标肌肉。

2）胸廓的松动

（1）上肋骨的松动（以松动左上肋为例）　患者俯卧位，双上肢垂于床两边，治疗师站于患者头端，面向患者，治疗师左右手交叉，右手的尺侧放于患者胸椎的右横突，以豆状骨固定相关横突，手指指向尾端；治疗师左手尺侧放于被松动的上部左肋，豆状骨放于横突之外、肋骨之内，手指沿肋骨自然而放。治疗师右手予以支持固定，左手施压将患者的肋骨移向腹侧，并稍向外及尾端移动，以造成肋横突关节分离。

（2）下肋骨的松动（以松动右下肋为例）　患者俯卧位，治疗师站于患者骨盆之左旁，面向患者，治疗师左右手交叉，右手的尺侧放于患者胸椎的左横突，以豆状骨固定相关横突，手指指向头端；治疗师左手尺侧放于被松动的下部右肋，豆状骨放于横突之外、肋骨之内，手指沿肋骨自然而放。治疗师右手予以支持固定，左手施压将患者的右肋骨移向腹侧，并稍向外及头端移动，以造成肋横突关节分离。

肋骨的松动要注意力度的把握，治疗要循序渐进。

3）胸椎的松动　患者取坐位，双臂交叉抱肩，治疗师立于患者旁侧，一手臂伸于患者两腋下，向上向前托起患者两上臂，同时另一只手掌跟压于胸椎棘突，向上向前推挤胸椎棘突，同时治疗师两臂协同使患者颈胸做前上方向的后伸动作，向前向上逐节松动胸椎。

2. 横膈膜激活模式下的腹式呼吸的训练　患者仰卧位，腹部做一轻度的紧张收缩（类似保护反应时的腹部预收缩），治疗师一手放在患者腹部，嘱患者闭口用鼻吸气，患者腹部鼓起向上顶起治疗师的手掌，同时腹部肌肉随着腹部渐鼓起而缓慢放松做离心收缩，使横膈膜与胸廓下缘的贴合区域（ZOA）高效打开，膈肌有效收缩下降，完成吸气动作，保留 2～3 s，然后缩唇呼气，口形类似吹口哨，完成呼气。

对于慢性阻塞性肺疾病患者及年龄偏大心功能不足或体质较差患者，呼吸训练要循序渐进，先要练习要求较低的吸气时腹部鼓起的腹式呼吸，熟练后再练习横膈膜激活模式下的腹式呼吸，以免患者因训练难度大，或影响生命体征而放弃治疗。

Note

3．在简易呼吸训练仪下的吸气训练

（1）阻力吸气法　通过专业的吸气训练仪，利用装置上的吸气孔来调节吸气阻力，进行吸气肌的抗阻训练，可以改善呼吸肌肌力和耐力，是最普及的方法之一，该吸气训练仪要每人一具，避免交叉感染，如英国产的 POWERbreathe K5 型深度呼吸器。

（2）阈压力负荷法　当今吸气肌训练常用的方法，患者吸气时必须克服练习装置上预置的负荷并保持这一负荷才能通气。

通过专业的呼吸训练系统还可以实现每周一次的呼吸训练结果评估，找出不足，随时修正训练方案，简便快捷，疗效显著。

4．通过康复踏车及跑台等仪器的肌力耐力训练　对于心肺功能差或体质较差的老年患者，早期在床上进行腹式呼吸训练和床边主动和被动训练器支持下的关节活动及肌力训练，一旦患者心功能达到 3 级且肺功能达到 4 级，就可进行轮椅坐位上的康复踏车有氧训练；条件允许时，可以进行跑台上的有氧训练，逐渐增加呼吸肌的耐力及全身体能。

主动和被动训练器或在康复踏车、跑台上进行有氧训练时，应准备好靶心率等安全监测指标，且能智能调节运动阻力，在保证患者安全的同时，最大限度地减少治疗师的人工工作量。

5．呼吸操训练　①患者自然放松站立；②身体稍后仰吸气，前倾时呼气；③单举上臂吸气，双手压腹呼气；④平举双上肢吸气，双臂下垂呼气；⑤平伸上肢吸气，双手压腹呼气；⑥抱头吸气，转体呼气；⑦立位上肢上举吸气，蹲下呼气；⑧用鼻吸气，腹部鼓起，缩唇呼气；⑨平静呼吸。

可以根据患者的实际情况选择呼吸操，开始训练时每次 5～10 min，一日 4～5 次，后逐渐增加至每次 20～30 min，一日 3 次，一般情况下两周后可明显改善肺功能。有条件的康复中心，该呼吸操可以由治疗师组织患者定时一起运动，以增强患者的康复疗效及医从性。

6．理疗的应用

（1）超短波　无热量或微热量强度下，治疗时间为 10 min，可以显著改善肺部炎症，从而改善肺功能。

（2）电脑中频　以肺俞穴为中心的中频电治疗，既可以改善因肺功能差而背部肌肉过分代偿而引起的僵硬疼痛，又可通过穴位刺激直接改善肺功能。

（3）直流电离子导入　以西药氨茶碱或中药麻黄、蛤蚧等药物调制而成的正离子药液通过直流电穴位皮肤导入，可有效改善肺部症状。

7．体位排痰训练　一般方法为先做深呼吸，在呼气时用力咳嗽，重复数次。如痰液已到气管或咽喉部而无力咳出时，可用双手压迫患者下胸部或腹部，嘱其用力咳嗽，将痰排出。排痰训练的目的是清除气道过多的分泌物和痰液，减轻气道阻力，改善肺的气体交换，降低支气管感染的发生率及防止气道黏液阻塞引起肺不张。体位排痰训练还包括体位引流、胸部叩击、咳嗽和用力呼气术。

8．禁忌证及适应证

（1）适应证　标准的肺部疾病康复治疗方案主要针对 COPD 患者，现已逐步拓展至其他疾病。如支气管哮喘、纤维性肺囊肿、限制性肺病、间质性肺病、呼吸机依赖者和肺移植前后等。

（2）禁忌证　并发严重肺动脉高压、不稳定型心绞痛及近期心肌梗死、认知功能障碍、充血性心力衰竭、严重肝功能异常、癌症转移、近期脊柱损伤、骨折、咯血等。

9. 注意事项

（1）康复治疗前进行了心肺功能评估。

（2）康复训练方案要重点突出，根据患者肺功能情况而制定分阶段训练方案，训练的早、中、晚期方案都应有所不相同，可以让患者从思想上认识到康复的严谨性和科学性。

（3）中后期的康复踏车或主被动训练器上的有氧训练，要分组进行，定期比赛，增加乐趣，提高训练的兴趣。

（4）在训练过程中要牢牢树立安全意识，在有氧训练过程中，训练仪器要能同时监测患者的体征，如设置患者的靶心率，且能自动降低患者训练强度，保证患者安全，避免医疗事故的发生。

（四）心理疗法

COPD 患者容易产生焦虑、抑郁等心理障碍。医务人员、家庭和社会应注意患者的心理问题，耐心解释和进行切实有效的治疗指导，鼓励患者积极康复治疗，让其掌握一些防置措施，增强患者战胜疾病的信心，同样有助于提高患者的生活质量。

（五）中医康复疗法

本病在中医学中属"咳嗽""喘证""肺胀"范畴，正气虚损，痰瘀互阻，本虚标实为其主要病机。采用综合治疗手段可有效改善症状，提高患者的生活质量。

1. 中药治疗

（1）肺脾气虚　主要为咳嗽，或微喘、倦怠、乏力，食少纳呆，大便不实，或食油腻时容易腹泻等，自汗恶风，易发感冒。舌质淡或胖大，舌苔薄白或薄腻，脉细弱。治宜健脾益肺，可用玉屏风散合六君子汤加减。

（2）肺肾两虚　主证：咳嗽，短气息促，动则为甚，腰酸腿软，夜尿频数，自汗恶风、易发感冒。舌质淡，舌苔薄白，脉沉。治宜补肺益肾。肾气亏乏，而无明显寒热所偏者，宜平补肺肾，可用补肺汤、参蛤散、人参胡桃汤加减；肾阴偏虚，阴不敛阳、气失摄纳者，可用七味都气丸合生脉饮；阳气虚损，肾不纳气者，宜用金匮肾气丸、右归丸、苏子降气汤加减。

（3）气虚血瘀　主证：间断咳喘，胸闷气短，舌暗，或有瘀点、瘀斑，甚至可见唇面指甲青紫，脉细涩或结代。治宜用补阳还五汤、复元活血汤随症加减（益气活血化痰是 COPD 缓解期治疗的重要方法）。

2. 针灸疗法

（1）体针　主穴取肺俞、列缺、气海，咳剧加大杼、尺泽；喘甚加天突、定喘、膻中；痰多，加足三里、丰隆、脾俞；兼恶寒、发热加风门、大椎，用平补平泻法，留针 30 min，隔日 1 次，10～15 次为 1 个疗程。灸法取大杼、肺俞、膏肓、天突、膻中、鸠尾，每次 3～4 穴，艾条灸 10～15 min，或艾炷灸 3～5 壮，每天或隔天 1 次。

（2）刺络放血法　在患者两肺穴位上点刺或叩刺放血后拔罐，放出淤血 10～20 mL 为宜，能明显改善喘息症状，伴有糖尿病的患者慎用。

（3）耳针　主穴取平喘、肾上腺、肺、支气管，配以神门、交感、枕。针刺留针 15～30 min，隔日 1 次，10 次为 1 个疗程。或用王不留行耳穴按压（胶布固定）。

（4）穴位注射　取胸 1～6 夹脊穴。用胎盘注射液，每次选 1～2 对穴，每穴注射 0.5～1 mL。两穴交替使用，每日或隔日 1 次，10 次为 1 个疗程。

（5）穴位敷贴　膏药制备白芥子 2 份，延胡索 2 份，细辛 1 份，甘遂 1 份，4 味药研末，取适量，加入少许生姜汁调成糊状。主穴取大椎、定喘、肺俞、风门、心俞；配穴取膈俞、膏肓、神堂、脾俞、肾俞、大杼、膻中、天突。每次取主穴和配穴各 2～3 穴。患者取坐位,充分暴露胸背部,用消毒棉签挑取少许药糊,做成直径 1.5 cm、厚约 0.3 cm 的药饼敷贴在所选穴位上,外用医用愈肤膜敷贴。每年初、中、末伏各 1 次,每次敷贴1～5 h,患者感到局部的灼热痛痒时揭去药膏。

3. 推拿疗法　每日或隔日 1 次,10 次为 1 个疗程,具体操作如下。

(1)取坐位　用拇指指腹端按揉内关、合谷、神门、曲池穴各 1 min。

(2)取仰卧位　用两拇指置于天突两侧,分别沿肋间隙自内向外推至腋中线,自上而下推至乳头,重复进行 5 min;再用拇指指腹端按揉天突、膻中、足三里、丰隆穴各 1 min。

(3)取仰卧位　用掌摩法,以脐为中心,从小到大,顺时针摩腹 3 min;在用手掌自上而下拍胸 5 遍。

(4)取侧卧位　以手掌沿腋中线自上而下擦肋 3 min,以透热为度。

(5)取俯卧位　用一指禅推法推背部两侧脾俞、胃俞、肾俞、膈俞各 1 min,肺俞 2 min;再用擦法在上述各穴位处来回操作 5 min。

4. 传统体育康复

(1)太极拳　太极拳等不仅可以增加肌肉活动,提高机体抵抗力,而且也可改善呼吸循环功能。可选择简化太极拳,易于学习操作。每次 30 min,每日 1～2 次。

(2)气功　①放松功法,放松功效良好,每次 30 min,每日 1～2 次,能有效改善冠状动脉血液供应。患者取仰卧姿势,全身放松,双目微闭,排除杂念,自然入静,意守丹田,吸气时要即刻提肛缩腹,在吸气过程中应慢、深、匀,以逐渐增加腹压,随着腹压增大,腹腔内血管的阻力也随之增大,而此时胸腔内为负压,气道也处于相对扩张状态,可促使主动脉的血液向胸腔和头部流动,有利于支气管动静脉血液顺利通过气管平滑肌。呼气时慢慢舒肛展腹,将气徐徐呼尽。每晚睡前和清晨各做 2 次,每次 30 min。坚持训练可使呼吸肌得到有效锻炼,既能改善肺功能,增加肺活量,又有利于对大脑的血氧供应,促进大脑中枢神经和自主神经系统的调节功能。②早晨练保肺功或引导行气功;上午、中午练静功,意守丹田,形成腹式呼吸;睡前加练 1 次睡前功,坐式为主,重症可配合半卧式,轻症加练站式。每日共练功 3～4 次,每次 30～60 min。咳嗽者,每次练功前练咽津功 3～5 min,练功后做保健功,或按摩胸部,搓摩涌泉穴。

总之,戒烟、控制环境污染、减少有害气体和有害颗粒的吸入,是预防 COPD 的重要措施。一旦 COPD 诊断明确,在积极临床治疗的同时,康复也应及早介入,可以明显改善该病预后。

(栾汝峰)

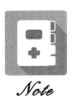
Note

第七章 老年消化系统疾病康复

本节PPT

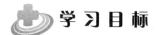

学习目标

掌握:老年消化系统疾病的特点、康复评定方法、临床康复治疗方法。
熟悉:老年消化系统疾病的诊断要点、临床表现。
了解:老年消化系统疾病病因、发病机制。

第一节 老年消化性溃疡康复

案例引导

患者,男,68岁,反复上腹痛5年就诊。每年秋冬季节发作,饥饿时腹痛明显,进食后可减轻,严重时夜间2~3点痛醒,腹痛不向其他部位放射,发作时伴恶心、反酸,无呕吐,无进食梗阻,无消瘦,无呕血、无黑便,无发热。患者病后于3年前行胃镜检查提示十二指肠球部溃疡,服药治疗半个月后症状缓解,未继续服药。病后食纳正常,大小便无异常,体重无明显变化。既往身体健康,吸烟20余年,每天15~20支,不饮酒。体检:生命体征稳定,巩膜无黄染,心肺听诊无异常,腹部平软,上腹部正中压痛,肝脏、脾脏肋缘下未触及,墨菲征阴性。

1. 如何对老年消化性溃疡患者进行康复评定?
2. 老年消化性溃疡患者如何康复治疗?

一、基本概念

消化性溃疡(peptic ulcer)是指发生在胃和十二指肠的慢性溃疡。消化性溃疡因溃疡形成与胃酸和胃蛋白酶的消化作用有关而得名,是老年人最常见的消化系统疾病。根据发生部位不同,又将消化性溃疡分为胃溃疡(gastric ulcer,GU)和十二指肠溃疡(duodenal ulcer,DU)。

老年消化性溃疡是指消化性溃疡发生于60岁以上老年人,黏膜缺损必须超过黏膜肌层。老年消化性溃疡以胃溃疡多见,且溃疡常较大,多位于胃体上部,易被误认为胃癌。

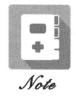

二、病因与发病机制

老年人消化性溃疡的病因与发病机制与一般成人类似。

1. 幽门螺杆菌感染 老年消化性溃疡的主要原因。DU 患者的幽门螺杆菌感染率高达 90%～100%，GU 为 80%～90%；同样，在幽门螺杆菌感染高的人群中，消化性溃疡的患病率也较高。消除幽门螺杆菌可加速溃疡的愈合，显著降低消化性溃疡的复发。

2. 非甾体抗炎药(NSAID) 可通过破坏黏膜屏障使黏膜防御和修复功能受损导致消化性溃疡的发生。NSAID 引起的溃疡，胃溃疡较十二指肠溃疡多见，溃疡的形成及其并发症的危险因素与服用 NSAID 的种类、剂量、疗程有关，与同时服用抗凝药物、糖皮质激素等因素有关。因老年人长期服用 NSAID 的人数较多，近年来因 NSAID 导致的消化性溃疡比例呈增高趋势。

3. 胃酸和胃蛋白酶 消化性溃疡的最终形成是胃酸和胃蛋白酶的自身消化作用所致。胃蛋白酶只有在 pH<4 时才有活性，是胃酸依赖性的。因此消化性溃疡的发生，起关键作用的是胃酸，胃酸是溃疡形成的直接原因，胃酸的损害作用只有在胃十二指肠黏膜的防御和修复机制遭破坏时才发生。

4. 其他因素

（1）吸烟 吸烟者消化性溃疡的发生率比不吸烟者高，可能与吸烟增加胃酸分泌、抑制碳酸氢盐分泌、降低幽门括约肌张力和影响前列腺素合成有关。

（2）应激与心理因素 急性应激可导致应激性溃疡。临床观察显示长期精神紧张、焦虑或过劳易使溃疡发作或加重，但这些多在慢性溃疡已经存在时发生，因此情绪应激主要起诱因作用，可能与其通过神经内分泌途径影响胃十二指肠分泌、运动和黏膜血流的调控有关。

（3）胃十二指肠运动异常 部分 DU 患者胃排空增快，使十二指肠球部酸负荷增大，黏膜易受损伤；部分 GU 患者胃排空延迟，可增加十二指肠液的反流，增强胃黏膜侵袭因素。

（4）遗传 遗传因素在消化性溃疡发生中的作用不太肯定，如消化性溃疡的"家庭聚集"现象可能是幽门螺杆菌感染所致；O 型血者发生 DU 的危险性更高是由于 O 型血者胃上皮细胞有利于幽门螺杆菌定植所致。

三、临床表现

典型的消化性溃疡具有三大临床特点。①慢性过程：病程长，病史可达数年或数十年。②周期性发作：发作和缓解期交替出现，每年秋冬季节和第二年的早春季节是溃疡病的好发季节，精神因素和过度劳累可诱发。③节律性疼痛。

老年消化性溃疡的特点：临床表现多不典型，患者常无症状，或者症状不明显；较易出现体重下降和贫血。

（一）症状多不典型

老年消化性溃疡者中无症状或症状不明显者的比率较高。

1. 腹痛 与进食相关的上腹痛是消化性溃疡典型表现，即 GU 常在餐后 1 h 内出现，经 1～2 h 后逐渐缓解，即进食—疼痛—缓解。DU 常在餐后 2～4 h 出现，进食后可缓解或消失，即疼痛—进食—缓解。约半数 DU 患者可出现夜间疼痛。1/5 的老年消化性溃疡有典型表现。多数老年消化性溃疡疼痛无规律。

2. 其他症状　13％以上的老年消化性溃疡患者以上消化道出血、穿孔等为首发症状。多数以食欲减退、恶心、呕吐、体重减轻、贫血等为主要症状。

（二）并发症发生率高

老年消化性溃疡并发症发生率达50％～68％，且随年龄增长而增加。常见并发症有上消化道出血、幽门梗阻、穿孔和溃疡癌变。

1. 上消化道出血　老年消化性溃疡最常见的并发症，也是患者最主要的死亡原因。出血是由于溃疡侵蚀周围血管所致。特征性表现为呕血和（或）黑便。老年患者临床表现与出血量并不一致，往往导致病情的延误。

2. 幽门梗阻　大多由十二指肠溃疡或幽门溃疡引起，分功能性梗阻和器质性梗阻。功能性梗阻是由溃疡周围组织炎性充血、水肿或幽门平滑肌痉挛而造成的，梗阻为暂时性的，炎症消退后即可好转，内科治疗有效；器质性梗阻是由溃疡愈合瘢痕收缩或粘连造成的，梗阻为持久性的，需外科手术治疗。临床上表现为上腹持续性胀痛、嗳气、反酸，且餐后加重，呕吐出大量呈酸腐味的宿食，呕吐后腹部症状减轻，严重及频繁呕吐者可致脱水，低钾、低氯性碱性中毒，营养不良等。腹部可见胃型、胃蠕动波，可闻及振水音。

3. 穿孔　溃疡病灶向深部发展穿透浆膜层引起穿孔，多见于十二指肠溃疡，表现为突发上腹部剧烈疼痛，如刀割样，可迅速遍及全腹，大汗淋漓、烦躁不安，服制酸剂不能缓解。穿孔是外科常见的急腹症之一，临床上表现为腹肌紧张，呈板状腹，有压痛及反跳痛，肠鸣音减弱或消失，部分患者出现休克。

4. 癌变　老年消化性溃疡以胃溃疡多见，胃溃疡癌变发生高于十二指肠溃疡。有长期胃溃疡病史、溃疡顽固不愈、大便隐血试验持续阳性的老年消化性溃疡患者，要警惕胃癌的发生，通过胃镜检查可帮助确诊，胃镜检查要取多点活检做病理检查。必要时定期复查。

（三）溃疡复发率高

老年消化性溃疡治愈后复发率高，且复发率逐年增加。1年内的复发率为10.3％，以后每年递增10％。老年消化性溃疡易复发与老年患者多病共存、服用多种药物、吸烟、精神刺激及身体老化等因素有关。

四、诊断检查

（一）胃镜检查及胃黏膜活组织检查

胃镜检查及胃黏膜活组织检查是诊断消化性溃疡的首选和主要方法，是评定溃疡的活动程度、有无恶变以及疗效评定的最佳方法，并能取活体组织做病理检查。内镜下溃疡多呈圆形或椭圆形，边缘光滑整齐，底部覆盖白色或黄白色渗出物，周围黏膜皱襞充血、水肿。按病期可分为活动期（A）、愈合期（H）和瘢痕期（S）。

（二）X线钡餐检查

适用于胃镜检查有禁忌或者不接受胃镜检查者，发现龛影是诊断溃疡的直接证据，对溃疡有确诊价值；局部压痛、胃大弯侧痉挛性切迹、十二指肠球部激惹和球部变形均为间接征象，仅提示有溃疡的可能。

（三）幽门螺杆菌检查

幽门螺杆菌检查为消化性溃疡诊断的常规检查项目，此项检查对消化性溃疡治疗方案的选择有指导意义。侵入性方法：胃镜取活体组织后进行，有快速尿素酶试验、组织学检查、PCR 和 HP 培养。非侵入性方法：^{13}C 或 ^{14}C 尿素呼气试验；用 ELISA 法检测血清中 HP IgG 和 HP 抗原。

（四）大便隐血试验

活动期消化性溃疡常有少量渗血，大便隐血试验阳性，但应注意排除假阳性。

五、康复评定

主要通过观察和交谈、检查与测定的方式对老年消化性溃疡患者进行评定。评定的内容包括老年消化性溃疡的病史、消化吸收功能、营养状况、日常生活能力、心理与社会参与能力等。

（一）病史询问及评定

详细询问患者的患病时间、起病情况、诱发和缓解因素、病程长短、诊疗经过，是否服用对胃肠道黏膜有刺激的药物，有无精神紧张或情绪波动，上腹部疼痛的部位、性质、与季节的关系，疼痛与饮食的关系，是进餐后疼痛还是空腹痛、夜间痛，有无恶心、呕吐、反酸、嗳气和食欲不振，有无呕血和黑便，发病后用药情况，用药后疼痛是否缓解，饮食习惯如何，是否有烟酒嗜好等，以及此次疾病复发的原因。

（二）消化吸收功能评定

胃肠道对食物的消化吸收主要是通过消化道运动与消化酶的分泌来完成的。观察患者有无恶心、呕吐，腹痛、腹胀等消化不良症状。60 岁以上老年患者胃酸分泌减少，胃酸水平下降至正常水平的 40％～50％，消化功能减弱。同时由于蛋白酶、脂肪酶及盐酸等分泌减少影响蛋白质、维生素、铁、钙等营养物质的吸收，可导致老年人出现营养不良。老年患者胃蠕动减慢，胃排空时间延长，导致代谢产物、毒素不能及时排出，也容易发生消化不良、便秘等。

（三）营养状况评定

通过评估患者标准体重、体重指数、腰围、腰臀比及血液监测血脂、血糖、血生化等指标的变化，判断患者营养状况，同时了解影响摄食的因素如心理因素、个人习惯及环境、文化教育、疾病等。

1. 体重与体重指数　标准体重（IBW）＝身高（cm）－105 或［身高（cm）－100］×0.9（男）或 0.85（女），－10％～10％为正常体重，10％～20％为超重，超过 20％为肥胖，其中 20％～30％为轻度肥胖，30％～50％为中度肥胖，超过 50％为重度肥胖，超过 100％为病态肥胖。体重指数（BMI）＝体重（kg）/身高（m）^{2}。中国参考标准 17.0～18.4 为轻度消瘦，16.0～16.9 为中度消瘦，16.0 以下为重度消瘦，18.5～23.9 为正常，24 以上为超重，24.0～26.9 为肥胖前期。

2. 腰围或腰臀比（WHR）　双脚分开 25～30 cm，腰围测量取髂前上棘和第 12 肋下缘连线的中点水平位。臀围测量环绕臀部的骨盆最突出点的周径。我国男性 85 cm 以上、女性 80 cm 以上作为肥胖的标准。腰臀比是腰围和臀围的比值。一般认为男性超过 0.9、女性超过 0.8 为向心性肥胖。

3. 测量指标　血脂、血糖、血生化及血常规；水、电解质、酸碱平衡；血浆白蛋白、血尿素氮及微量元素测定；血红蛋白及血细胞比容；氮平衡。

（四）日常生活能力评定

日常生活能力评定应根据患者实际，选择性进行评定。常采用 Barthel 指数、

Note

PULSES、功能独立性评定（FIM）等。影响老年消化性溃疡患者日常生活能力的主要因素是并发症、禁食或食量减少而导致的体力不足等。

（五）心理量表评定

常用的有症状自评量表（SCL-90）、焦虑自评量表（SAS）、抑郁自评量表（SDS）、PHQ9抑郁症筛查量表、老年抑郁量表（GDS）等。

（六）社会参与能力评定

社会生活能力评定可选用功能活动问卷、社会功能缺陷筛选表，工作能力的评估方法常用的有微塔法、Mclean Hospital 工作评估表等。

六、康复治疗

治疗原则：消除病因，控制症状，促进愈合，预防复发和防治并发症。

（一）非手术治疗

1. 抑制胃酸分泌药物

（1）H_2 受体拮抗剂　通过阻止组胺与 H_2 受体结合，抑制胃酸分泌。该类药物价格适中，用药方便，疗效好，常用药物有西咪替丁、雷尼替丁、法莫替丁。治疗十二指肠溃疡和胃溃疡的 6 周愈合率分别为 $90\%\sim95\%$ 和 $80\%\sim95\%$。

（2）质子泵抑制剂（H^+,K^+-ATP 酶抑制剂，PPI）　目前已知的抑制胃酸分泌最强的药物。这类药物作用于壁细胞胃酸分泌终末过程的关键酶 H^+,K^+-ATP 酶，使其失去活性，并不可逆转。与 H_2 受体拮抗剂相比，PPI 促进溃疡愈合的速度快、溃疡愈合率较高，因此特别适合非甾体抗炎药所致溃疡患者不能停用非甾体抗炎药时或难治性溃疡的治疗。PPI 是根除幽门螺杆菌的基础药物。常用奥美拉唑（洛赛克）20 mg 每日 1 次、兰索拉唑 30 mg 每日 1 次、泮托拉唑 40 mg 每日 1 次。十二指肠溃疡患者疗程2～4周，胃溃疡患者疗程4～6周。

2. 保护胃黏膜药物

（1）硫糖铝　作用机制是硫糖铝可黏附在溃疡表面阻止胃酸/胃蛋白酶的侵袭，促进内源性前列腺素合成，刺激表皮生长因子分泌。硫糖铝常规用量为每日 1 g，分 4 次口服。

（2）胶体次枸橼酸铋（CBS）　除有硫糖铝的作用机制外，还有较强抑制幽门螺杆菌的作用。疗程 4～8 周。

（3）前列腺素类药物　具有抑制胃酸分泌，增加胃十二指肠黏膜的黏液和碳酸氢盐的分泌，增加黏膜的血流作用。代表药物为米索前列醇。

（4）弱碱性抗酸剂　可直接中和胃酸，暂时缓解疼痛症状，由于其能促进前列腺素的合成，增加黏膜血流量、刺激胃黏膜分泌 HCO_3^- 和黏液，碱性抗酸剂目前更多被视为黏膜保护剂。常用药物有铝碳酸镁、磷酸镁、氢氧化铝凝胶等。

3. 根除幽门螺杆菌　不仅能促进溃疡愈合，而且可预防溃疡复发。

临床上常用的根除幽门螺杆菌治疗方案有以下两种。

（1）PPI 加两种抗生素　奥美拉唑 40 mg/d 加两种抗生素。

（2）CBS 加两种抗生素　胶体次枸橼酸铋加两种抗生素。

每日剂量分两次服用，疗程 7 日。常用抗生素包括克拉霉素 500～1000 mg/d、阿莫西林 1000～2000 mg/d、甲硝唑 800 mg/d。

4. 营养治疗

（1）老年消化性溃疡营养治疗原则　合理摄入营养素。以糖类为主，保证足量蛋白质和维生素及适量脂肪的摄入，以低盐饮食为宜。养成良好的饮食习惯：少食多餐，定时定量，细嚼慢咽，避免暴饮暴食。避免一切机械性和化学性刺激，保护胃黏膜：①禁用具有强烈刺激胃酸分泌的食品和调味品，如肉汤、甜饮料和刺激性食品；②禁用含粗纤维多的食物，如芹菜、韭菜和粗粮等；③禁用易产酸的食物，如马铃薯、红薯等；④禁用易产气的食物，如生萝卜、豆类等；⑤禁用生冷及坚硬的食品，如冷饮、凉拌菜、腌肉、火腿、腊肠等；⑥食物不宜过冷或过热，任何过冷或过热的食品都将对胃黏膜造成损害。避免精神紧张，保持良好的进餐心态。选用细软、易消化、刺激性弱的食物，并注意烹调方法的选择。

（2）营养治疗方法　急性发作出血时应禁食，以肠外营养补充适宜的能量（25～30 kcal/kg）和营养素。出血停止，可进冷或微温的流食，如米汤、稀藕粉、豆浆、蛋羹、稀婴儿米糊等，6～7 次/日，每次 100～150 mL。病情基本稳定后，可给予少渣半流质饮食，如肉末粥、鱼片粥、鸡蛋面条等，逐步过渡到少渣软饭，继而恢复到普通膳食。养成良好的饮食习惯，定时定量，每餐不宜过饱。患者如果出现缺铁性贫血，应给予富铁食物。

（二）手术治疗

消化性溃疡手术治疗的指征：①大出血经非手术治疗无效者；②急性穿孔；③瘢痕性幽门梗阻；④GU 疑有癌变者；⑤非手术治疗无效的难治性溃疡。若患者一般情况较好，重要器官无严重性病变者可行彻底性溃疡切除术。手术方式多采取胃大部切除术，切除后分别用 Billroth Ⅰ、Billroth Ⅱ 及 Roux-en-Y 式重建消化道连续性，是治疗消化性溃疡的首选式式，此外较早在临床上应用的胃迷走神经切断术，因其术后复发率高，目前临床很少采用。

（三）溃疡复发的治疗

对于老年复发消化性溃疡，应去除溃疡复发的危险因子，如停用 NSAID、戒烟等。其次可根除幽门螺杆菌。此外维持治疗可使溃疡的年复发率降至 20%～25%，常用药物有 H_2 受体拮抗剂或质子泵抑制剂。

（詹　艳）

第二节　老年便秘康复

案 例 引 导

患者，女，72 岁，排便困难 20 年。患者 20 年前逐渐出现排便困难，初始大便 2～3 天一次，排出粪便干结，无脓血便，无腹痛，无发热，无恶心、呕吐，无消瘦。病后未予处理，5 年后排便困难加重，每 3～5 天一次，排出困难，偶有腹胀，无呕吐，间断服用三黄片、麻仁丸等药物，服药可排出，不服药时仍旧排便困难，2 年前曾行结肠镜检查提示结直肠黏膜未见明显异常，目前症状较前明显，有时

本节PPT

Note

1周一次大便，无明显腹痛，间断有腹胀。既往有高血压病史10年，坚持服用降血压药物，血压控制较好。体检生命体征稳定，心肺腹部体检无明显阳性体征。

　　1. 如何对老年便秘患者进行康复评定？

　　2. 老年便秘患者如何康复治疗？

一、基本概念

便秘（constipation）是指排便困难或排便次数减少，且粪便干结，便后无舒畅感。便秘是老年人的常见症状，且便秘程度随年龄增长而加重。据资料统计，老年人的便秘发生率为5%～30%，长期卧床老年人可高达80%，严重影响老年人的生活质量。

慢性便秘是指便秘病程至少6个月。老年人便秘属于慢性便秘，60岁以上人群慢性便秘患病率为7.3%～20.39%。慢性便秘常使用罗马Ⅲ标准进行诊断（表7-2-1）。

表7-2-1　罗马Ⅲ功能性便秘的诊断标准

1. 必须包括以下2项或2项以上
a. 至少25%的排便感到费力
b. 至少25%的排便为干球状便或硬便
c. 至少25%的排便有不尽感
d. 至少25%的排便有肛门直肠梗阻感或阻塞感
e. 至少25%的排便需要手法帮助
f. 排便次数每周少于3次
2. 在不使用泻药时很少出现稀便
3. 没有足够的证据诊断肠易激综合征

注：诊断前症状至少6个月，且近3个月症状符合以上诊断标准。

二、病因与发病机制

正常的肠道功能机制复杂，排便有赖于形成粪便到产生便意和排便动作的各个环节的协调配合，每一个环节的异常，均可导致便秘的发生。随着年龄增加，老年人的食量和体力活动明显减少，胃肠道分泌消化液减少，肠管的张力和蠕动减弱，腹腔及盆底肌肉乏力，肛门内外括约肌减弱，胃结肠反射减弱，直肠敏感性下降，使食物在肠内停留过久，水分过度吸收引起便秘。

（一）功能性便秘

（1）老人进食量少，且食物中缺乏纤维素或水分不足，对结肠运动的刺激减少。

（2）因精神因素等干扰了正常的排便习惯。

（3）结肠运动功能紊乱，常见于肠易激综合征，是由于结肠或乙状结肠痉挛引起。

（4）老人腹肌及盆腔肌张力差，排便推动力不足，难以将粪便排出体外。

（5）滥用泻药，形成药物依赖，造成便秘。

（二）器质性便秘

1. 直肠与肛门病变　如痔疮、肛裂、肛周脓肿和溃疡、直肠炎等。

2. 局部病变　如大量腹腔积液、膈肌麻痹、肌营养不良等。

3. 结肠完全或不完全性梗阻　如结肠良性或恶性肿瘤、先天性巨结肠等。

4. 腹腔或盆腔内肿瘤　如子宫肌瘤。

5. 全身性疾病　如尿毒症、糖尿病、甲状腺功能减退症、脑血管意外、截瘫、多发性硬化、皮肌炎等。

6. 药物副作用　如吗啡类药、抗胆碱能药、钙通道阻滞剂、神经阻滞剂、镇静剂、抗抑郁剂以及含钙、铝的制酸剂等。

老年便秘常见发生机制：①纤维素和水分等食物摄入不足，致肠内食糜和粪团的量不足以刺激肠道的正常蠕动。②肠道内肌肉张力降低和蠕动减弱。③肠蠕动受阻，肠内容物滞留而不能下排；④排便过程的神经及肌肉活动障碍，如排便反射减弱或消失、肛门括约肌痉挛、腹肌及膈肌收缩力减弱等。

三、临床表现

老年便秘多无特殊表现。主要症状是排便次数减少和大便性状改变。患者三四日一次或一周一次大便，排便费力，便后没有畅快感，甚至会引起肛门疼痛或撕裂。大便量少、质硬、秘结，严重者排出的粪便坚硬如羊粪。部分患者会出现口苦、食欲减退、腹胀、下腹不适或头痛、头昏、疲乏等神经紊乱症状。

四、诊断检查

为了排除结肠、直肠病变及肛门狭窄等情况，可视情况选择以下辅助检查：①结肠镜；②钡剂灌肠；③直肠肛管压力测定；④球囊排出试验等。

五、康复评定

主要通过观察和交谈、检查与测定的方式对老年便秘患者进行评定。评定的内容包括老年性便秘的病史、排便功能、营养状况、日常生活能力、心理与社会参与能力等。

（一）病史询问及评定

详细询问患者患病的时间、起病情况、病程长短、诊断治疗经过、诱发和缓解因素。评估时应关注影响正常排便活动的因素，包括心理因素、环境因素、排便习惯、饮食、年龄、活动、疾病等。

（二）肠道动力评定

1. 结肠通过时间的评定　用于测定结肠通过时间的技术可分为放射性方法和核素类方法。放射性方法是让患者口服一定数量的不透 X 线的标志物，然后间隔一段时间进行腹部 X 线拍片，可计算出全结肠及各节段的转运时间。核素类方法是采用一种含有放射性核素小丸的缓释胶囊进行结肠闪烁扫描。

2. 结肠动力评定　一般采用便携式 24 h 动态压力监测仪或液体灌注导管静态测压系统。对结肠测压的图形可通过测算单位时间内的收缩频率、收缩波的平均幅度、持续时间等动力指标来进行分析。研究显示，某些结肠无力的患者，结肠的收缩幅度和频率均有所降低。

3. 直肠肛管压力评定　可以定量评估直肠感觉和顺应性以及肛门括约肌的功能。常规检测的内容包括肛门括约肌最大自主性收缩压、排便压力、静息压、直肠肛门抑制性反射和直肠容量感觉阈值等。

（三）排便情况评定

1. 排便量与次数　包括每周排便次数、每次的排便量。

2. 颜色与性状　观察颜色与性状，有无柏油样便、白陶土样便、黏液后脓血便、果酱样便、细条状扁平样便、鲜血便等异常。

3. 气味　食肉者臭味重，粪便恶臭呈碱性反应时考虑慢性肠炎、胰腺疾病、消化道大出血；阿米巴痢疾使粪便呈鱼腥臭味；直肠癌合并感染时呈恶臭味。

（四）腹部情况评定

通过腹部体格检查评估腹部情况。视诊腹部外形，有无腹部膨隆，有无肠形及蠕动波；触诊有无压痛、反跳痛，有无腹部包块；叩诊腹部鼓音有无改变；听诊有无肠鸣音异常，如肠鸣音次数异常、音调异常等。

（五）营养风险筛查

目前临床上使用的营养风险筛查方法有多种，最常用方法是营养风险筛查2002（nutritional risk screening 2002，NRS2002），由丹麦肠外肠内营养协会开发，并为ESPEN推荐。NRS2002包括四个方面内容，即人体测量、近期体重变化、膳食摄入情况、疾病严重程度。从以上四个方面来评定老年便秘患者是否处于营养风险及其程度。对于总评分≥3分的住院患者要求制定营养支持计划，最高分是7分；对评分<3分者，暂不进行临床营养支持，但需定时再次进行评估（表7-2-2，表7-2-3）。

表 7-2-2　营养筛查表

	问题	判断	
1	BMI是否小于20.5？	是	否
2	患者在过去3个月体重下降了吗？	是	否
3	患者在过去的1周内摄食减少了吗？	是	否
4	患者有严重疾病吗（如ICU治疗）？	是	否

第一步：营养筛查结果如下。

1. 是：如果以上任一问题回答"是"，则直接进入第二步营养监测。

2. 否：如果所有的问题回答"否"，应每周重复调查1次。

第二步：根据营养受损状态判断疾病严重程度，了解营养需求，具体见表7-2-3。

表 7-2-3　营养状态评分与疾病营养需求

营养状态受损评分		疾病严重程度	
0分	正常营养状态	0分	正常的营养需求
1分（轻度）	3个月内体重丢失超过5%或食物摄入量比正常需要量减少25%～50%	1分	1. 慢性疾病患者因出现并发症而住院治疗。2. 患者虚弱但不需卧床。3. 蛋白质需要量略有增加，但可以通过口服和补充来弥补
2分（中度）	一般情况差或2个月内体重丢失超过5%，或食物摄入量比正常需要量减少25%～50%	2分	1. 患者需要卧床，如腹部大手术后。2. 蛋白质需要量相应增加，但大多数人仍可以通过人工营养得到恢复

续表

营养状态受损评分		疾病严重程度	
3分 （重度）	①BMI<18.5，且一般情况差。 ②或 1 个月内体重丢失 5% 以上（或 3 个月体重下降 15% 以上）。 ③或者前 1 周食物摄入比正常需要量减少 75%~100%	3分	1. 患者在加强病房中靠机械通气支持。 2. 蛋白质需要量增加而且不能用人工营养支持来弥补。 3. 通过人工营养可以使蛋白质分解和氮丢失明显减少
年龄≥70 岁，风险评分总分+1			

注：总评分＝营养状态受损评分＋疾病严重程度＋年龄评分。

总评分≥3 分，具有营养风险，开始营养治疗计划。

总评分<3 分，每周进行营养风险筛查。

（六）心理量表评定

常用有症状自评量表（SCL-90）；焦虑自评量表（SAS）；抑郁自评量表（SDS）；PHQ9 抑郁症筛查量表；老年抑郁量表（GDS）等。

（七）社会参与能力评定

社会生活能力评定可选用功能活动问卷、社会功能缺陷筛选表，工作能力的评估方法常用的有微塔法、Mclean Hospital 工作评估表等。

六、康复治疗

（一）药物治疗

临床上治疗老年便秘的药物主要是缓泻剂，除此之外，促动力剂和调节肠道菌群的药物亦有一定作用。缓泻剂通过高渗性保持水分，抑制肠道吸收水分和电解质，促进肠道动力或改变肠腔内的成分，来达到治疗便秘的目的，是治疗老年便秘的主要用药。临床上常用的缓泻剂包括以下几类。

1. 容积性泻剂　包括车前子制剂、小麦麸皮、甲基纤维素等。这些物质作用温和，起效缓慢，都不被吸收，能吸附水分，增加粪便量，促进肠道蠕动。在服用这些药物的同时需要补充较多的水分，需要控制水分摄入者慎用。

2. 渗透性泻剂　代表性药物为聚乙二醇和乳果糖。聚乙二醇通过增加粪便含水量，软化大便，恢复粪便的体积和重量，引起便意，从而达到治疗便秘的作用，其特点是符合结肠生理安全、耐受更好、疗效确切、适应证广泛和口感良好。乳果糖通过提高肠腔内的渗透压，保持水分，从而促进排便，由于在肠道内会分解产生二氧化碳，所以服用的时候患者会有腹胀的感觉。

3. 盐类制剂　包括硫酸钠、硫酸镁和氢氧化镁等。盐类制剂在肠道内几乎不被吸收，主要通过渗透性发挥作用。肾功能不全的患者应禁用镁盐制剂。

4. 刺激性泻剂　如番泻叶、蓖麻油、酚酞和芦荟等。此类制剂起效快，作用强，主要通过作用于肠上皮细胞转运蛋白，促进环磷酸腺苷的生成，并诱导前列腺素的释放，此外可直接或间接影响肠神经功能。因具有潜在的长期毒性，仅限于暂时性、短期性使用。

5. 氯道激动剂　如鲁比前列酮。主要通过增加肠内液体的分泌，从而软化粪便，增加自主的肠运动,从而发挥治疗便秘的作用。

6. 润肠剂 润滑性的矿物油不易被吸收而包裹在小粪块上或使粪便乳化并抑制粪便成形,从而治疗便秘。

（二）排便训练

1. 定时排便 根据个人既往的习惯安排排便时间,养成每日定时排便的习惯,通过训练逐步建立排便反射,也可以安排早餐或晚餐后 1 h 内定时排便,持续 15 min 左右,但需要保持在每天的同一时间进行,以便于建立条件反射。

2. 环境准备 准备一个安静、清洁、空气清新的良好排便环境,使身心放松,又便于集中注意力,用屏风遮挡,便后及时开窗通风消除异味。

3. 指力刺激 行指力刺激时修剪指甲,戴指套、涂润滑剂后伸入肛门约 2 cm 轻柔快速地做环状刺激,每次 15～20 s 的刺激,一般少于 1 min,每次排便通常做 5～6 次,直至感到肠壁放松,排气,排便,肛门内括约肌收缩或挖清大便。

4. 排便体位 排便常采用蹲位或坐位,这种体位有利于大便排出,也易于增加腹压,减轻心脏负担,若不能取蹲位或坐位,则以左侧卧位较好。腹部按摩:操作者用单手或双手的食指、中指和无名指沿结肠解剖位置向左环行按摩。从盲肠部开始,依结肠蠕动方向,经升结肠、横结肠、降结肠、乙状结肠做环形按摩,或在乙状结肠部由近心端向远心端做环形按摩。

5. 腹肌训练 通过腹肌训练,可增强腹肌的收缩能力,提高排便时腹内压,从而有助于粪便的排出。腹肌训练方法有仰卧直腿抬高训练法、仰卧起坐法等。

6. 盆底肌训练 取仰卧位或坐位,双膝屈曲稍分开,轻抬臀部,缩肛提肛,维持10 s,连续 10 次,每天练习 3 次。

7. 直肠功能训练 对便秘患者可以行直肠功能训练,具体包括下面七个步骤。

（1）腹式呼吸 指导患者用鼻腔吸气,注意力放在腹部,用力吸气使腹部像气球一样慢慢胀起,呼气时,腹部收紧,感觉贴到后腰,如此循环 20 次。

（2）按摩 患者取仰卧位,双膝屈曲,腹部放松,尽量放松腹肌,左手掌大小鱼际平按在腹壁上,所有指尖往上翘,右手扣在左手上,围绕肚脐周围顺时针方向反复推展按摩,使腹部下陷约 1 cm,力度适中,到患者腹部皮肤出现轻微红晕,也可至产生肠蠕动。1次/天,每次 10～15 min。

（3）桥式运动 嘱患者仰卧,双腿屈曲,双臂平放于身体两侧以脚掌及肩部支撑,靠腹肌及盆腔肌的力量,将臀部及腰腹部抬起离床,持续 5 s 左右还原,重复 10～15 次。

（4）脊柱提捏 患者侧卧位露出背部,尽量让肌肉放松。然后先用双手拇指及食指夹起腰椎两旁的皮肤、肌肉,再用食指及中指在前导引,拇指往前推,一松一紧,慢慢往肩颈部有规律地捏。每次从下往上捏 2 遍,再从骶尾部顺脊柱方向由下向上轻拍打按摩 2 次。

（5）提肛运动 患者侧卧位,像忍大便一样,将肛门向上提,然后放松,接着再往上提,一提一松,反复进行 10～15 次。

（6）牵拉肛门括约肌 指导患者侧卧位,用双手大拇指横向、纵向牵拉肛周外括约肌10～15 次。更换手套,润滑食指,将食指伸进肛门内 2～3 cm 顺时针刺激肛门内括约肌。

（7）模拟排便 指导患者仰卧位,将便盆置于患者臀部下,嘱患者试解大便。

（三）生物反馈治疗

适用于功能性排便障碍的患者,治疗时在观察屏幕上向患者展示其肛门外括约肌和盆底肌的肌电活动,要求患者改变以往排便动作,学会排便时如何放松盆底,使外括约肌松弛。

（四）营养治疗

营养治疗的原则是改变不适宜的膳食结构和饮食习惯。采用高纤维素膳食,多选用富含纤维素的蔬菜、水果和粗粮;多饮水;适当多食用脂肪;养成良好卫生习惯;每日坚持一定量的体力活动和锻炼。弛缓性便秘者应增加膳食纤维的摄入量,多食用蔬菜、水果、粗粮和杂豆类,对于增加摄入量困难者,可给予膳食纤维制剂。多食用产气的食物如萝卜、豆类、甘薯,以刺激肠道蠕动。多摄入富含维生素 B_1 的食物,如麦麸、粗粮、干豆类等。梗阻性便秘者只能经肠道供给部分能量,并尽量减少食物残渣,可给予无膳食纤维的肠内营养制剂,以肠外营养为主要营养方式。痉挛性便秘应采用低渣饮食,多喝水,并食用蜂蜜和琼脂制品以保持肠道中的水分,润滑肠腔。

（五）手术治疗

对于难治性结肠无力的患者,可采用结肠次全切除和回肠直肠吻合术,用以恢复肠道的节律性运动,并减轻腹胀。

（詹　艳）

第八章　老年代谢系统疾病康复

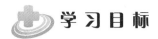
掌握：老年代谢系统疾病的概念、特点、临床康复治疗方法。

熟悉：老年代谢系统疾病的诊断要点、临床表现、康复评定方法。

了解：老年代谢系统疾病病因、发病机制。

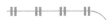
本节PPT

第一节　老年糖尿病康复

一、老年糖尿病基本概念

过去 20 年间，我国糖尿病（diabetes mellitus，DM）患病率呈陡然增长的态势。中华医学会糖尿病学分会于 2007—2008 年对我国 14 个省区市的 48431 名 20 岁以上人群进行糖尿病筛查，其结果显示，我国糖尿病及糖尿病前期的患病率分别达 9.7％和 15.5％，以此推算我国受糖尿病影响的人群约为 9240 万人。而据 2013 年《美国医学会杂志》（JAMA）的研究报道，中国成人糖尿病患病率已达 11.6％。糖尿病已成为严重影响国人身心健康的主要公共卫生问题。

对于老年糖尿病的年龄概念目前尚不统一，国内多采用 1980 年联合国提出的 60 岁以上患者的糖尿病称为老年糖尿病；而有些国家则以 65 岁为分界线。老年糖尿病按其发病时间分为 60 岁以后才发病和 60 岁以前发病延续至 60 岁以后两种类型。前者几乎为 2 型糖尿病；而后者多数为 2 型糖尿病，但也有极少数为 1 型糖尿病患者。老年糖尿病患者伴随多种疾病、应用多种药物、智力和记忆力减退，常无症状或者症状不典型，甚至被其他慢性疾病所掩饰。随着人口老龄化，老年糖尿病的患病率势必增加，而老年糖尿病患者的并发症较为常见，发病率和死亡率较高，故应重视其临床特点，及早防治。

二、病因及发病机制

（一）老年糖尿病的病因

不同类型、不同人群可有显著差异。主要包括三方面因素：遗传；环境因素；生理性老化引起的胰岛素抵抗和胰岛素作用不足。

1. 遗传因素　多数学者认为，糖尿病属多基因、多因子遗传性疾病。据国外研究，2型糖尿病患者的兄弟姐妹若能活到 80 岁，则大约有 40％发展为糖尿病，一级亲属发展为

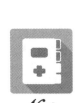
Note

糖尿病的比例为 5%~10%,发展为糖耐量受损的比例为 15%~25%。

2. 环境因素 环境因素在老年糖尿病的发病中也有重要作用,老年人全身代谢低,能量需要量小,特别是糖类的需要量小,结果使葡萄糖耐量逐渐降低。随着人的衰老基础代谢率也逐渐降低,机体代谢葡萄糖能力和(或)葡萄糖在周围组织的利用都明显下降。因此,老年人进食过多和运动不足容易发胖,肥胖者细胞膜上的胰岛素受体减少,加重胰岛素抵抗,可使葡萄糖的利用降低,肝糖的生成增加,致高血糖,从而使 β 细胞、胰岛素分泌增加,久而久之,可造成 β 细胞对葡萄糖刺激的代偿功能减退,最终发生 2 型糖尿病。

3. 年龄因素 老年人胰岛结构在显微镜直观下可见胰岛 β 细胞减少,α 细胞增加,δ 细胞相对增多,纤维组织增生。老年人糖耐量降低,糖代谢下降,老年期胰岛素释放延缓。国内外的研究显示,随着增龄的改变,老年空腹和餐后血糖水平均有不同程度上升,平均每增龄 10 岁,空腹血糖上升 0.05~0.112 mmol/L,餐后 2 h 血糖上升 1.67~2.78 mmol/L。老年人对糖刺激后胰岛素分泌起始上升延迟,往往第 I 时相低平甚至消失。

4. 胰岛素因素 当人衰老时,体内有活性的胰岛素原增加,胰岛素原与胰岛素的比例增加,使体内胰岛素作用活性下降,也是老年糖尿病增多的因素之一。

（二）老年糖尿病的发病机制

1 型糖尿病以胰岛素缺乏为主,主要特征为 β 细胞功能缺陷,由于胰岛 β 细胞自身免疫性反应损伤,β 细胞丧失了合成及分泌胰岛素的功能,胰岛素绝对缺乏,引起糖代谢紊乱;2 型糖尿病以胰岛素抵抗为主,胰岛素作用减弱,即胰岛素的靶细胞对胰岛素的敏感性(SI)下降,又称为胰岛素抵抗,准确地说是生理量的胰岛素作用于靶细胞,其效应低于正常,或欲达到正常的生理效应需要超生理量的胰岛素。胰岛素抵抗主要发生在肝、骨骼肌及脂肪细胞。

三、临床表现

起病隐匿,易漏诊,虽然餐后血糖已有升高,仅有一些非特异性症状如乏力、视力模糊、外阴瘙痒等,也常常以并发症为首发症状,如高血压、脑血管病、视网膜病变和肾脏病等形式表现。易出现低血糖症状,可能与热量控制过低有关,病重卧床、活动量不足、优降糖或胰岛素用量过大时出现。常出现严重的并发症,以心血管及神经病变、泌尿系统感染、肾病、眼病为常见,而高渗性非酮症性糖尿病昏迷为严重急性并发症,多发生于原来轻症糖尿病或无糖尿病史者,病死率常高达 50% 左右。主要诱因为感染、胃肠功能紊乱、停用胰岛素,或在对症治疗时补充了过多葡萄糖,使用了皮质激素等药物。

（一）2 型糖尿病较多

老年糖尿病绝大多数(95% 以上)为 2 型糖尿病,在病程的进展中少数患者逐渐变得需用胰岛素治疗,1 型糖尿病占很少一部分。2 型糖尿病为非胰岛素依赖型,这类患者体内胰岛素相对缺乏,多在中老年期发病,病情较稳定,很少发生酮症酸中毒;1 型糖尿病为胰岛素依赖型,这类患者体内胰岛素绝对缺乏,必须补充胰岛素才能控制病情,多于青少年时期发病,病情不稳定,易发酮症酸中毒。

（二）表现不典型的多

"三多一少"即多饮、多食、多尿及体重减少是糖尿病的典型临床表现。但是老年糖尿病患者常无典型的"三多"症状。其原因有二:一是因为老年人口渴中枢不如年轻人敏感,不容易出现口渴多饮;二是因为老年人常伴有肾动脉硬化、肾脏老化、肾小球滤过率降低,而使老年人肾糖阈较年轻人高,血糖轻度增高时不出现明显的多饮、多尿症状。尿糖检查很少甚至有些人完全没有尿糖,因此尿糖检查意义不大。

(三)较晚期诊断的多

由于老年糖尿病"三多一少"症状不明显,所以很多老年人患了糖尿病也不去就诊。根据文献报道,在所有糖尿病患者中有 70% 的患者过去不知道自己有糖尿病,而是在体检或糖尿病调查时发现的;有的老年糖尿病患者多饮、多尿不明显,但体重下降十分明显,常常被认为是胃肠道疾病、某些慢性消耗性疾病或恶性肿瘤而漏诊;不少患者常以并发症为首发症状,如有的患者因视力下降检查眼底发现有特征性的糖尿病视网膜病变,再经检查而确诊。有的患者因急性心肌梗死、脑血管意外急诊住院时发现糖尿病。这样就使许多老年糖尿病患者失去了早期诊断、早期防治的良机。这也提醒老年人家属,特别是临床医师,老年人中只要出现乏力、体重下降,不管有无"三多一少"症状,均应想到糖尿病的可能,应做空腹血糖及餐后 2 h 血糖检查,以确定诊断。空腹及餐后 2 h 血糖的测定不但能最直接地反映出人体血糖是否正常,还能间接反映机体中胰岛素水平。空腹血糖可反映血液中胰岛素的基本水平;餐后刺激胰岛素细胞分泌胰岛素增加,使胰岛素在血液中浓度上升,以降低过高的血糖。

(四)并发症多

1. 高渗性昏迷(非酮症高渗性糖尿病昏迷) 高渗性昏迷是老年 2 型糖尿病的常见并发症之一,主要见于老年无糖尿病史或有糖尿病但病情较轻的患者。患者表现意识障碍。处理要点为纠正脱水,补充小剂量胰岛素。

2. 酮症酸中毒及乳酸性酸中毒 报道显示:在所有糖尿病酮症酸中毒发作的患者中,60 岁以上老年糖尿病患者占 24%,而且死亡率为 52%。老年酮症酸中毒常在感染等应激情况下诱发。乳酸性酸中毒也常发生在老年糖尿病患者中,主要原因是老年人常有心肺、肝、肾功能减退而服用了双胍类降糖药(尤其是降糖灵)引起了组织缺氧、乳酸产生增多、排泄障碍。

3. 低血糖反应 低血糖是老年糖尿病患者的常见急性并发症之一。正常空腹血糖为 $3.9 \sim 6.11$ mmol/L,低于 3.9 mmol/L 称为低血糖。低血糖的诊断标准为 Whipple 三联征:有低血糖症状;血糖低于 3.9 mmol/L;血糖症状缓解。

4. 糖尿病血管病变

(1)糖尿病微血管病变 这是糖尿病特异性的病变,包括糖尿病眼病(视网膜病变)和糖尿病肾病,比较常见。

(2)糖尿病大血管改变 糖尿病患者的大血管病变包括脑血管病变、心血管病变和下肢血管病变,以缺血闭塞性病变为主,如脑梗死、心肌梗死以及下肢疼痛间歇性跛行等。

5. 糖尿病足病 糖尿病足病是由于下肢神经、血管病变加上感染而产生的疾病,表现为感染、破溃、坏疽等,病变发展迅速,可深至骨头。

6. 糖尿病合并感染 老年糖尿病患者较易感染,并发症为压疮、尿路感染、呼吸道感染以及全身败血症等,临床上比较常见,在处理控制感染方面较无糖尿病的感染复杂。

四、诊断检查

（一）葡萄糖测定

关于老年糖尿病的诊断有两种意见：一种看法是不分年龄，均用统一的标准；另一种看法是由于老年人糖耐量降低是生理现象，故不能用一般人的血糖标准进行衡量。目前，国际上和国内一致认为应不分年龄采用统一的标准。1999 年世界卫生组织与国际糖尿病联盟公布标准：空腹血浆血糖（FPG）≥7.0 mmol/L（126 mg/dL）；餐后 2 h 血浆血糖（2 hPG）≥11.1 mmol/L（200 mg/dL）。具备以上两项者，即可诊断为糖尿病。老年人生理状态下糖耐量降低，2 hPG 增高明显大于空腹血糖增高，因此，对老年人必须重视餐后 2 h 血糖的测定。

（二）尿糖测定

尿糖可作为诊断和评价糖尿病的参考，老年人肾动脉硬化，使肾小球滤过率低，尿糖的阳性率低，血糖和尿糖阳性程度不相符。老年人应以血糖作为诊断和评价糖尿病的标准。

（三）胰岛素释放试验

了解老年胰岛素水平和胰岛素释放功能，以鉴别有无高胰岛素血症和胰岛素释放功能受损的程度，对评价糖尿病程度、指导治疗、判断预后有重要意义。临床上观察到，老年人多数并存胰岛功能低下和胰岛素抵抗。

（四）糖化血红蛋白

糖化血红蛋白可反映较长一段时间血糖的变化情况，对指导糖尿病治疗有重要意义。糖化血红蛋白特异性高，但敏感性差，可作为诊治糖尿病的参考指标。

五、康复评定

主要通过采集病史和谈话的方式，或采用量表的方式进行个人及环境因素评定，通过各种临床检查、检测、检验的方式评定身体结构与功能的损伤情况。严重的并发症、合并症可引起活动能力受限，影响生活质量。可根据具体需要评定。

（一）病史询问及评定

重点询问发病年龄、病程、饮食习惯、营养状态、体重变化、儿童和少年期的生长和发育状况，家族史，吸烟，精神状态；了解患者的经济水平、文化水平、家庭和社会地位、负性生活事件、医疗保险类型、自然环境等情况。60 岁以上的老年人糖尿病患病率在 20%，伴随生活方式的改变，超重和肥胖者患糖尿病的比例明显增加；男性、低教育水平是糖尿病的易患因素，男性患病风险比女性增加 26%；大学以下文化程度的人群糖尿病发病风险增加 57%。量表可选用如糖尿病控制状况评价量表（CSSD70）、生活事件量表（LES）、社会支持评定量表（SSRS）等。CSSD70 是旨在评价中国患者在糖尿病治疗中控制效果的综合性自评量表，包括糖尿病及并发症自觉症状、生活习惯、治疗情况、生存技能、治疗目标、知识结构六个方面。

（二）糖尿病控制指标监测评定

糖尿病对身体结构与功能的影响，可以通过各项控制指标监测进行评定。大多数 2 型糖尿病患者伴随着血糖、血压、血脂（如甘油三酯（TG）、高密度脂蛋白（HDL-C）、低密度脂蛋白（LDL-C））等水平紊乱及体重增加，并发症的风险和危害显著增加。了解既往血红蛋白记录,血压、血脂情况,既往治疗、糖尿病教育史,现在治疗(包括药物、饮食计划、血糖监测结果和患者所用资料),运动等情况。

（三）糖尿病高危患者的筛查

由于公共卫生资源的限制,预防糖尿病应采取高危人群优先的策略,应根据糖尿病风险程度进行针对性筛查。《中国 2 型糖尿病防治指南(2013 年版)》(以下简称《指南》)首次提出中国糖尿病风险评分表,总分≥25 分者应进行口服葡萄糖耐量试验(OG-TT)筛查。《指南》也定义了糖尿病的高危人群,建议对糖尿病高危人群进行 OG-TT 筛查。成年人中糖尿病高危人群的定义:在成年人(18 岁以上)中,具有下列任何一个及以上的糖尿病危险因素者:①年龄≥40 岁;②有糖调节受损史;③超重(BMI≥24 kg/m²)或肥胖(BMI≥28 kg/m²)和(或)中心型肥胖(男性腰围≥90 cm,女性腰围≥85 cm);④静坐生活方式;⑤一级亲属中有 2 型糖尿病家族史;⑥有巨大儿(出生体重≥4 kg)生产史或妊娠糖尿病史的妇女;⑦高血压[收缩压≥140 mmHg 和(或)舒张压≥90 mmHg]或正在接受降压治疗;⑧血脂异常[高密度脂蛋白胆固醇(HDL-C)≤0.91 mmol/L(35 mg/dL)、甘油三酯≥2.22 mmol/L(200 mg/dL)],或正在接受调脂治疗;⑨动脉粥样硬化性心脑血管疾病患者;⑩有一过性类固醇糖尿病病史者,多囊卵巢综合征(P-COS)患者,长期接受抗精神病药物和(或)抗抑郁药物治疗的患者。

（四）糖尿病血糖临床监测

2015 年中华医学会糖尿病分会制定的《中国血糖监测临床应用指南(2015 年版)》指出:血糖监测是糖尿病管理中的重要组成部分,其结果有助于评估糖尿病患者糖代谢紊乱的程度,制定合理的降糖方案,同时反映降糖治疗的效果并指导治疗。目前糖尿病患者日平均血糖监测不足两次,因此需要加强教育,告知医师和患者有效的血糖监测和治疗策略调整可降低低血糖和远期并发症风险,降低糖尿病引发的致死致残,大幅度降低医疗开支。另一方面,在基层医院也出现了不管患者血糖水平和用药方案,一律采用连续血糖监测而血糖控制依旧无法改善的现象。须知血糖监测目的是改善临床行为和结局,单纯地记录血糖数据本身并没有意义。血糖监测的频率和时间要根据患者病情的实际需要来决定,血糖监测应坚持个体化原则。

（1）采用生活方式干预控制糖尿病的患者,可根据需要有目的地通过血糖监测了解饮食控制和运动对血糖的影响来调整饮食和运动。

（2）使用口服降糖药者可每周监测 2～4 次空腹或餐后 2 h 血糖,或在就诊前一周内连续监测 3 天,每天监测 7 点血糖(早餐前后、午餐前后、晚餐前后和睡前)。

（3）使用胰岛素治疗者可根据胰岛素治疗方案进行相应的血糖监测:①使用基础胰岛素的患者应监测空腹血糖,根据空腹血糖调整睡前胰岛素的剂量;②使用预混胰岛素者应监测空腹和晚餐前血糖,根据空腹血糖调整晚餐前胰岛素剂量,根据晚餐前血糖调整早餐前胰岛素剂量,如果空腹血糖达标后,注意监测餐后血糖以优化治疗方案;③使用餐时胰岛素者应监测餐后或餐前血糖,并根据餐后血糖和下一餐餐前血糖调整上一餐前的胰岛素剂量。

（五）运动能力评定

1. 运动单位　1 个运动单位相当于消耗 80 kcal 热量,每消耗 1 单位热量所需运动时间。根据运动强度评定分 4 级,具体如下:Ⅰ度(最轻度)持续 30 min 左右散步、乘车(站着)、家务、洗刷扫、购物、拔草;Ⅱ度(轻度)持续 20 min 左右步行、洗澡、下楼梯、擦地、广播体操、平地骑自行车;Ⅲ度(中度)持续 10 min 左右慢跑、上楼梯、坡路骑自行车、快走步、滑雪、打排球、羽毛球；Ⅳ度（强度或重度）持续 5 min 左右跑步、跳绳、打篮球、静水游泳、击剑、踢足球。

2. 最大摄氧量　最大摄氧量（VO_2max）是指单位时间内运输到活动肌肉而被肌肉所利用的最大氧量，用于有氧能力的评价。只有当运动强度达到 40%～60% VO_2max 时，才能改善代谢和心血管功能。人体进行有氧耐力运动时，最大摄氧量反映机体呼吸、循环系统氧的运输工作的能力。最大摄氧量的测定方法分为直接测定法和间接测定法。测定最大摄氧量的仪器昂贵；测定时所进行的激烈的运动，对于体弱和中老年人比较危险。

3. 运动中的心率　除了可应用心率监测仪以外，通常可通过自测脉搏的方法来监测。由于停止运动后心率下降较快，所以一般采用停止运动后立即测 10 s 脉搏，然后乘以 6 表示 1 min 脉率，这和运动中的心率比较接近。测脉率的部位常用桡动脉或颞动脉。一般人的最高心率＝220－年龄。

4. 靶心率　临床上将能获得较好运动效果，并能确保安全的运动心率称为靶心率（THR）。靶心率的确定最好通过运动试验获得，即取运动试验中最高心率的 60%～85% 作为靶心率。无条件做运动试验的，可用公式"靶心率＝安静心率＋安静心率×（50%～70%）"进行推算，或者更简单地用 170 或 180 减去患者年龄后的差作为运动时的靶心率。

（六）营养评定

1. 理想体重　按患者身高、性别、年龄查标准体重表得出，也可运用公式粗略计算：理想体重（kg）＝身高（cm）－105。在上述理想体重±10% 以内为正常，±10% 以上为超重或偏瘦，超过 20% 者为肥胖，低于 20% 者为消瘦。

2. 总热量应根据患者理想体重、生理条件、劳动强度及工作性质而定。最理想的基础能量需要量测定方法为间接能量测定法，并结合患者的活动强度、疾病应激状况确定每日能量需要。没有条件进行间接能量测定的，可用下列公式计算。每日所需总热量（kcal）＝｛理想体重（kg）×劳动强度与每千克体重每日所需热量［kcal/（kg·d）］。｝

3. 热量分配　糖类占 55%～65%，蛋白质占 15%，脂肪占 25%～30%。糖类及蛋白质每克产热 4 kcal，脂肪每克产热 9 kcal。根据总热量及营养结构，可以计算每日饮食分配量，分细算法与估计法两种。

（1）细算法　脂肪（g）＝［总热量（kcal）－4×蛋白质（g）－4×糖类（g）］/9。糖类（g）＝［总热量（kcal）－4×蛋白质（g）－9×脂肪（g）］/4。蛋白质（g）＝［总热量（kcal）－9×脂肪（g）－4×糖类（g）］/4。

（2）估计法　按体力需要，休息患者每日主食 200～250 g；轻体力劳动者 250～300 g；小或中等体力劳动者 300～400 g；重体力劳动者 400 g 以上；每日荤菜 150 g 左右，蔬菜 250～500 g 或更多，烹调用油 30～50 g。一般糖尿病患者，脂肪进食量以动物脂肪和植物油各占一半比较合理。

（七）心理量表评定

常用有症状自评量表（SCL-90）；焦虑自评量表（SAS）；抑郁自评量表（SDS）；PHQ9 抑郁症筛查量表；老年抑郁量表（GDS）等。

（八）日常生活能力评定

造成糖尿病患者活动受限的主要原因是严重并发症、合并症；糖尿病患者日常生活活动能力（activities of daily living，ADL）低下一般发生在糖尿病发病 10 年以上，年龄偏高者。致 ADL 低下的主要并发症和合并症有糖尿病足、肩周炎、缺血性心脏病、骨折和低血糖等。评定方法可通过直接观察患者能否按照要求完成规定的项目，或通过询问的方式来收集资料和进行间接评定，或采用普适性量表，如 Barthel 指数、PULSES、Katz 指数等。应根据患者实际选择性进行评定。

（九）社会参与能力评定

社会生活能力评定可选用功能活动问卷、社会功能缺陷筛选表，工作能力的评估方法常用的有微塔法、Mclean Hospital 工作评估表等。目前应用较多的是进行糖尿病生活质量评定。测评糖尿病患者生活质量的量表可分为普适性量表和特异性量表两大类。

六、康复治疗

老年糖尿病的康复目标是应用各种康复手段控制血糖，使其尽量控制在合适水平，减少并发症的发生，终止或者逆转慢性并发症的发展，最大限度地降低致残率和死亡率，提高日常生活能力及生活质量。我国人口老龄化的程度逐年增加，对老年糖尿病患者血糖控制的原则是安全降糖，要综合考虑老年患者的各种情况（包括其病程、病情、医疗支持情况、并发症发生情况、神经系统情况、认知能力以及伴随用药等）。将易出现功能缺陷、认知障碍、抑郁、跌倒、尿失禁及营养不良等一组临床症候群的老年 2 型糖尿病患者定义为"老年综合征"，以加强对老年 2 型糖尿病的重视，避免各种危险因素间的累加效应。治疗期间，要重点防止低血糖的发生。强调在不出现低血糖的前提下根据患者情况制定个体化控制目标，达到适度血糖控制的目的。对老年糖尿病患者的治疗，既要较好控制血糖，又要防止低血糖的发生。

（一）非药物治疗

1. 康复教育　对糖尿病患者及家属进行康复宣教，使其掌握糖尿病的知识，认识到依靠自己，做好自我监测，才能较好地配合医护人员，最终获得较好的治疗效果。良好的心理状态有助于调动患者的主观能动性，有助于稳定病情，促进身心健康，提高生活质量。教育患者应保持乐观、积极的心态，接受事实，珍惜生命，积极配合治疗，促进康复。平时应定期监测血糖、尿糖，并做好记录。因为它可以直接反映出血糖控制情况。

（1）重视糖尿病防治知识及宣教。患糖尿病的老年人往往存在焦虑心理，对本病认识不足，过分担忧。对糖尿病患者及家属进行康复宣教，使其掌握糖尿病的知识，最终获得较好的治疗效果。

（2）宣教患者饮食治疗是老年糖尿病的基本治疗手段，适当控制饮食可减轻胰岛 β 细胞的负担，要做到严格控制主食，定时定量进食，同时也要做到均衡营养，保持体重稳定在标准体重的 ±5% 以内。

（3）老年糖尿病患者进行体育锻炼非常有益，运动可以减轻体重，改善血脂和血糖水平，更重要的是运动可以增加胰岛素的敏感性，降低血压，降低高凝血症的危险。三餐后散步 20～30 min 是老年患者改善餐后血糖的有效措施之一。

2. 饮食治疗　糖尿病的饮食治疗是老年糖尿病的基本治疗手段，适当控制饮食可减轻胰岛 β 细胞的负担，要做到严格控制主食，定时定量进食，同时也要做到均衡营养，保持体重稳定在标准体重的 ±5% 以内，以保持较高的生活质量。2017 年 5 月中国营养学会发布了《中国糖尿病膳食指南（2017）》，为糖尿病患者的膳食管理提供了八大推荐意见：①吃、动平衡，合理用药，控制血糖，达到或维持健康体重；②主食定量，粗细搭配，全谷物、杂豆类占 1/3；③多吃蔬菜，水果适量，种类、颜色要多样；④常吃鱼禽，蛋类和畜肉适量,限制加工肉类;⑤奶类豆类天天有,零食加餐合理选择;⑥清淡饮食,足量饮水,限制饮酒;⑦定时定量,细嚼慢咽,注意进餐顺序;⑧注重自我管理,定期接受个体化营养指导。糖尿病饮食的建议:主食可以粗略定为 $300\sim400$ g/d,每日糖类占总热量 $50\%\sim60\%$, $10\%\sim20\%$ 为单不饱和脂肪酸, $10\%\sim20\%$ 为蛋白质(每公斤标准体重 $0.8\sim1.0$ g),少食多餐(每日至少 $5\sim6$ 次),有利于降低餐后血糖的峰值。主食以粗粮混合为宜,高纤维饮食能使血糖吸收缓慢,以降低血糖的峰值。水果不宜多吃,应选用含糖量少,果胶纤维素含量高的水果。

3. 运动疗法

1) 运动疗法的作用机制　运动疗法是糖尿病治疗的两大基石之一。老年糖尿病患者进行体育锻炼非常有益,运动可以减轻体重,改善血脂和血糖水平,更重要的是运动可以增加胰岛素的敏感性,降低血压,降低高凝血症的危险性等。

2) 运动治疗方法　老年肥胖症的运动治疗主要以中低等强度、有氧运动为主,辅助以力量性运动及球类运动等;患者可以根据自己身体情况、心肺功能情况选择不同的运动形式;

(1) 有氧运动　在开始制定运动方案之前,应仔细询问病史的体格检查。其原则是因人而异,量力而为,循序渐进,持之以恒。糖尿病运动疗法应做"有氧运动",每周 $3\sim5$ 次。推荐如下几种运动。①快慢步行:步行速度可采取快慢结合的方式,先快步行走 5 min,然后慢速行走 5 min,然后再快行,这样轮换进行。步行速度亦可因人而异。身体状况较好的轻度肥胖患者,可快速步行,每分钟 $120\sim150$ 步;不太肥胖者可中速步行,每分钟 $110\sim115$ 步;老年体弱者可慢速步行,每分钟 $90\sim100$ 步。开始每天半小时即可,以后逐渐加大到每天一小时,可分早晚两次进行。②室内运动:蹲下起立,开始每次做 $15\sim20$ 次,以后可增加至 100 次。③仰卧起坐:开始每次做 5 次,以后逐渐增加至 $20\sim50$ 次。④床上运动:分别运动上、下肢,做抬起放下、左右分开等动作。适合体质较弱的患者。评价心血管状况和确定有无脑血管并发症。三餐后散步 $20\sim30$ min 是老年患者改善餐后血糖的有效措施之一。如果参加较剧烈的体育锻炼,以心率小于每分钟 170 次为最大的运动时心率。身体条件好的患者,可以慢跑、跳绳、上楼梯、爬山、骑自行车、游泳、跳韵律操。

(2) 适应证及禁忌证

①适应证　糖耐量异常、无显著高血糖及并发症的老年糖尿病患者是运动治疗的绝对适应证。有微量蛋白尿、无眼底出血、轻度周围神经病变等轻度合并症是相对适应证。

②禁忌证　有酮症酸中毒及高渗性昏迷、急性肺部感染;低血糖倾向;严重糖尿病肾病;严重糖尿病视网膜病变;严重心脑血管疾病(脑梗死、脑出血急性期);不稳定型心绞痛、急性心肌梗死、恶性心律失常、短暂性脑缺血发作等);严重的糖尿病足等。

(3) 运动注意事项　运动前后及时补水,运动中要仔细观察情况,发现异常要及时调整运动量。运动要随身携带含糖食物或葡萄糖,以备发生低血糖时备用。对于不便行动的患者,经常协助其开展被动活动,按摩身体受压部位,预防各类并发症的发生。老年人神经系统能力、认知能力及平衡能力下降,多种疾病并存,易出现跌倒等一系列情况,在运动时要关注,以免发生意外。

(二) 药物治疗

1. 磺脲类　磺脲类药物主要通过直接刺激胰腺 β 细胞促进胰岛素的释放,但对胰岛素合成无影响,适用于具有一定胰岛功能、无急性并发症的轻、中度糖尿病患者。然而长期刺激β细胞分泌胰岛素可引起β细胞上磺脲类受体数目减少和亲和力降低,从而出现β细胞疲劳和药物的继发性失效。氯磺丙脲是第一代磺脲类药物,因其不良反应多,持续时间长达60~72 h,老年患者应避免使用。格列吡嗪是第二代磺脲类药,通过肝脏代谢成为无活性的产物,适合老年糖尿病和并发轻度肾功能不全的患者。新一代的磺脲类药格列苯脲是一种长效药,可选择性地作用于胰岛β细胞的钾泵上,从而将非胰腺活动降至最小,无疑在减少心血管反应方面更有优势。磺脲类已经应用多年,并且是二甲双胍联合用药中最便宜的;但是磺脲类不论是单用还是联合用药均可增加轻度、中度、严重低血糖发生风险。但尚无证据支持使正在服用磺脲类的无不良反应的患者更改药物,尤其是那些正在服用磺脲类、血糖控制良好且无明显不良反应的患者。中国大规模横断面调查研究发现,口服降糖药治疗仍是治疗2型糖尿病的主要方案。虽然二甲双胍被多数指南推荐为治疗2型糖尿病的一线用药,但对于二甲双胍不耐受或存在禁忌证的患者,可以考虑将磺脲类药物作为一线用药。对于新诊断的糖化血红蛋白(hemoglobin Alc,HbAlc)>7.5%的2型糖尿病患者,可以选择作用机制互补的两种降糖药物联合应用。结合中国国情和中国2型糖尿病患者的特点,磺脲类药物联合二甲双胍是推荐的联合治疗方案之一。

2. 双胍类　双胍类药作用机制:一是增进外周组织细胞对葡萄糖的利用,有与胰岛素相同的作用;二是抑制肠壁细胞对葡萄糖的摄取,并有抑制肝及肾脏糖异生作用,双胍类药物的降血糖作用依赖于胰岛素的存在。双胍类药物适用于肥胖的2型糖尿病患者,与磺脲类药物合用有协同作用,与胰岛素合用可以减少胰岛素的用量。

2017年ACP《2型糖尿病口服药物治疗临床实践指南》指出:当需要药物治疗时,临床医生应首选二甲双胍,以改善血糖。二甲双胍的作用机制是通过减少肝葡萄糖的输出、抑制糖异生、改善胰岛素抵抗、增加外周组织对血糖的敏感性、减少小肠内葡萄糖的吸收,进而使血糖有效下降的。此外,二甲双胍有助于减重,降低低血糖发生风险,且其价格较其他药物便宜。临床研究表明,二甲双胍单独使用能有效降低2型糖尿病患者的空腹血糖、餐后血糖水平,去除安慰剂效应后可使糖化血红蛋白水平下降1.0%~2.0%。二甲双胍可使新诊断的2型糖尿病患者的糖化血红蛋白水平降低1.8%,且不受体质影响。在相似的基线糖化血红蛋白水平条件下,最佳有效剂量(2000 mg/d)的二甲双胍的降糖疗效强于其他口服降糖药物。此外,二甲双胍具有心血管保护作用。有研究表明,长期使用二甲双胍治疗可使新诊断的2型糖尿病患者及已经发生心血管疾病的2型糖尿病患者的心血管疾病发生风险下降。且除SGLT-2抑制剂外,二甲双胍的减重效果优于其他口服药物,可能的机制为:抑制食欲,减少热量摄入,改善高胰岛素血症,降低基础胰岛素、负荷后胰岛素水平,增加胰岛素敏感性。常见不良反应主要表现在胃肠道方面,多出现在用药早期,故应从小剂量开始逐渐加量,多数患者长时间服用后可耐受,胃肠道不适症状消失。结合二甲双胍的有效性、安全性及消费价格,在排除禁忌证的情况下,推荐改善生活方式仍不能使血糖达标的2型糖尿病患者在需要药物治疗时,首选二甲双胍。

3. 噻唑烷二酮类(TD)　新型的降血糖药物,可以增加外周组织对胰岛素的敏感性。噻唑烷二酮类是新开发的一种很有前途的胰岛素增敏剂,为过氧化增殖因子活化受体-γ激动剂,通过增强肝脏、肌肉、脂肪组织对胰岛素的敏感性,提高胰岛素活性,从而达到降糖效果,且没有发生低血糖的危险。同时该类药也能降低血脂,降低糖化血红蛋白,减少胰岛素分泌,并有保护β细胞,改善胰岛素应答的作用。目前有多种TD类药物,曲格列酮、罗格列酮和吡格列酮等,罗格列酮效果最强。曲格列酮为第2代药物,但有时有致命性肝中毒,在欧洲和美国已停用,吡格列酮尚未有肝毒性发现。该药可单用,或与双胍类、磺脲类药物联合使用,或与胰岛素联合使用。单独使用时可降低糖化血红蛋白1%～2%,与胰岛素合用,可以减少胰岛素用量30%～50%,一些患者可以完全停用胰岛素。和双胍类药物联合使用并不引起低血糖。

4. α葡萄糖苷酶抑制剂 α葡萄糖苷酶的家族中包括葡萄糖淀粉酶、蔗糖酶、麦芽糖酶、异麦芽糖酶、乳糖酶、水解淀粉戊寡糖、单糖和葡萄糖。α葡萄糖苷酶抑制剂阿卡波糖(拜唐苹)能与α葡萄糖苷酶竞争性结合,其亲和力比蔗糖、淀粉大1万～10万倍。当患者进食时,同时服用α葡萄糖苷酶抑制剂,酶与糖类结合位点减少,这样就减少了上段小肠糖吸收高峰,延缓糖的吸收,从而抑制餐后高血糖。该药主要降低餐后血糖,可以单用,也可与胰岛素(或双胍类或磺脲类药物)联合使用。α葡萄糖苷酶抑制剂不同于磺脲类药,不刺激β细胞分泌胰岛素,单独使用不产生低血糖,并通过降低餐后高血糖使胰岛素的需要量减少,适宜于老年糖尿病患者。α葡萄糖苷酶抑制剂不良反应极少,主要副作用是肠胀气,伴有肠道感染时不宜使用。

5. 胰岛素 老年糖尿病胰岛素应用新见解——主张更积极、尽早应用胰岛素。过去对老年人用胰岛素治疗比较保守,仅用于重型、伴严重并发症合并症及手术应激状况时。近年来的研究表明,随着糖尿病病程进展,老年糖尿病患者对口服降糖药反应日差,血糖控制不良增多,另一方面,老年糖尿病往往并存多种心脑肾血管并发症,这一发展趋势表明有更多的老年糖尿病患者使用胰岛素。胰岛素应用的最新观点主张尽早单独或联合使用胰岛素治疗,这有利于降低高血糖毒性反应,减少对胰岛β细胞的刺激,防止其功能衰竭而发生严重并发症。推荐老年糖尿病患者联合用药,白天给予口服降糖药,睡前注射胰岛素以补充夜间基础胰岛素水平。

（三）基因治疗

老年糖尿病多为2型糖尿病,在2型糖尿病众多候选基因中,胰岛素基因、胰岛素受体基因、葡萄糖激酶基因、糖原合成酶基因等显示与2型糖尿病的发病有关。随着研究的不断深入,将会开放包括基因治疗在内的综合临床防治。

（四）心理康复

随着医学模式的转变,心理社会因素对疾病的影响越来越受到重视。而糖尿病作为一种心身疾病,其发生、发展与转归还与心理社会因素有关。许多老年2型糖尿病患者因疾病折磨出现忧愁善感、思维迟缓、悲观绝望的情绪,不仅加重病情的恢复,延缓疾病的康复,而且显著影响患者的心理健康,导致其生活质量明显下降,已引起人们的广泛关注。为此,在治疗的同时给予合理的心理干预,比如细心地观察患者的情绪变化,及时与患者进行沟通与交流,适当进行放松训练等,有利于控制血糖水平的波动,缓解负面心理情感,从而提高生活质量。

1. 松弛放松 采用渐进性放松法,在安静的环境中患者采取舒适放松的坐位和卧位,做3次深呼吸,每次呼吸持续5～7 s。先紧握你的右手,持续5 s后放松右手,重复1次。每天采用此方法2次。

2. 认知干预 主要包括聆听、解释、理解、鼓励、疏导等,具体方法就是对患者有耐心,具体患者具体分析,积极进行心理疏导。实施集体糖尿病健康教育讲座,由副主任医生授课,每周授课1次,每次40 min。授课内容包括糖尿病基础知识、使用药物治疗的注意事项、干预方法的实施及注意事项等。要跟患者建立良好的医患关系,取得患者的信任。

3. 心理分析法 将相同糖尿病病情的患者集中一起,从而减轻患者自我不良情绪,促进糖尿病患者的康复。也要积极利用团体的情感支持,向患者讲授不良情绪对糖尿病的影响,从而提高其自信心。对存在否认、侥幸心理的患者,应加强糖尿病健康教育,使患者正确认识疾病,更好地发挥患者的主观积极性。减轻患者的角色强化的主观意识,医护人员对于患者的各种操作要果断、利索,如遇紧急情况要沉着、冷静。要积极给予患者相关的关怀与同情,减轻或消除痛苦。

4. 行为干预 对于不良行为,包括起居无常、嗜食肥甜、爱静坐等不良行为给予教育启发及干预;培养患者的一些相关兴趣爱好,如养花、画画等;提供与支持患者的相关社会与家庭干预,从而让患者获得满足感;指导换一个角度认识生活事件,以减轻其他各种生活中的应激反应;指导患者通过问题解决的应对方法以消除应激源,对于严重行为异常者请精神科大夫治疗。

(五)传统中医康复治疗

文献显示:针灸可使血液中甲状腺素含量降低,从而减少了对糖代谢影响,以达到降低血糖的目的;针灸也可改善患者微循环障碍,防治血栓形成,减少糖尿病慢性并发症;针灸还可调节中枢神经系统,影响胰岛素、肾上腺素等分泌,纠正糖代谢紊乱。一般治疗糖尿病患者时常选穴位有脾俞、膈俞、足三里、三阴交等。针灸应注意:给患者针灸时应对针刺部位进行严格消毒,以免引起感染。在护理工作中,经常教给患者一些自我按摩的方法,教会患者自我保健,以更好地控制血糖。实践证明,通过对患者进行按摩与针灸,能够达到对患者的肾、脾、胃、胃脏器的综合调理,以利于患者康复。另外,《中国2型糖尿病指南(2017年版)》推荐津力达颗粒、葛根芩连汤、大柴胡汤等应用于2型糖尿病的治疗,为传统中医治疗2型糖尿病提高了理论支持。

(李和平)

本节PPT

第二节　老年肥胖症康复

一、老年肥胖症基本概念

老年肥胖症是指老年人体内脂肪堆积过多和(或)分布异常,体重增加,是包括遗传和环境因素在内的多种因素相互作用所引起的慢性代谢性疾病。根据病因可将肥胖分为单纯性和继发性两类。20年来,特别是近10年来,肥胖已经成为世界关注的热门话题。在发展中国家,随着经济的发展,人们生活方式发生了很大的变化,尤其是膳食结构的改变,肥胖已经成为世界性的健康问题之一,应引起注意。全世界有近3亿肥胖症患者,我国的肥胖症发生率也迅速增加。1998年我国超重人数已逾1亿,而且呈现不断增长和年轻化趋势。超重和肥胖显著增加了我国其他慢性非传染病的患病率和发病危险,导致这些疾病呈上升趋势;世界卫生组织预测:如果不采取积极措施,到2050年,中国将成为肥胖大国。

二、病因及发病机制

老年肥胖症的病因未完全明了,有各种不同的病因,同一患者可有几种因素同时存

Note

在,主要与遗传因素、环境因素及生活方式、社会因素等有关。总的来说,若热量的摄入超过人体的消耗,则无论多食,或消耗减少,还是两者兼有,均可引起肥胖。

（一）遗传

研究发现,在肥胖动物中有单基因和多基因缺陷。人类的流行病学研究也表明单纯性肥胖可呈现家族倾向,但遗传基础未明,也不能排除其共同生活方式因素(如对食物的偏好、体力活动少等)。临床上怀疑染色体异常的单纯性肥胖仅限于几个罕见的遗传性疾病,如 Laurence-Moon-Biedl 综合征和 Prader-Willi 综合征。1994 年肥胖基因(又称瘦素基因,简称 OB)克隆成功后 OB 及其表达产物瘦素(Leptin)成为研究热点。瘦素是 OB 编码,由脂肪组织分泌的一种蛋白质激素,含 146 个氨基酸,相对分子质量 16 kD,其生理作用广泛,通过调节能量代谢平衡维持体脂量的相对恒定,当摄食增多,脂肪贮存增加时,瘦素分泌增多,通过下丘脑使机体出现一系列反应,如食欲降低,耗能增加,交感神经兴奋性增加等,使脂肪分解增加,合成减少,使体重增加不多。而当机体处于饥饿时,瘦素分泌减少,也通过下丘脑出现一系列保护性反应,如食欲增加,体温降低耗能减少,副交感神经兴奋性增加,以维持体重不致减轻太多。因此,对多数肥胖症患者来说,究竟存在瘦素相对不足还是瘦素抵抗,以及其发生机制,目前还未明了,有待进一步深入研究。

（二）环境因素

在肥胖的发生过程中起着重要的作用。随着社会的发展,人类饮食结构及进食行为等生活方式发生了改变。随着经济的发展及人们生活水平的提高,人类摄入高热量的脂肪及蛋白质食物增多,而水果、蔬菜等摄入较少;生活工作压力大、熬夜、饮食不规律、夜间加餐等不良生活方式造成能量过多,导致肥胖的发生;现代交通工具的日益完善、人们体力活动较少等可导致肥胖的产生。

（三）中枢神经系统

中枢神经系统可调节食欲、营养物质的消化和吸收。电刺激实验动物下丘脑腹内侧核可引起拒食,而用电或化学方法破坏该区则引起多食、高胰岛素血症和肥胖。临床上也可见到下丘脑或边缘系统的炎症、肿瘤、外伤、手术引起的肥胖。进食的调节有短期和长期两种作用。

（四）内分泌系统

老年肥胖症患者、肥胖啮齿动物(不论遗传性还是损伤下丘脑)均可见血中胰岛素水平升高,提示高胰岛素血症可引起多食,形成肥胖。一些神经肽和激素(包括缩胆囊素、铃蟾肽、胃动素、生长抑素、胰岛素、内啡肽、神经肽、甘丙肽、血清素、儿茶酚胺等)参与了对进食的影响。老年肥胖症中以女性为多,尤其是绝经期后,提示可能与激素有一定关系。

（五）代谢因素

推测在肥胖和非肥胖之间存在着代谢的差异,例如肥胖者营养物可能较易进入脂肪生成途径;脂肪组织从营养物中摄取能量的效应加强使三酰甘油合成和贮存增加;贮存的三酰甘油动员受阻。肥胖与非肥胖者的基础代谢率和饮食引起的生热作用并无明显差异。

（六）其他因素

有人认为老年肥胖症与生长因素有关。脂肪组织的肥大可因以下因素引起:脂肪数量增多(增生型);脂肪细胞体积增长(肥大型);脂肪细胞同时增多、增大(增生肥大型)。

幼年起病者多为增生型或增生肥大型,肥胖程度较重,且不易控制。成年起病者多为肥大型。此外,有研究发现,胎儿期母体营养不多,蛋白质缺乏,或出生时为低体重婴儿,在成年期饮食结构发生了变化,也容易发生老年肥胖症。有一种观点认为,每个人的脂肪含量、体重受一定的固有控制系统所限定和调节,这种调节水平称为调定点(set point)。老年肥胖者的调定点较高。这一理论可解释肥胖者难以减轻体重,或即使体重减轻也难以保持。调定点起作用的具体环节仍未明了。

总之,现代化、文明化和社会经济状况的改变,使老年人体力活动减少,以及饮食结构的西方化,饱和脂肪酸增加,而纤维素减少,加上城市生活带来的压力造成营养失衡,遗传因素,中枢神经系统异常,内分泌功能紊乱均可导致老年肥胖症。

三、临床表现及诊断

不同病因引起的肥胖症,其临床表现不同。继发性肥胖症的患者有原发病的临床表现。脂肪组织块的分布有性别差别,通常男性型脂肪主要分布在腰部以上(又称苹果型),女性型脂肪主要分布在腰部以下,如下腹部、臀、大腿(又称梨形)。苹果型体型者发生代谢综合征的危险性大于梨形体型者。老年肥胖症患者可因体型而有自卑感、焦虑、抑郁等身心相关问题,而在行为上则可引起气急、关节痛、水肿、肌肉酸痛、体力活动减少。此外,与老年肥胖症密切相关的一些疾病如心血管疾病、高血压、2型糖尿病等患病率和病死率也随之增加。

(一)内分泌及代谢紊乱

肥胖者血浆中胰岛素明显高于正常水平,并经常存在胰岛素抵抗,出现代谢紊乱。研究显示肥胖是2型糖尿病的独立危险因素。体重超重、肥胖和腹部脂肪蓄积是2型糖尿病发病的重要危险因素约75%肥胖者发生2型糖尿病。肥胖者多伴有胰岛素抵抗(IR),尤以腹型肥胖与IR关系更为密切。由于腹内脂肪分解速度较其他部位快,因此腹型肥胖形成后可分解产生大量游离脂肪酸(FFA)和甘油。随着FFA摄取和氧化增加,脂肪的氧化也增加,且伴随糖氧化,糖贮存的减少,使胰岛素介导的糖异生受损。肝脏和骨骼肌对胰岛素的敏感性下降,胰岛素分泌增多,最终导致IR和高胰岛素血症。当肥胖患者的β细胞能代偿胰岛素抵抗时,血糖可正常,如不能代偿就可出现高血糖并发展为糖尿病。

(二)高血压

大量证据表明肥胖是发生高血压的独立危险因素。临床资料显示,BMI与血压呈显著正相关。血压和体重的关系在儿童和老年期即已存在,肥胖与高血压均有家族史,对高血压易感者,肥胖促进了血压的升高。文献报道体内脂肪增加10%可使收缩压和舒张压平均增加6 mmHg和4 mmHg。在肥胖中腹型肥胖高血压患病率最高,女性腰围大于88 cm,男性大于102 cm,高血压发生率增加1倍。在老年肥胖伴高血压患者中胰岛素抵抗和交感神经活性增高,被认为参与了高血压的发病。在老年肥胖中饮食行为是首要因素,长期过饱导致肥胖,可引起血浆胰岛素水平增高,通过刺激中枢交感神经系统,加快心率,增加心排血量,可使血压升高,这可能是肥胖者患高血压的一个重要原因。另一方面,老年肥胖者肾脏内肾素-血管紧张素系统活性增加,引起尿钠重吸收增加,血容量增加,使血压升高。近年来发现脂肪组织也存在肾素-血管紧张素系统,血管紧张素原基因在内脏脂肪组织中表达增加,与BMI呈正相关,而参与了高血压的发生。

（三）冠心病

研究显示，冠心病（CHD）患者的肥胖发生率是显著增加的。老年肥胖症有增加冠心病的趋势，文献报道老年肥胖发生心力衰竭、心肌梗死的危险性是一般人群的 2 倍。一些肥胖指标，如腰臀比（WHR），BMI 和腰围与 CHD 死亡率呈正相关。BMI＞29 者 CHD 危险性较 BMI＜21 者增加 3.3 倍。对亚洲人而言即使在较低 BMI 时也有相似危险性。体内脂肪分布异常，特别是腹内脂肪增加也与 CHD 有关联。研究表面：腰围可能是一个比 BMI 更好的预测指标，如男性腰围大于 102 cm，女性腰围大于 88 cm 发生 CHD 的危险性显著增加。因此，有学者认为肥胖是 CHD 独立危险因素，但也有研究不支持这一观点。另外，研究发现 CHD 死亡率与 BMI 相关，认为超重和肥胖对 CHD 的影响是通过其他因素实现的，餐后高脂血症被认为是 CHD 的独立危险因素。老年肥胖者如果腹内脂肪大量堆积，则可引起餐后脂质代谢异常。肥胖与 CHD 之间的联系可能是由于肥胖同时存在其他心血管危险因素如血脂异常、高血压及胰岛素抵抗等所致，血清 TC 水平升高与高血压可加重冠状动脉粥样硬化，肥胖者心排血量增加可增加心脏氧耗量。另外，老年肥胖者血容量、心搏出量、左心室舒张末容量、充盈压均增加，使心排血量增加，可引起左心室肥厚、扩大，心肌脂肪沉积致心肌劳损，易发生充血性心力衰竭。

（四）肝胆系统疾病

老年肥胖症与胆石形成关系密切。流行病学调查显示，肥胖是胆石发生的易患因素，肥胖增加胆石的发生率。首先，大部分肥胖患者血清中总 TC、TG 等持续处于高水平状态，是胆石形成的危险因素，随着肥胖的发生，分泌胆汁中的 TC 水平增高，而使 TC 易于结晶沉淀。另一方面，肥胖者在减轻体重过程中，胆汁中的 TC 饱和度进一步增高，这可能是由于组织内多余的胆固醇移出之故，因而减重也可能会加重胆囊疾病。进食高热量或高胆固醇食物者，胆汁中胆固醇排出量增多，形成胆囊或胆管内疾病，也是胆石形成的原因。

（五）血脂异常

老年肥胖症常伴有血脂异常，高脂血症的检出率高达 40%，远高于普通人群。血脂异常特征是血浆三酰甘油（TG）、低密度脂蛋白胆固醇（LDL-C）水平的升高，高密度脂蛋白-胆固醇（HDL-C）降低。这种代谢特点多见于腹型肥胖患者。腹部脂肪的过剩与小而密的 LDL 颗粒增加有关。BMI 与 TG 水平呈正相关，而与 HDL-C 呈负相关。肥胖导致血脂异常主要是由于胰岛素抵抗。因此，肥胖者胰岛素敏感性可比正常时降低 5 倍，受体数可减少 10 倍。在这种情况下脂蛋白酶活性下降，LDL 受体活性降低，HDL 下降等，研究还发现脂蛋白脂酶基因变异体即 HindⅢ 基因多态性与腹型肥胖患者三酰甘油升高，HDL-C 水平降低相关联。肥胖者血浆中瘦素（Leptin）水平增高，提示存在 Leptin 抵抗。研究表明 Leptin 抵抗与血脂升高有显著相关性。

（六）阻塞性睡眠呼吸暂停综合征（obstructive sleep apnea syndrome，OSAS）

由于脖颈、胸部、腹部和横膈部位的脂肪堆积过多，使胸壁的运动受阻，在躺下时上呼吸道变窄和气流不通畅引起呼吸困难，大多数 OSAS 见于肥胖者，研究表明约 60% 老年肥胖者患有 OSAS，严重打鼾常伴发 OSAS，实际上大多数打鼾者中是在打鼾多年后才出现 OSAS 的。肥胖者由于胸、腹部大量脂肪堆积，使胸壁顺应性降低，增加呼吸系统机械负荷，使肺功能残气量降低，而低肺容量通气则可使气道潮气量呼吸时处于闭合状态。睡眠时肺通气不足可引起或促进呼吸暂停的发生，导致血 O_2 分压下降，CO_2 分压升高，血 pH 值下降,从而可引起脑功能障碍,肺动脉高压、高血压、心动过缓,严重者可出现心力衰竭、呼吸衰竭,甚至猝死。

(七)肥胖与骨关节病和痛风及肿瘤

肥胖者中膝关节和负重关节的骨关节病较多,老年肥胖者恶性肿瘤发生率升高,肥胖妇女子宫内膜癌比正常妇女高 2～3 倍,绝经后乳腺癌发生率随体重增加而升高,胆囊和胆道癌也较为常见。肥胖男性结肠癌、直肠癌和前列腺癌发生率较非肥胖者高。肥胖者因长期负重易患腰背痛、关节痛。

四、康复评定体重测量

(一)理想体重与肥胖度

理想体重(kg)=身高(cm)-105 或理想体重(kg)=[身高(cm)-100]×0.9(男性)或×0.85(女性)。实际体重超过理想体重的百分数为肥胖度,即肥胖度=(实测体重-标准体重)/标准体重×100%。肥胖度在 10% 以内为正常;10%～20% 为超重;超过 20% 为肥胖。理想体重与肥胖度的计算已被广泛应用,但有一定的局限性,如精确度不高、不能衡量局部体脂等。

(二)腰围、腰臀比(waist hip rate,WHR)

中国人虽然高 BMI 者的数量不多,但实际上仍存在脂肪堆积和(或)脂肪分布异常。WHR 是区分脂肪分布类型的指标,WHR 偏高为中心型肥胖,偏低为周围性肥胖。WHO 推荐的测量腰围和臀围方法:腰围是受试者取站立位,双足分开 25～30 cm 以使体重均匀分布,在肋骨下缘和髂骨上缘之间为中点水平,在平稳呼吸时测量。臀围在臀部(骨盆)最突出部测量周径。男性 WHR>0.90 为中心型肥胖,女性 WHR>0.85 为中心型肥胖。

(三)体重指数

体重指数(body mass index,BMI)是一种近年来国际流行的标准体重测量方法,是世界卫生组织推荐的国际统一使用的肥胖分型标准参数。计算公式如下:BMI=实际体重(kg)/身高(m^2)。1979 年世界卫生组织公布,正常 BMI 为 18.5～24.9;达到 25 为超重;达到 30.0 为肥胖。2000 年提出亚洲人正常 BMI 为 18.5～22.9;达到 23 为超重;达到 25 为肥胖。利用体重指数衡量人体肥胖程度,其特点是受身高的影响较小。该方法的局限性在于不能反映局部体脂的分布情况。

(四)皮下脂肪厚度

密度测量法是测量体脂成分的经典方法。目前主要使用间接测量方法,最常用的有水下称重法和皮褶厚度法。两个方法均是先测量出身体的密度,再运用 Bxoze K 的体脂率公式计算体脂率,从而计算出人体的体重、去脂体重和体脂,因此,称之为身体密度法。确定老年肥胖与否的根本方法是测定体脂含量,测定方法如下。

1. 水下称重法(underwater weighing) 水下测量法是一种经典、基本、可靠的方法,是测定体脂的"金指标",它根据阿基米德原理,把人体大致分成脂肪(fat mass)和无脂肪(fat-free mass)两部分,脂肪组织的比重较低,为 0.9 g/cm^3,而身体非脂肪部分的比重为 1.1 g/cm^3。人体在水下称重时,去脂后体重较多的人水下体重较重、身体密度较高。依据以下公式求出人的体积和密度,进而得出体脂含量。

2. 皮褶厚度法(skinful-thickness measurement) 人体约有 2/3 的脂肪组织分布在

皮下,通过测量皮褶厚度,按公式推算出皮下脂肪和人体脂肪总量。通常的测定部位是肱二头肌区、肱三头肌区、肩胛下区、腹部、腰部等处。皮褶厚度法是一种既简单又经济的测量体脂的可靠方法,因为其所用的仪器相对便宜和便携,已被广泛应用于临床和一些流行病学调查。但受测者肥胖部位、皮肤松紧、皮下有无水肿、皮肤厚度及测量者的手法等因素都会影响测量结果。

3. 核素解法　由于脂肪组织几乎无水分,所以通过测定体内水分的含量,可以计算出人体除脂肪以外身体的重量,并由此可知体内脂肪的重量。方法是将氚(氢的核素)标记的定量水注射入人体,经过 $2\sim4$ h(重水均匀分布在体内除脂肪组织以外的各部位)后测定体液中氚的密度,可以计算出体内总水量,进一步得出去脂体重和人体脂肪含量。此方法的优点是测定值的变异系数小,误差为 1% 左右。缺点是价格昂贵、技术难度大、同位素的不良影响、不能测量局部体脂等。

其他常用的方法有生物电阻抗法(bioelectric impedance analysis,BIA)、双能 X 线吸收法(dual-energy X-ray absorptiometry)、超声检测原理、计算机断层(computed tomography,CT)原理、磁共振显像(magnetic resonance imaging,MRI)、整体电传导、中子激活法(neutron activation analysis)、红外线感应法(near infrared induction)等,均可以进行体脂的测定。

（五）肌力评价

对肥胖症的康复评定可进行体力的评价,为此常做肌力测试。常选取有代表性的各肌群进行肌力与耐力测试。

（六）脏器功能的评定

1. 心血管运动试验　可作为评价肥胖症患者心功能与体力活动能力的指标。

2. 肺功能检测　可通过测试患者的肺活量、潮气量、最大自主通气量等各项指标来判断肺功能情况。

五、鉴别诊断

肥胖症从病因角度分为单纯性肥胖与继发性肥胖。单纯性肥胖不是一种内分泌疾病,但有许多内分泌激素的变化,因此与某些内分泌疾病有许多相似之处,鉴别诊断有时比较困难。

（一）库欣综合征

呈向心性肥胖,肥胖程度一般不超过中度,皮肤紫纹常见,女性患者可有小胡须、痤疮等男性化表现。常有脊椎骨质疏松、尿钙增高。血浆皮质醇增高,且昼夜变化节律消失,如为肾上腺皮质肿瘤,地塞米松试验可不被抑制。

（二）甲状腺机能低下

甲状腺机能低下患者体重增加是因黏液性水肿引起,不是真正肥胖。患者表情淡漠,皮肤干燥无汗,头发、眉毛(尤其是外 1/3)脱落,甲状腺激素(T_3、T_4)水平降低,促甲状腺激素(TSH)升高,甲状腺吸[131]I率降低等均有助于与肥胖症鉴别。

（三）下丘脑综合征

下丘脑有两种调节摄食活动的神经核:腹外侧核为饥饿中心,腹内侧核为饱满中心,这两个中心受高级神经的调节,精神紧张、精神刺激均可刺激饥饿中心产生饥饿感,从而进食增多,引起肥胖。下丘脑本身发生病变,如炎症、外伤、出血、肿瘤等均可侵犯并破坏饥饿中心，可根据病史、头颅 CT 或 MRI 及必要的靶腺内分泌试验加以鉴别。

（四）其他药物

如抗精神药物、糖皮质激素应用等也可引起肥胖。

六、康复治疗

老年肥胖病的治疗目标是减轻多余的体重。控制体重的策略包括改变膳食，增加体力活动，改变生活习惯和观念。治疗上强调以行为、饮食治疗为主的综合治疗，使患者自觉地长期坚持，且不应依赖药物，以避免发生副作用。在众多的肥胖康复治疗方法中，饮食控制和运动治疗是最基本的治疗方法。

（一）老年肥胖症三级预防的重要性

1. 一级预防　又称普遍性预防（universal prevention），是针对人口总体的措施，以稳定肥胖水平并最终减少肥胖发生率，从而降低肥胖患病率为原则。通过改善膳食结构和提倡适当体力活动，以及减少吸烟和饮酒等方法改变生活方式，最终减少肥胖相关疾病，达到普遍性预防的目的。

2. 二级预防　又称选择性预防（selective prevention），目的在于对肥胖高危人群进行教育，以便使他们能和危险因素作有力的斗争。这些危险因素可能来自遗传，使他们成为肥胖的易患人群。新加坡对儿童采取这种预防措施后已经使肥胖的患病率从 15% 减少到 12.5%。

3. 三级预防　又称针对性预防（targeted prevention），是针对已经超重或者有肥胖生物学指标，但仍不属于肥胖的个体进行干预，目的在于预防体重的增加，以及降低体重相关疾病的患病率。

（二）行为疗法

由康复医师、心理学家、营养医师和护士组成指导小组，还应取得家庭配合，指导患者制定计划，改变进食行为，并定期检查执行计划的效果。除计划吃什么、吃多少外，还应注意进食方式和环境，例如增加咀嚼次数，减慢进食速度。行为疗法主要方法包括如下几种。①自我监测：自己每天记录体重、饮食及运动的变化。②刺激控制：改变不良的环境因素。③认知重塑：改变符合实际目标和不正确的想法。④应激处理：学会处理应激事件的处理。⑤厌恶疗法：通过一些手段使患者产生厌恶进食。⑥社会支持：需要亲戚朋友的关心及鼓励。

（三）饮食疗法

主要包括低热量饮食法及极低热量饮食法。低热量饮食法是指每天能量摄入控制在 62～83 kJ（15～20 kcal）/kg IBW。此法是通过限制热量的摄入，同时满足人体所需的其他营养物质。极低热量饮食法是指将每天的能量摄入减少到 62 kJ（15 kcal）/kg IBW 以下，在短期内使体重迅速减轻的一种饮食控制方法。此法适用于重度肥胖及采用低热量饮食加运动治疗无效的肥胖患者。

合理的饮食是防治老年肥胖症的重要措施之一，必须加强对老年肥胖患者及危险人群的饮食管理与指导，提高患者的主动参与意识，纠正错误的营养观念及某些模糊认识。坚持老年肥胖患者的营养饮食治疗基本原则，具体如下。①保证各种营养素的平衡和代谢的需要，既要使老年肥胖者获得正常人的生活待遇，又要保持正常或标准体重，维持健康和正常工作。②根据患者的肥胖程度及劳动强度确定总热量，肥胖或超重者以低热量饮食 62~83 kJ(15~20 kcal)/kg IBW 为宜,并主张总热量的限制要逐渐进行,体重降低不宜过快过猛,否则患者难以忍受与坚持。③饮食结构的合理搭配:在确定总热量后,对三大营养成分(糖类、蛋白质、脂肪)及纤维素进行合理的搭配。目前世界卫生组织主张,在总热量限制的前提下,适当放宽糖类的比例,饮食中糖类可占总热量的 55%~65%,主要选择复合糖类及富含可溶性食物纤维素的糖类,如小麦、大米、根茎类及硬果类等。并提倡高纤维素饮食。这些高纤维素虽属多糖类食品,但产生热量很低,对胰岛素的分泌几乎无作用,高纤维素饮食可通过延缓和减少葡萄糖在肠道的吸收,缓解和减轻胰岛素抵抗,增加胰岛素敏感性,同时降低血脂及减肥。高纤维食品包括谷物类(稻米、荞麦、燕麦、玉米、新鲜水果等)、豆类、海藻类、绿色蔬菜、南瓜等。世界卫生组织推荐的总膳食纤维摄入量为 27~40 g/d,其中可溶性纤维素为 22~32 g/d。目前认为,饮食中蛋白质应占总热量的 15%以下。肥胖尤其伴有糖尿病、高脂血症、动脉粥样硬化或冠心病者,脂肪摄入应控制在总热量的 25%~30%,其中饱和脂肪酸(如猪油、羊油、牛油、乳油等)不宜超过 1/3。老年肥胖患者不论有无糖尿病或高血压都要限制饮酒,并控制盐的摄入量。如合并高血压,每天食盐摄入量应少于 3~6 g。总之,老年肥胖患者的饮食必须注意营养平衡,饮食结构应多样化,以植物性食物为主,适当限制蛋白质,严格限制脂肪,酒类及含糖饮料,提高纤维素饮食,降低食盐摄入量。

（四）运动疗法

运动疗法是指通过运动锻炼来消耗体内多余的能量,以减少体内脂肪贮存量而达到减轻体重的一种治疗方法,是治疗和预防肥胖症的有效手段,是减肥的关键。需要循序渐进、长期坚持。

1. 运动治疗的作用机制 运动可增加脂肪细胞酶的活性,加速脂肪分解,具有良好的减肥作用,同时还可增加胰岛素受体数目,提高胰岛素敏感性,改善胰岛素抵抗,对肥胖合并 2 型糖尿病或高脂血症的患者有助于降低血糖、纠正脂代谢紊乱,预防或延缓并发症的发生与发展。加强心肌收缩力,增加胸廓及膈肌的活动度,加深呼吸,增加肺活量,从而改善心肺功能,提高人体健康水平。

2. 运动治疗方法 老年肥胖症的运动治疗主要以中低等强度、有氧运动为主,辅助以力量性运动及球类运动等;患者可以根据自己身体情况、心肺功能情况选择不同的运动形式;长期坚持适量运动。运动形式因人而异,个体差异很大。必须根据患者的年龄、体质、个人生活或运动习惯、社会、经济、文化背景等不同而酌情选择。如快步行走、太极拳、体操、爬楼梯、平道自行车以及轻微的家务劳动等低强度的运动适用于年龄大、体质较差的患者。慢跑、擦地板、登山、各种球类及较重的体力劳动等中度强度的运动则适用于年龄较轻、体质较好的患者。

（五）中医疗法

1. 针灸治疗 针灸治疗肥胖症是中医的一大特色。通过不同的补泻方法来刺激特定的经络腧穴,以平衡阴阳、调理脏腑、运行气血、疏通经络,可以达到减肥、降脂的目的。部分研究认为电针治疗选曲池、足三里、天枢、中脘为主穴。胃中蕴热者加内庭、上巨虚,肠燥便秘者加腹结、支沟,肝阳上亢者加太冲、三阴交,湿困脾胃者加丰隆、阴陵泉,治疗单纯性肥胖效果满意。此外,药物贴敷、推拿按摩和刮痧、按摩、耳穴、埋线等也较常用。

2. 单味药治疗 现代药学研究已证实,半夏、陈皮、茯苓、白术、苍术、决明子、番泻叶、生大黄、荷叶、泽泻、虎杖、茵陈、薏苡仁、丹参、生山楂、何首乌、红曲等药物减肥效果突出。根据老年患者的脾胃虚弱、痰湿内蕴、膏浊积滞等不同证候特点,直接选用上述某一种药物治疗,缓缓图之,屡见功效。

3. 中药单体成分治疗 现代研究发现,黄连素、葛根素、淫羊藿苷、左旋羟基柠檬酸(藤黄果)、左旋肉碱酒石酸盐、积雪草总苷、蓝莓(花青素)、螺旋藻和荷叶提取物、罗望子果皮提取物原矢车菊素三聚物、柑橘提取物(黄酮类化合物)、儿茶素、柔毛水杨梅植物提取物、梧桐科植物胖大海提取物、元宝枫叶提取物、金合欢树皮多酚提取物、大蹼铃蟾铃蟾肽等均有一定的减肥作用。

（六）西药疗法

西药疗法只限于上述措施未能奏效时,作短期辅助治疗。

1. 食欲抑制剂 西布曲明(曲美)1997 年被 FDA 批准,1999 年作为抗抑郁药上市,主要为阻断去甲肾上腺素的摄取,在较小程度上也阻断了 5-羟色胺和多巴胺的摄取,另外还有较弱的抗胆碱作用,降低体重与剂量之间具有线性关系。

2. 胰岛素增敏剂 对具有胰岛素抵抗的肥胖患者产生一定的减肥作用;治疗糖尿病的药物如噻唑烷二酮类衍生物曲格列酮、噻格列酮以及双胍类的二甲双胍等均可增强胰岛素敏感性,改善脂质代谢;对糖尿病性肥胖及单纯性肥胖患者均有辅助减肥作用,并可减少其发生心血管疾病的危险性。

3. 脂肪酶抑制剂 奥利司他(赛尼可):美国 FDA 批准的唯一非中枢作用减肥药。它能抑制胰腺、胃肠道中脂肪酶活性,减慢胃肠道中食物脂肪水解为氨基酸和单酸甘油酯,从而减少脂肪的吸收,对与肥胖相关的疾病如高血压、高胆固醇血症和糖尿病有明显的改善作用;主要不良反应为抑制肠道中脂肪的吸收,使大便中脂肪含量升高,导致腹痛、排便紧迫、脂肪泻等。但随用药时间延长,逐渐耐受。该类药物可影响脂溶性维生素的吸收,造成脂溶性维生素缺乏,故忌长期应用,宜补充维生素。

（七）外科手术疗法

1. 手术适应证 ①2 型糖尿病病程小于 15 年,且胰岛仍存有一定的胰岛素分泌功能,空腹血清 C 肽≥正常值下限的 1/2。②患者的 BMI 是判断是否适合手术的重要临床指标。③男性腰围≥90 cm,女性腰围≥85 cm 时,可酌情提高手术推荐等级。④建议年龄为 16～65 岁。

2. 手术禁忌证 ①明确诊断为非肥胖型 1 型糖尿病。②胰岛 β 细胞功能已基本丧失,血清 C 肽水平低或糖负荷下 C 肽释放曲线低平。③BMI＜25.0 者目前不推荐手术。④妊娠糖尿病及某些特殊类型糖尿病患者。⑤滥用药物或酒精成瘾或患有难以控制的精神疾病者。⑥智力障碍或智力不成熟,行为不能自控者。⑦对手术预期不符合实际者。⑧不愿承担手术潜在并发症风险者。⑨不能配合术后饮食及生活习惯的改变,依从性差者。⑩全身状况差,难以耐受全身麻醉或手术者。

目前手术方式主要包括吸脂、切脂、空肠回肠分流术、小胃手术等。

（八）其他物理因子治疗

如温泉、蒸气浴、蜡疗等均对肥胖症有不同的疗效。

（李和平）

第九章　老年常见问题康复

第一节　老年认知症康复

本节 PPT

一、概述

（一）概念

认知是大脑认识和获取知识的加工过程，包括感知、识别、记忆、思维、推理及表象认识。是大脑摄取、储存、重整和处理信息所表现的一系列随意心理和社会行为。认知障碍是指大脑皮层及中枢神经系统功能受损，使得认识和获取知识的加工过程出现异常，从而引起注意、记忆、失用、失认、空间结构识别不能等功能障碍。

在我国一直以来将此类病症统称为老年痴呆症或老年痴呆综合征。痴呆是指由于神经退行性改变、脑血管病变、感染、外伤、肿瘤、营养代谢障碍等多种原因引起的，以认知功能缺损为主要临床表现的一组综合征，除表现有定向、记忆、学习、理解、思维等多种认知障碍外，多数患者伴有行为异常。痴呆患病率、致残率、致死率均高，现已成为发达国家继心脏病、癌症、脑卒中之后第四大死因。病程长、医疗费用高，是老龄化社会面临的重要的卫生服务和社会经济负担问题。在痴呆症中，最常见的类型是阿尔兹海默病。

"痴呆"一词素有歧义，故一直未停歇过为其更名，欧美许多国家用痴呆最大的亚型病名——阿尔兹海默病代替其名；2001 年，中国台湾将痴呆改为"失智症"；2004 年，日本将痴呆改为"认知症"；2011 年，中国香港老年痴呆症协会更名为认知障碍症协会，标志中国香港正式启用"认知障碍症"来取代"老年痴呆症"；为了表示对长者的尊重和与国际接轨，本文将老年痴呆症更名为认知症来讨论。

Note

（二）流行病学

1. 国际认知症流行病学 据报道,2015 年,全球约有 4680 万认知症患者,且每年以 990 万新增病例速度增长。预计全球患病人数,每过 20 年翻一番,2050 年将达 1.15 亿人。

2. 我国认知症流行病学 据 2015 年不完全统计,认知症患者 600 万人以上,每年平均约新增病例 30 万,且患病率随年龄增长呈显著上升趋势:65 岁以上老年人平均患病率为 5.21%,75～85 岁患病率达到 15%～20%,85 岁以上患病率可高达 30% 左右,相当于每 3 个人就有 1 人患此病。中国作为世界上认知症患者最多的国家,2040 年将达到 2200 万,是所有发达国家患病人数的总和。

（三）病因病理

1. 病因 半个多世纪以来,人类从未间断过对认知症病因的研究,至今仍未有定论,目前认为认知症是多种致病因素共同作用的结果,其中最重要的是遗传和环境因素。

（1）遗传因素 研究发现 15%～30% 的认知症患者有家族史。多数报道提示,存在家族聚集现象,与一级亲属阳性家族史的关系较肯定,可能是常染色体显性基因所致,载脂蛋白 E(apo E)等位基因 ε4 的频率在认知症中明显增高,是认知症发病的重要危险因素。

（2）环境因素 研究发现饮酒、吸烟可使认知症早发。在认知症发病危险因素中,饮酒和吸烟是最重要且可预防控制的因素,大量饮酒者,发病年龄提前 4.8 年,大量吸烟者发病年龄提前 2.3 年;此外,文化程度越低,发病的可能性越大,可能与早期教育增加了大脑功能性储备,从而延缓认知症的发生有关。此外,丧偶、独居、经济困难、生活颠簸等社会因素可成为诱因;接触重金属、有毒物质、电磁场等亦可成为诱发因素;头部外伤、营养不良、微量元素缺乏、铝摄入过多、女性怀孕年龄偏高等均可成为诱发因素。

（3）年龄因素 认知症的患病率随年龄成倍增长,认知功能随年龄因素持续下降,流行病学资料显示,每增加 1 岁,患病率增加 5%;年龄每增加 5 岁,患病率增加 1 倍。

（4）性别因素 女性患病率高于男性,女性寿命长于男性,认知症的发生与年龄密切相关,故此现象可能与女性寿命较长及发病后存活时间较长有关。

（5）性格因素 性格内向者患病率较高,研究表明,抑郁、失眠等因素可增加认知症发病的危险性。

（6）血管因素 高血压、高胆固醇、动脉粥样硬化、心脑血管疾病、糖尿病等都可能与认知症的发生有关。

（7）心理应激 流行病学调查发现,恐惧、焦虑、抑郁、紧张等心理应激易感人群是认知症发病的高危人群,危险性高出常人 2 倍以上。

2. 病理 脑部弥漫性萎缩,萎缩最开始出现于海马区、内嗅皮质,之后逐渐扩大,晚期可出现全脑萎缩。显微镜下显示神经元缺失、淀粉样物质沉积和神经纤维缠结为其三大病理特征。神经元缺失以皮质和基底节内神经细胞为主;淀粉样物质又叫老年斑,存在于细胞外,多见于海马、颞叶和额叶;神经纤维缠结以海马出现最多,其次是杏仁核和颞叶,晚期出现在其他部位。

（四）临床分期及表现

认知症起病隐蔽,呈进行性和持续性,高级认知功能相继丧失,行为和神经系统功能障碍发生的时间顺序是重要的诊断依据。其临床表现按特殊演变过程发展,早期表现为记忆、语言、结构障碍,随之发展到失认、失用、失语阶段,直至后期人格相对完整,但出现运动异常。

认知症临床过程按功能障碍程度分为三个阶段(表 9-1-1)。

1. 早期(轻度认知障碍) 可持续 1~3 年,记忆障碍是本病最突出的首发症状,以记住新知识能力受损和回忆远期知识困难为特点,遗忘常是最初被发现的智力障碍,表现为"扭头就忘"的特质;注意障碍、时空定向、空间结构及语言障碍亦常在早期出现;推理、判断、抽象思维能力下降;执行力下降,简单动作如梳头、刷牙、穿衣变得困难,尽管仍能做熟悉的日常工作,但常表现为漫不经心,能力不足;妄想、激惹、攻击、抑郁、焦虑、幻视、幻听、错认综合征等精神症状开始出现;情感方面表现为淡漠和多疑;早期人格相对完整,脾气、个性显著改变,表现为固执、自私、不讲卫生、不修边幅等。工作及家务能力受到轻微影响,尚可正常生活并参与社交。

2. 中期(中度认知障碍) 可持续 2~10 年,患者表现为近期记忆无法探及、远期记忆明显障碍;时间、空间定向困难,没有时间概念,找不到回家的路;口语理解进行性受损,口语量减少,复述功能出现障碍,出现流利性失语;开始出现结构、穿衣、意念、运动性失用;面孔、左右失认、失算、失写进行性障碍;理解、概括、判断能力明显下降;情感由淡漠变为不安,甚或狂躁,容易出现焦虑、妄想、攻击、激惹行为;性格偏执、多疑;偶有尿失禁。生活需他人照料,但仍可自行进食、如厕等。

3. 晚期(重度认知障碍) 可持续 8~12 年,患者智力严重低下或完全丧失,记不住任何事情或新的信息,不能辨认亲近的家庭成员,对外界刺激丧失意识反应,少言或缄默,运动障碍明显,强直、痉挛、肌阵挛、癫痫,称为屈曲性四肢瘫,最后表现为大小便失禁。生活完全不能自理,身体因失去姿势控制能力而终日卧床。

表 9-1-1 认知症三个阶段的临床表现

项目	分期及临床表现		
	早期(1~3 年)轻度	中期(2~10 年)中度	晚期(8~12 年)重度
记忆力	"扭头就忘"、远期记忆回顾困难	近期记忆丧失、远期记忆严重受损	完全丧失
定向	时间、空间定向受损,经常迷路	严重受损,无法独自回家	完全丧失
语言	找词、命名困难,语言重复,错语	流利性失语、复述困难	失语
计算	能力下降	失算	完全丧失
识别	面孔、左右识别困难	失认	完全丧失
动作	轻微障碍,行动缓慢	结构、穿衣、运动、意念性失用	完全丧失
思维	判断、概括能力下降	理解力、判断推理能力明显下降	完全丧失
情感	淡漠、多疑	躁动不安	缄默
精神状态	抑郁、幻视、幻听、错认综合征	妄想、激惹、攻击、焦虑明显	对外界事物无反应
人格	脾气个性改变,固执、自私	偏执、多疑	无表达
运动	工作及家务轻微影响	重复动作、徘徊症	完全丧失
大小便	正常	偶有尿失禁	完全大小便失禁
自理能力	正常生活和参与社交	生活需他人照顾	完全不能自理

二、功能障碍特点

认知症的临床表现有以下三个方面。

（一）日常生活活动能力下降

吃饭、穿衣、洗漱、沐浴、如厕、步行等基本生活能力下降。

打电话、购物、理财、烹饪、家务、洗衣、乘车等使用基本生活工具的能力下降。

（二）精神行为异常

包括知、情、意三个方面，知即知觉、思维的错乱，即妄想、幻觉、错认等；情即情感、情绪等精神症状，如激惹、焦虑、躁狂、淡漠、抑郁等；意即人格、意志的改变，表现为攻击、侵扰、执拗、抱怨、质疑等。

（三）认知功能障碍

1. 失忆 记忆障碍，常为认知症的首发症状，早期主要表现为近期记忆障碍，学习新知识困难，易忘事，丢三落四，不记得刚做过的事、刚说过的话。远期记忆随着病程进行性受损，不能回忆起自己的生活及工作经历，甚至记不起亲人的名字。

2. 失认 定向障碍（时间、地点、人物），最先表现为时间定向障碍，逐渐发展为地点定向障碍，晚期严重到不认识自己最亲近的人。

3. 失语 语言障碍，表现在命名、复述、阅读、理解、表达障碍。早期表现为言语空洞、找词困难，继而阅读困难、命名障碍、言语重复；最终为丧失语言表达和理解能力。

4. 失用 表现为动作混乱，不能完成刷牙、沏茶等活动，进而不会使用筷子、勺子等。

5. 失算 计算能力下降或丧失。

6. 空间识别能力下降 找不到自己的家，不能临摹三维立体图形。

7. 思维障碍 理解、判断、分析能力下降，思维迟钝、反应缓慢，不能胜任熟悉的工作。

8. 执行力障碍 从接受指令到完成目标的执行能力下降或丧失。

三、康复评定

认知症的评定首先需判断有无认知障碍及障碍的程度、类型，主要通过认知功能的评定完成，即记忆、注意、智商、意识状态等，此外随着病情的加重会累及运动功能、日常生活能力及精神、心理等方面，故其评估涉及以下诸多方面。

（一）认知功能评定

一般先采取筛选法，由简入繁，甄别出受检者是否存在认知障碍及障碍的程度和类型，再进一步判断患者是否存在行为、精神、心理等方面的功能障碍及程度。

1. 认知障碍筛查常用量表 此类量表可大致检测出患者是否存在认知功能障碍，操作简单、便捷，但缺乏准确判定损害程度的作用，常用量表有画钟测验（CDT）、长谷川痴呆量表（HDS）、认知功能筛查量表（CASI）、简易智力精神状态评估量表（MMSE）、蒙特利尔认知评估量表（MO-CA）、简易智力检测量表（AMTS）、常识-记忆力-注意力测验（IMCT）痴呆量表等。

2. 认知障碍程度评定量表 认知障碍一旦确诊，需较准确地判断出其患病程度，常用的量表有阿尔兹海默病评定量表——认知（ADAS-Cog）、严重损害量表（SIB）、临床痴呆评定量表（CDR）、全面衰退量表（GDS）、Mattis痴呆评估量表（DRS）、痴呆日常生活能力衰退检查（IDDD）等。

3. 认知障碍类型评定量表 通过评定患者认知加工过程及其结果，来评定认知功能障碍的类型，评定过程较复杂，能明确评估出特定类型认知功能的缺失程度，进而指导临

Note

床康复治疗,同时可作为观察治疗效果的追踪评定标准,常用的评定量表有连线测验 B型、威斯康星卡片分类测验、言语流畅性测验、数字工作记忆测验、立即和延迟词汇识别测试、Stroop 测验、Go/No-Go 任务和 Simon 任务等。

4. 认知功能评定量表　通过对注意力、定向力、识别能力等认知功能的量化评定,判断患者残留的认知能力,常用的方法有删除、连线测验;顺背、倒背数字;声辨认、听跟踪等。常用的量表有 Loewenstein 认知功能评定量表(LOTCA)、功能评定分期(FAST)、阿尔兹海默病功能评定和变化量表(ADFACS)、痴呆残疾评估表(DAD)、洛文斯顿作业疗法认知评定量表(LOTCA)等。

5. 认知障碍行为评定量表　常用的量表有痴呆行为评定量表(BAD)、激越情绪行为量表(CMAI)、加利福尼亚痴呆行为问卷(CDBQ)(照料者评定的量表,可全面评价痴呆患者的行为障碍)、阿尔兹海默病行为病理评定量表(BEHAVE-AD)、总体衰退量表(GDS)、Rivermead 行为记忆功能评定量表等。

6. 认知障碍精神状况评定量表　常用量表有简明精神病评定量表(BPRS)(评定精神病症状严重程度的量表)、神经精神症状问卷(NPI)、Sandoz 老年临床评定量表(SCAG)(评定老年精神病患者治疗前后症状的变化,可较敏感地反映治疗前后精神行为症状的改变)、痴呆抑郁量表(CSDD)、汉密尔顿抑郁量表(HAMD)等。

7. 认知障碍智力评定量表　常用量表有简易智力检测量表(AMTS)、韦氏成人智力量表(WAIS-RC)等。

8. 认知障碍心理功能评定量表　诊断认知症敏感度为 85.7%,特异度为 92.8%。

（二）运动功能评定

患者运动功能呈现进行性减退,评定内容包括肌力、肌张力、关节活动度、平衡和协调功能、运动速度、步态、协调性、手操控物件能力及手的灵活性评定等。

（三）感觉功能评定

用客观、量化的方法,有效、准确地评定认知症患者感觉功能障碍的种类、性质、部位、范围、严重程度和预后,包括本体觉、触觉、痛觉、压觉、温度觉、两点辨别觉等评定。

（四）活动能力评定

患者表现出精细运动的功能参与活动能力降低,尤其是工具性日常生活活动能力降低。常用评定量表有 Barthel 指数、功能独立性量表(FIM)、日常生活活动功能量表等。

（五）环境及生活质量方面

通过与患者或家庭成员(照顾者)访谈和家访(或实际居住环境考察)方式,评定患者在现实环境中的作业表现及安全性。常用量表有 WHO 生活质量评定量表(WHOQOL)、健康质量量表(QWBS)、生活满意度指数(LSI)、QOL-AD 量表等。

四、康复治疗

患者一旦被确诊为认知症,在积极进行药物治疗的同时,应尽早进行全面的康复治疗,即认知功能、肢体功能、日常活动能力、言语及心理功能等的训练,其中认知功能包括记忆、注意、失认、失用训练,肢体功能包括运动、作业治疗等。

（一）治疗要点

（1）使用合格的康复医疗设施,由专业医师、治疗师从事康复治疗。

（2）防止继发性、废用性改变。

（3）最大限度使用自然恢复能力。

（4）利用康复训练增进功能恢复。

（5）创造神经机能恢复的最佳条件。

（二）治疗目的

早期：尽可能维持患者各领域的功能独立，教会家人或照顾者应对与患者相处所带来的压力的方法。

中期：鼓励患者进行必要的身体锻炼，促进与他人交流和参加社交，并对环境做出适当的调整，帮助其适应。

晚期：最大限度地提升或维持患者生活质量，预防或减轻关节挛缩，使其身体感觉舒适。

（三）治疗原则

（1）早发现、早诊断、早治疗。

（2）康复治疗与日常生活密切结合。

（3）康复治疗必须有针对性。

（4）康复评定贯穿于康复治疗的全过程，康复治疗计划建立在康复评定的基础上。

（5）康复治疗应循序渐进，要患者主动参与及争取家属的积极配合，并与健康教育相结合。

（6）康复治疗采取综合性原则，包括认知、运动、作业、言语、心理疗法等。

（四）治疗方法

1. 记忆障碍的康复治疗

1）外部辅助法

（1）环境记忆辅助具　应用路牌、提示板、箭头符号、地域颜色的区分、日历、钟表等进行时间与空间的辨别训练。

（2）个人记忆辅助具　常用的有日记本、备忘录、时间表、地图、闹钟、手表以及各种电子辅助物等。

①日记本、备忘录：适用于能阅读，最好也能写的患者，如不能写由他人代写亦可。

②时间表：将每日活动安排制成较大面积醒目的时间表贴在患者常在的场所，提醒患者看表，让患者掌握其生活规律。

③地图：用大地图、大罗马字和鲜明的路线标明常去的地点和顺序，以便利用。

④闹钟、手表、各种电子辅助物：如有一种可戴在手上的，每按一定时间报时一次的电子表就很适用。

2）内部辅助法

（1）背诵　会增加注意内容的时间，从而加强记忆。

（2）精细加工　让患者对要记住的信息进行详细的分析，找出各种细节，并将其与已知的信息联系起来。

（3）自身参照　让患者把要记住的信息与自身联系起来。

（4）视意象　让患者将要记住的信息在脑中形成与之有关的视觉形象。

（5）记忆方法

①首词或关键词记忆法：把所要记忆内容的每一节第一个字词或关键字词抽出来，编成熟悉或好记的一个短语或句子，以利记忆。

②编故事法：按自己的习惯和爱好，将要记住的信息编成一个自己熟悉的故事来

记忆。

③SQ3R 记忆法：survey（浏览）、question（提问）、reading（精读）、reciting（叙述）、reviewing（复习）。

3）无错性学习法　标准化的无错性学习法是指在多种学习任务中，治疗师给患者同样的新信息，要患者重复或写下这个信息，即治疗师直接告诉患者正确答案要其记住。改良的无错性学习法，是指治疗师用丰富的语义词汇描述靶单词，利用语义线索诱导患者说出正确答案。

4）环境适应　适用于记忆系统失去了足够功能的患者。通过环境的重建，满足他们的日常生活的需要。

（1）将环境安排好　消除分散注意力的因素。

（2）将环境中信息的量和呈现条件控制好　每次提供的信息量少比多好；信息重复的次数多比少好；几个信息先后出现时，相隔的时间长比短好。

（3）减少环境的变化　日复一日地保持恒定重复的环境，使患者易于记忆。

（4）修改外部环境以利记忆　如门上贴大的名字或颜色鲜艳的标签，简化环境，突出要记住的事等。

（5）组织好环境可以帮助记忆　如门后挂一把无用的钥匙，可以提醒患者出门时别忘了带钥匙等。

（6）提示　提供言语或视觉提示，如让患者记住一件事时，口头提出有关的问题，同时让他看有关的图画等。

（7）家用电器的安全　通常使用电水壶、电炊具、电灯等，设计隔一段时间可自动关闭装置，避免健忘者使用时带来的危险。

（8）避免常用物品遗失　把眼镜架系上线绳，挂在脖子上，把钥匙、手机、电子助记产品别在腰带上，可有效防止遗忘（图 9-1-1）。

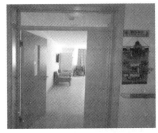
(a)房间专有标识

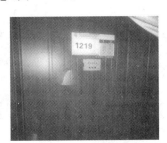
(b)防走错房间的标识

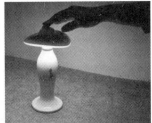
(c)智能触摸台灯

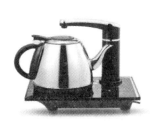
(d)智能电水壶

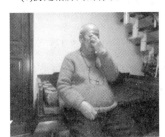
(e)眼镜架系绳

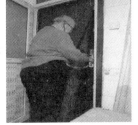
(f)钥匙、钱包手机别在腰带上

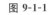
图 9-1-1

5）计算机对记忆障碍的康复作用　通过媒体技术，可进行人机交互，提高患者的治疗积极性和兴趣，实施个性化治疗。

Note

由于记忆过程本身的复杂性,以及患者损害的情况等不同,所以康复评估及治疗也应多种多样且因人而异,在治疗过程中不仅需要医生、治疗师,更需要患者和其家属的积极配合。并且记忆障碍的康复治疗是一个长期、缓慢的过程,要有足够的耐心和心理准备。

2. 注意障碍的康复治疗　注意障碍是认知康复的中心问题,注意障碍的及时纠正,有助于记忆、交流、解决问题等认知障碍的有效治疗。

(1) 猜测游戏　猜测倒扣在同样杯子里不同水果来加强注意力的训练。

(2) 删除训练　包括字母、数字、线条、图形的删除,训练注意和运动速度,因简单易行,故被广泛使用(图 9-1-2)。

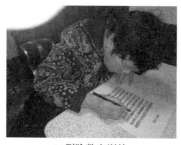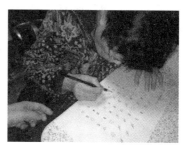

(a)删除数字训练　　　　　　　(b)删除图形训练

图 9-1-2

(3) 数字排序训练　让患者将数字卡片按照一定的指令排序,比如从 1 排到 9、将偶数或奇数或 5 的倍数由小到大排序等,在进行注意力及运动速度训练的同时,要加强算术能力的训练(图 9-1-3)。

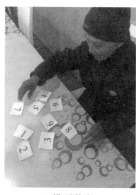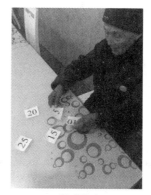

(a)排列数字1　　　　　　　(b)排列数字2

图 9-1-3

(4) 连线训练　让患者在一张印有 25 个杂乱排列的数字小圆圈的纸上,按照指令用线连起来,可训练知觉运动速度和概念及注意转换等能力(图 9-1-4)。

(5) 听认字母　治疗师在 60 s 内以每秒一个的速度念无规则排列的字母,其中有 10 个为指定的同一字母,让患者每听到此字母时拍击一下桌子,应拍击 10 次。

(6) 数字顺背和倒背训练　治疗师以每秒一个的速度读出随机排列的数字,从 2 个开始,每念完一组让患者重复一次,依次增加数字个数。由此可延伸到倒数一年的月份、倒背成语等。

(7) 游戏训练法　击鼓传花、边聊天边下棋等,加强其分别注意障碍的训练。

(8) 电脑辅助法　电脑游戏等软件,对注意的改善有极大的帮助。通过丰富多彩的

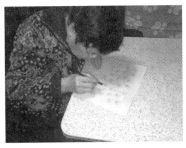
(a)简单连线训练

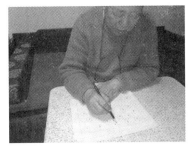
(b)增加难度连线训练

图 9-1-4

画面,声音提示及主动参与,能够强烈吸引患者的注意,根据注意障碍的不同成分,可设计不同程序,让患者操作完成。

3. 失认症的康复治疗

(1)听觉失认　通过听声音识图片,建立声与发声体之间的联系。

(2)视觉失认　通过加强物品、面容、躯体、手指、左右辨认的强化训练,来纠正其视觉失认障碍。

(3)空间关系辨认障碍的康复治疗

①搭积木、给物品分类。

②用指针在钟面上表示时间。

③按指令完成空间成分活动,如"请站在桌子与床之间"。

④迷宫游戏。

(4)地形方位辨认困难的康复治疗

①改变环境及适应环境:用标记标出路径,教患者辨认。标记物可用图片、文字、物品等。待掌握后逐渐将它们取消。

②在患者每日必经的路上,用鲜明的色点等标志做路标,多次实践,患者可能记住,然后再减少甚至取消色点。

③告诉患者及家属存在的问题,外出时随身带着写有姓名、地址、电话的卡片,以防走失(图 9-1-5)。

(5)面容失认

①按年龄顺序将某人的照片进行排列比较,帮助辨认。

②让患者从不同场景、不同角度、与不同人合影的照片中寻找他熟悉的人。

③教患者根据人的特征如发型、声音、身高、服饰等辨认。

4. 失用症的康复治疗

(1)指导患者完成桌面上的二维、三维作业,并逐渐增加其复杂性,例如增加所使用的积木数量或使用不同的形状和大小的积木。在患者操作时,治疗师可提供触觉和运动觉的指导,如组合螺钉、螺母,治疗师可手把手完成动作,根据完成情况减少帮助。完成组装任务时,要把配件按一定顺序摆放或将配件按顺序做出标记(图 9-1-6)。

(2)鼓励患者自己穿衣,提供声音和视觉暗示,在穿衣的全过程中,治疗师始终要给予触觉和运动觉的指导,当有进步后可减少或不用指导。如某个步骤出现停顿或困难,可重新给予指导。穿衣前让患者用手去感受衣服的不同重量、质地,变换不同的穿衣技巧,目的是迫使患者使用受累侧肢体。找出穿衣动作的一些表面特征,怎样变换能够使患者完成动作,例如,是一次给一件还是给许多件,哪一种方法更容易使患者穿上衣服。

Note

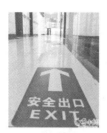
(a)路径标志1

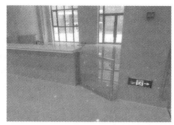
(b)路径标志2

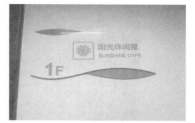
(c)提示性文字标志1

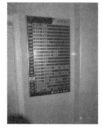
(d)提示性文字标志2

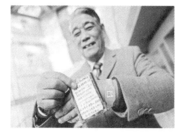
(e)防走失提示卡及腕带

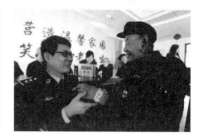
(f)民警查看防走失腕带

图 9-1-5

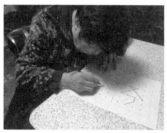
(a)二维图形辨认训练

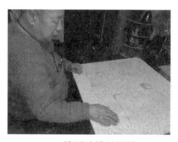
(b)二维图片辨认训练

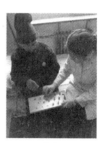
(c)拧螺丝

图 9-1-6

使用功能代偿的方法。利用商标区分衣服的前后;用不同颜色做标记区分衣服的上下、左右;系扣有困难可采用由下而上的方法,先系最后一个,逐渐向上对扣,如仍然完不成,可找相同颜色的扣子和扣眼匹配;用手指触摸的方法系扣和检查是否正确。告诉患者及家属穿衣困难的原因,交给他们一些实用技术;对伴有失认、失用症的患者应向他们讲解有关知识,让他们了解该障碍对日常生活活动的影响;鼓励他们独立完成日常活动,但必须提醒他们注意安全。

5. 运动疗法 认知症患者学习新知识困难,同时伴有失行、失认、失用,不能进行复杂的运动,因此早期即以简单的日常习惯或过去习惯的活动项目,明确顺序一项一项地反复进行,并予适当的指导和帮助。为了提高兴趣,可以进行有兴趣的游戏以增强运动感,改善脑循环。认知功能与运动有关,整日卧床,运动量少,知觉输入减少,认知功能废用,可使病情恶化,因此适宜的运动非常必要。

6. 作业疗法

(1) 轻度认知症患者 要督促患者自己料理生活,如买菜做饭、收拾房间、金钱管理、打电话、上网等日常生活中的习惯动作或熟悉的社会活动,以保持残存机能,促进功能恢复。安排患者与周围环境接触,创造和加强语言、信息交流的机会,使其改善语言功能的同时,以分散病态思维,培养对生活的兴趣,活跃情绪,减缓精神衰退(图 9-1-7)。

(2) 中、重度老年痴呆患者 帮助和训练患者的生活自理能力,如梳洗、进食、叠衣

Note

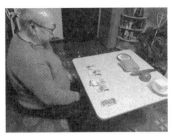
(a)金钱管理

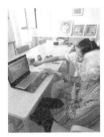
(b)上网训练

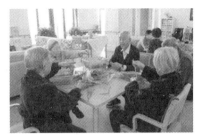
(c)家务劳动训练

图 9-1-7

被,并要求患者按时起床;家人或照顾者陪伴患者外出、认路、认家门;带领患者干些家务活,如擦桌子、扫地;晚饭后可看电视等。这些训练可以每天重复几次训练,最好进行集体带有娱乐性的训练,增加患者的乐趣。

7. 娱乐疗法　提供患者参与喜欢的娱乐活动机会,对患者不能完成的娱乐活动,可按其兴趣或意愿进行活动改良,或探索、发展新的娱乐活动。活动内容可以是读报、看电视、听音乐等被动性活动,也可是聊天、户外游玩、唱歌、聚餐会等主动性活动。

8. 激发疗法　通过回忆过去的事件和相关物体激发患者对时间、地点、人物、环境的记忆。如给患者反复看以往有意义的照片(结婚照、全家福等),或让患者讲述难忘的美好回忆,或欣赏收藏的旧物等,利用患者现存的对往昔的记忆,给予追思和强化,达到改善患者认知,延缓病情,提升生活质量的目的。

9. 心理疗法　认知症患者不仅有运动和语言障碍,还有抑郁和自发性低下等精神症状,其中最多的是抑郁状态,针对这一状况,进行集体认知功能训练,如演戏、操琴、唱歌、游戏、下棋、打扑克等可以改善不眠、夜间徘徊、焦躁不安等症状,增强记忆力和判断力,对轻、中度认知症患者行之有效(图 9-1-8)。

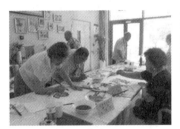
(a)书法

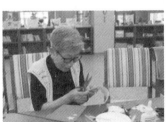
(b)手工

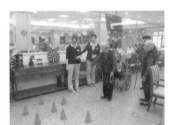
(c)游戏

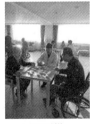
(d)下棋

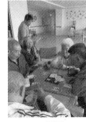
(e)纸牌

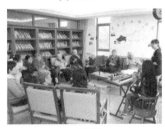
(f)音乐

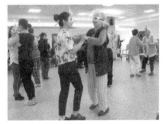
(g)跳舞

图 9-1-8

10. 现实导向性训练　在房间内放一些日常生活中常用、简单、醒目的物品(图9-1-9),如日历、钟表、玩具等,训练患者对现实环境,如姓名、地点、日期、天气等的定向力,帮助患者建立有规律的生活作息,如什么时间起床、就寝、吃饭、服药、洗澡等。

Note

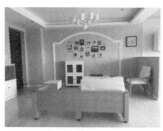 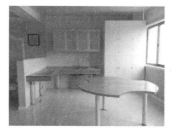

(a)客厅布置帮助回忆的老照片　　　　(b)厨房简洁

图 9-1-9

11. 环境改造　为增强患者日常生活适应力,提高活动安全性,对其所处的环境应简单、整洁、通道畅通、无杂物、远离危险。采取常用物品固定位置摆放,选择圆角、无玻璃家具(图 9-1-10),在不同功能房间门上贴形象和醒目的标志,安装感应门铃使者离家时发出声响以提示家人,勿将患者单独留在家中等方法。

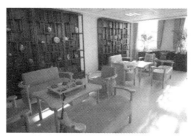 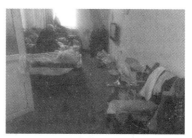

(a)圆角无玻璃家具　　　　(b)对比图(杂乱无章的房间)

图 9-1-10

12. 家人及照顾者的教育和指导　将疾病的性质、发展过程、治疗及预后告诉家人或照顾者,与其共同讨论患者家居认知训练计划;指导家人或照顾者正确照顾和护理患者,教其应对和处理因长期照顾患者所产生的精神紧张与压抑的自我放松和控制技巧,共同促进和维护患者及家人(或照顾者)的身心健康。

（王　平）

第二节　老年吞咽功能障碍康复

一、基本概念

吞咽障碍(dysphasia)又称吞咽功能低下,吞咽异常,或者吞咽紊乱,是一种常见的临床症状,表现为食物从口腔输送到胃的过程发生障碍。由于下颌、双唇、舌、软腭、咽喉、食管口括约肌或食道功能受损,不能安全有效地把食物由口送到胃内取得足够营养和水分的进食困难。常见于脑梗死、帕金森病、老年痴呆及头颈部肿瘤患者。

老年吞咽功能障碍是发生在 60 岁以上老年人群的吞咽障碍。研究显示,在老年住院患者中吞咽障碍的发生率为 30%～55%,需要长期照护的患者中吞咽障碍的发生率高达 59%～66%。吞咽障碍不仅对老年人健康有害,甚至可导致误吸性肺炎或因大食团噎

本节 PPT

Note

呛致死。资料显示,美国 60 岁以上一般状况正常的老年人中,约 50％有不同程度的吞咽障碍,每年因吞咽障碍噎呛致死者超过 1 万人。我国吞咽障碍的发病率和并发症等情况与美国相似。

二、病因与发病机制

从吞咽开始至食物到达贲门所需要的时间,与食物的性状及人体的体位有关,液体食物需 3～4 s,糊状食物约需 5 s,固体食物较慢,需 6～8 s,一般不超过 15 s。进食和吞咽是人类个体生存的本能,吞咽反射是人类最复杂的反射之一,涉及三叉神经、面神经、舌咽神经、迷走神经、副神经及舌下神经 6 对脑神经,以及咀嚼肌群、舌骨上下肌群、面部肌群和舌肌等 20 对肌肉。

老年人吞咽障碍与衰老有关。因老年人肌肉量减少和结缔组织弹性下降,这些影响到老年人的吞咽功能,导致吞咽力量和吞咽速度的下降,对吞咽过程的口腔期、咽期和食管期均产生一定影响。且研究表明,随着年龄的增长,吞咽障碍的发生率也随之增加。

多数老年人吞咽障碍由疾病所致,主要是神经性病变和结构性病变。

(一) 神经性病变

伴发吞咽障碍的神经性病变包括如下几种。

(1)脑实质和脑干病变　脑血管病如脑卒中;由于戒断、服用药物、癫痫发作、代谢性脑病导致的意识状态的改变;多发性硬化、运动神经元病、脊髓灰质炎累及球部、灰质炎后肌萎缩;帕金森病、肌张力性挛缩、肌动力异常;老年痴呆;头部外伤、脑瘫等神经系统疾病。

(2)脑神经病　慢性或肿瘤性脑膜炎累及基底脑膜;神经病变如面神经麻痹、糖尿病性迷走神经病变等。

(3)神经肌肉连接病变　重症肌无力、Eaton-Lambert 综合征(肿瘤旁胆碱释放障碍)、肉毒中毒、氨基糖苷类药物等。

(4)肌肉疾病　皮肌炎、代谢性肌病、张力性肌营养不良、眼咽型肌营养不良。

(二) 结构性病变

口腔、咽、喉、食管等结构病变伴发吞咽障碍,包括如下几种。

(1)炎症,如非特异性食管炎、反流性食管炎。

(2)肿瘤或肿瘤术后,如下咽癌、食管癌、纵隔肿瘤、肺癌、喉咽癌、食管癌术后吻合口狭窄。

(3)化学性损伤,如摄入强酸强碱等腐蚀剂、药物性食管炎、食管静脉扩张行硬化剂治疗等。

(4)放射性损伤,如鼻咽癌放疗术后。

(5)手术后,如颈部手术、后颅窝手术等。

(6)其他,如颈椎骨质增生、口腔干燥、食管裂孔疝等。

三、临床表现

老年吞咽障碍患者可能有各种不同的症状,或有不同的症状组合。患者的症状与进食和吞咽的关系明显,亦有一些症状与吞咽关系不明显。

(一) 临床分期

临床上吞咽障碍分为五期,具体表现如下。

Note

1. 认知期障碍　意识障碍或认知、注意力、情感控制等障碍,吞咽时极易发生吸入。严重的高级脑功能障碍会妨碍对吞咽功能的康复训练。

2. 准备期障碍　表现为口唇闭锁困难、流涎、食物容易从口中漏出;口腔内感觉障碍、咀嚼肌与舌肌运动障碍;牙齿缺损等。

3. 口腔期障碍　由于舌肌僵缩、协调运动障碍,食团形成及输送困难;吞咽后口腔内有食物残留;构音障碍等。

4. 咽期障碍　表现为误咽或吸入,可见食物经鼻反流(鼻咽腔闭锁障碍)及呛咳发生。发声呈湿性嘶哑,系食物或液体侵入喉头前庭所致,潜在吸入的危险。应注意检查Ⅴ、Ⅶ、Ⅸ、Ⅻ对脑神经及吞咽反射、腭反射等。

5. 食管期障碍　食管平滑肌蠕动障碍或痉挛,食物沿食管向下输送困难,可引起胸部堵塞感;由于环状咽肌、食管或胃括约肌迟缓,咽下的食物会发生反流。

（二）噎呛的临床表现

吞咽障碍常导致噎呛的发生,噎呛的临床表现大致分为三个时期。

1. 早期表现　患者进食时突然不能说话、欲说无声,大量食物积存于口腔、咽喉前部,患者面部涨红,并有呛咳反射。若食物吸入气管,患者自觉极度不适,常不由自主地用手成"V"字形紧贴于颈前喉部,并用手指向口腔,表示呼吸困难,甚至出现窒息的痛苦表情。

2. 中期表现　因食物堵塞咽喉部后呛入气管,患者出现胸闷、窒息感,食物吐不出,两手乱抓,两眼发直。

3. 晚期表现　患者出现满头大汗、面色苍白、口唇发绀、突然猝倒、意识模糊、烦躁不安,这些提示食物已误入气管,此时若不及时解除梗阻,患者可出现大小便失禁、鼻出血、抽搐、昏迷,甚至呼吸心跳停止。

（三）并发症

1. 误吸和误吸性肺炎　研究显示,中枢神经系统疾病导致吞咽功能障碍者,误吸发生率高达60%以上。老年人因常伴帕金森病、卒中后偏瘫等疾病而易导致吞咽困难,由于咳嗽反射功能下降,唾液量小而抗菌力下降,口腔细菌负荷较大,因此误吸后易导致肺炎。

2. 营养不良　多见于需要长期康复的术后患者、脑卒中患者及其他久病虚弱老年患者。由于吞咽障碍导致进食恐惧、吞咽困难及消化不良引起,这些因素使得患者无法进食或进食量明显减少,能量摄入不足。营养不良发生后,老年人体重明显下降,将进一步影响患者疾病的康复。

3. 脱水　多见于神经损伤患者。由于进食固体或流质易导致误吸,给患者带来进食的恐惧感,减少进食量,水和电解质补充不足,从而导致脱水的发生。而脱水也会影响吞咽功能。

4. 心理障碍　严重影响吞咽障碍患者生活质量,常常存在不同的心理问题,心理问题因症状而不同。可出现焦虑、恐惧、悲观、自卑、依赖等各种心理,而这些心理问题又会加重吞咽障碍。

四、诊断检查

1. 吞咽造影检查　吞咽障碍检查的"理想方法"和诊断的"金标准"。通过该项检查,可评价吞咽的解剖和生理机制,评价异常吞咽模式,对指导吞咽障碍的治疗具有重要意义。

2. 内镜吞咽功能检查 通过内镜直接观察鼻、上咽喉、会厌、勺状软骨、声带等功能状况,可以了解进食时食物积聚的位置及状况。该项检查能较全面评估吞咽的运动和感觉功能。

3. 超声吞咽检查 超声检查能敏感地观察到舌的异常运动,尤其适用于儿童患者。

4. 其他检查 如测压检查、食管 pH 值监测、放射性核素扫描等。

五、康复评定

吞咽功能评估的对象:入院后所有老年患者进食或进饮之前,特别是高龄、认知障碍或神经系患者,日常生活活动能力低下者,口腔干燥者,正在接受治疗如化疗等导致口腔干燥、肿胀者,有慢性疾病如糖尿病等影响口腔或牙齿者。

吞咽功能评估的目的:确定吞咽障碍是否存在,确定患者吞咽相关的危险因素,确定是否需要改变提供营养的方式,为吞咽障碍进一步检查和治疗提供依据。

吞咽功能评估方法:①反复唾液吞咽试验;②饮水试验;③糊餐试验;④进食评估问卷调查工具-10。

1. 反复唾液吞咽试验 该评估方法是日本学者才藤荣一于 1996 年提出的,是一种评定吞咽反射诱发功能的方法。检查方法:患者取坐位,检查者将食指横置于被检查者甲状软骨与舌骨间,让患者快速反复做吞咽动作,当确认喉结和舌骨随吞咽动作上举、越过食指后复位,即判定完成一次吞咽反射。

结果判断:观察患者 30 s 内吞咽的次数和喉上抬的幅度,高龄患者 30 s 内能完成 3 次吞咽动作即可。对于患者因意识障碍或认知障碍不能听从指令,反复唾液吞咽试验执行起来有一定困难者,可用棉签沾上冰水在口腔和咽做冷按摩,观察吞咽的情况和吞咽启动所需要的时间。吞咽困难患者,如果第一次吞咽动作能够顺利完成,那么接下来的吞咽就会变得困难,或者喉结、舌骨尚未充分向前上方移动就已下降。口干患者可在舌面沾少量水后让其吞咽,如果喉上下移动小于 2 cm,即可视为异常。

2. 饮水试验 该评估方法是日本人洼田俊夫在 1982 年提出的,主要是通过饮水来筛查患者有无吞咽障碍及其程度。检查方法:先让患者单次喝下 2～3 茶匙水,如无异常,再嘱患者像正常一样饮温水 30 mL,然后观察和记录饮水时间、有无呛咳、饮水状况等。饮水状况的观察包括啜饮、含饮、水从嘴唇流出、边饮边呛、小心翼翼地喝等表现,饮后声音变化、患者反应、听诊情况等。结果按 5 级分级进行评价记录(表 9-2-1)。

表 9-2-1 饮水试验评价标准

分级	评价标准
Ⅰ级	能 1 次并在 5 s 内饮完,无呛咳、停顿
Ⅱ级	1 次饮完,但超过 5 s,或分 2 次饮完,但无呛咳、停顿
Ⅲ级	能 1 次咽下,但有呛咳
Ⅳ级	分 2 次以上咽下,但有呛咳
Ⅴ级	频繁呛咳,不能全部咽下

3. 糊餐试验 试验前向患者解释试验的目的以取得配合,检查患者的状况是否适合测试,内容包括神志、精神、合作能力、口腔情况等;试验时让患者坐直或抬高床头 30°;准备用物(一杯 100 mL 的水,5 mL 的汤匙一个,增稠剂和血氧饱和度测量仪);把 4 勺平汤

Note

匙的增稠剂加入一杯 100 mL 的水中,搅拌成匀称特稠糊状物;监测患者的 SaO_2,注意观察喂食前、喂食中及喂食后 2 min SaO_2 有无下降;每次用 5 mL 的汤匙给患者喂食,至喂食完毕,观察患者有无吞咽困难的症状。

糊餐测试通过者,进食糊餐,将流质改为特别黏稠状;糊餐测试失败者,给予留置胃管,行吞咽功能训练。

4. 进食评估问卷调查工具-10(EAT-10) 该问卷包含吞咽障碍症状、临床特点、心理状况、社交影响等 10 个问题,每个问题有 5 个等级,分别计分 0~4 分,将各题分数相加,如果分值超过 3 分(最高 40 分),说明患者在吞咽的效率和安全性上存在问题,建议进一步检查。得分越高,吞咽障碍越严重(表 9-2-2)。

表 9-2-2　进食评估问卷调查工具-10(EAT-10)

序号	内容	评分等级
1	我的吞咽问题已经使我体重减轻	0＝没有;1＝轻;2＝中;3＝重;4＝非常严重
2	我的吞咽问题影响到我在外就餐	0＝没有;1＝轻;2＝中;3＝重;4＝非常严重
3	吞咽液体费力	0＝没有;1＝轻;2＝中;3＝重;4＝非常严重
4	吞咽固体食物费力	0＝没有;1＝轻;2＝中;3＝重;4＝非常严重
5	吞咽药丸费力	0＝没有;1＝轻;2＝中;3＝重;4＝非常严重
6	吞咽时有疼痛	0＝没有;1＝轻;2＝中;3＝重;4＝非常严重
7	我的吞咽问题影响到我享用食物时的快感	0＝没有;1＝轻;2＝中;3＝重;4＝非常严重
8	我吞咽时有食物卡在喉咙里	0＝没有;1＝轻;2＝中;3＝重;4＝非常严重
9	我吃东西时会咳嗽	0＝没有;1＝轻;2＝中;3＝重;4＝非常严重
10	我感到吞咽有压力	0＝没有;1＝轻;2＝中;3＝重;4＝非常严重

六、康复治疗

吞咽障碍的治疗主要考虑的两个方面是呼吸道保护和维持营养及补液。这些方面还受患者自身情况、医疗环境及其他各种因素的影响。在实施治疗技术与决策时,应考虑的因素包括:临床适应证;预期的风险与益处;可以预见的功能性结局和患者的依从性。

(一) 间接康复训练

1. 口唇运动

(1)唇在摄食吞咽中所起的作用　包纳食物在口腔,控制食团不从口腔流出,吞咽时保持口腔的压力。若唇力量下降,将会影响食物在口腔的保持,不能很好地把食团控制在口中,直接影响到口腔期吞咽;唇力量下降也是导致流涎的常见问题。因此唇肌力及口腔感觉训练是吞咽障碍训练中的重要环节之一。

(2)唇部练习目的　加强唇的运动控制、力量及协调,从而提高进食吞咽的能力。

(3)增强唇力量的训练方法

①抿起嘴唇,说"嗯"声,维持 5 s。重复做 5 次。

②拢起嘴唇,说"呜"声,维持 5 s。重复做 5 次。

③说"衣"声,随即说"呜"声,然后放松。快速地轮流重复 5~10 次。

④闭紧双唇,压着维持 5 s,放松。重复做 5~10 次。

⑤闭紧嘴唇,通过发辅音(p,b)快速进行唇的开启和闭合。

⑥双唇含着压舌板,用力闭紧及拉出压舌板,与嘴唇对抗,做抗阻力训练,维持5 s放松。重复做5～10次。

⑦吹哨子训练:根据患者唇的力量、应用不同形状的哨子和不同压力的哨子,做渐进性吹哨子训练。

⑧在唇间涂不同的食物,如酸奶、花生酪,鼓励患者团唇抿食物。

⑨让患者闭唇,当你用手轻轻地试图分开闭合的双唇时,嘱患者保持唇紧闭。

⑩将一个栓线的纽扣放置于嘴唇与牙齿之间,训练者手轻轻拉线,让嘴唇进行抗阻力训练,以增加双唇力量。

2. 颊肌、喉部运动

(1)颊肌运动　嘱患者轻张口后闭上,使双颊部充满气体、鼓起腮,随呼气轻轻吐出,也可将患者手洗净后,做吮手指动作,或模仿吸吮动作,体验吸吮的感觉,借以收缩颊部及轮匝肌肉。每日2遍,每遍重复5次。

(2)喉上提训练方法　指导患者头前伸,使颌下肌伸展2～3 s。然后在颌下施加压力,嘱患者低头,抬高舌背,即舌向上吸抵硬腭或发辅音的发音训练。目的是改善喉入口的闭合能力,扩大咽部的空间,增加食管上段括约肌的开放的被动牵张力。

3. 舌部运动　患者将舌头向前伸出,然后左右运动摆向口角,再用舌尖舔下唇,按压硬腭部,重复运动20次。

4. 屏气-发声运动　患者坐在椅子上,双手支撑椅面做推压运动和屏气。此时胸廓固定、声门紧闭;然后,突然松手、声门大开、呼气发声。此运动不仅可以训练声门的闭锁功能、强化软腭的肌力而且有助于除去残留在咽部的食物。

5. 冰刺激　用头端呈球状的不锈钢棒蘸冰水或用冰棉签蘸冰水棒接触咽腭弓为中心的刺激部位,左右相同部位交替刺激,然后嘱患者做空吞咽动作。冷刺激可以提高软腭和咽部的敏感度,改善吞咽过程中必需的神经肌肉活动,增强吞咽反射,减少唾液腺的分泌。

6. 呼吸道保护手法　常用手法如下。

(1)声门上吞咽法　也叫自主气道保护法,先吸气后,在屏气时(此时声带和气管关闭)做吞咽动作,然后立即做咳嗽动作;亦可在吸气后呼出少量气体,再做屏气和吞咽动作及吞咽后咳嗽。

(2)超声门上吞咽法　吸气后屏气,再做加强屏气动作,吞咽后咳出咽部残留物。

(3)门德尔松氏手法　指导患者先进食少量食物,然后咀嚼、吞咽,并在吞咽的瞬间用拇指和食指顺势将喉结上推并处于最高阶段,保持这种吞咽状2～3 s,然后完成吞咽,再放松呼气。此手法是吞咽时自主延长并加强喉上举和前置运动来增强环咽肌打开程度的方法,可提升咽喉以助吞咽。

(二)直接康复训练

包括进食时采取的措施,体位、食物入口位置、食物性质(大小、结构、温度和味道等)和进食环境等。

1. 体位　进食的体位应因人因病情而异,开始训练时应选择既有代偿作用又安全的体位。对于不能取坐位的患者,一般至少取躯干30°仰卧位,头部前屈,偏瘫侧肩部以枕垫起,喂食者位于患者健侧。此时进行训练,食物不易从口中漏出,有利于食团向舌根运送,还可以减少向鼻腔逆流及误咽的危险。颈部前屈是预防误咽的一种方法。仰卧时颈部易成后屈位,使与吞咽活动有关的颈椎前部肌肉紧张、喉头上举困难,从而容易发生误咽。

2. 食物的形态 根据吞咽障碍的程度及阶段,本着先易后难的原则来选择。容易吞咽的食物特点是密度均匀、黏性适当、不易松散、通过咽和食管时易变形且很少在黏膜上残留。稠的食物比稀的安全,因为它能较满意地刺激触觉、压觉和唾液分泌,使吞咽变得容易。此外,要兼顾食物的色、香、味及温度等。不同病变造成的吞咽障碍影响吞咽器官的部位有所不同,对食物的要求亦有所不同,口腔准备期的食物应质地很软,易咀嚼,如菜泥、水果泥和浓汤。必要时还需要用长柄勺或长注射器喂饲;口腔期的食物应有黏性,例如很软的食物和浓汤。咽期应选用稠厚的液体,例如果蔬泥和湿润光滑的软食。避免食用有碎屑的糕饼类食物和缺少内聚力的食物;食管期的食物为软食、湿润的食物;避免黏性强和干燥的食物。根据食物的性状,一般将食物分为五类,即稀流质、浓流质、糊状、半固体如软饭,固体如饼干、坚果等。临床实践中,应首选糊状食物。

3. 食物在口中位置 食物放在健侧舌后部或健侧颊部,有利于食物的吞咽。

4. 一口量 包括调整进食的一口量和控制速度的一口量,即最适于吞咽的每次摄食入口量,正常人约为 20 mL,一般先以少量试之(3~4 mL),然后酌情增加,如 3 mL、5 mL、10 mL。为防止吞咽时食物误吸入气管,可结合声门上吞咽训练方法。这样在吞咽时可使声带闭合封闭喉部后再吞咽,吞咽后咳嗽,可除去残留在咽喉部的食物残渣。调整合适的进食速度,前一口吞咽完成后再进食下一口,避免 2 次食物重叠入口的现象,还要注意餐具的选择,应采用边缘钝厚匙柄较长、容量 5~10 mL 的匙子。

5. 养成良好的进食习惯 最好定时、定量,能坐起来不要躺着,能在餐桌上不要在床边进食。

6. 代偿性训练 代偿性训练是进行吞咽时采用的姿势与方法,一般是通过改变食物通过的路径和采用特定的吞咽方法使吞咽变得安全。

(1)侧方吞咽 让患者分别向左、右侧转头,进行侧方吞咽,可除去梨状隐窝部的残留食物。

(2)空吞咽与交替吞咽 每次进食吞咽后,反复做几次空吞咽,使食团全部咽下,然后再进食。可除去残留食物防止误咽,亦可每次进食吞咽后饮极少量的水(1~2 mL),这样既有利于诱发吞咽反射,又能达到除去咽部残留食物的目的,称为"交替吞咽"。

(3)用力吞咽 让患者将舌用力向后移动,帮助食物推进通过咽腔,以增大口腔吞咽压,减少食物残留。

(4)点头样吞咽 颈部尽量前屈形状似点头,同时做空吞咽动作,可去除会厌谷残留食物。

(5)低头吞咽 颈部尽量前屈姿势吞咽,使会厌谷的空间扩大,并让会厌向后移位,避免食物溢漏入喉前庭,更有利于保护气道;收窄气管入口;咽后壁后移,使食物尽量离开气管入口处。

7. 电刺激治疗 包括神经肌肉低频电刺激和肌电反馈技术。

(三)球囊导管扩张术

如果患者在吞咽过程中出现吞咽与其松弛不协调时,食团就难以从咽部进入食管,造成吞咽困难,即环咽肌失弛缓症。球囊导管扩张术是用普通双腔导尿管中的球囊进行环咽肌痉挛(失弛缓症)分级多次扩张治疗。此方法操作简单,安全可靠,康复科医生、治疗师、护士均可进行。

1. 用物准备 14 号双腔球囊导尿管、生理盐水、10 mL 注射器、液体石蜡及纱布等,

Note

插入前先注水入导尿管内,使球囊充盈,检查球囊是否完好无损,然后抽出水后备用。

2. 操作步骤　由 1 名护士按插鼻饲管操作常规将备用的 14 号导尿管经鼻孔插入食管中,确定进入食管并完全穿过环咽肌后,将抽满 10 mL 生理盐水的注射器与导尿管相连接,向导尿管内注水 0.5～10 mL,使球囊扩张,顶住针栓防止水逆流回针筒。将导尿管缓慢向外拉出,直到有卡住感觉或拉不动时,用记号笔在鼻孔处做出标记(长度 18～23 cm),再次扩张时或扩张过程中判断环咽肌长度作为参考点。抽出适量水(根据环咽肌紧张程度,球囊拉出时能通过为适度)后,操作者再次轻轻地反复向外提拉导尿管,一旦有落空感觉,或持续保持 2 min 后拉出,助力锐减时,迅速抽出球囊中的水。再次将导管从咽腔插入食管中,重复操作 3～4 遍,自下向上缓慢移动球囊,通过狭窄的食管入口,充分牵拉环咽肌降低肌张力。

3. 操作后处理　上述方法 1～2 次/天。环咽肌的球囊容积每天增加 0.5～1 mL 较为适合。扩张后,可给予地塞米松、糜蛋白酶、庆大霉素雾化吸入,防止黏膜水肿,减少黏液分泌。

(四) 间歇性管饲

间歇性管饲是进食结束时就将胃管拔除。该项治疗可使消化道保持正常的生理结构,促进吞咽功能恢复,可显著降低吸入性肺炎的发病率。适用于各种原因导致的吞咽障碍患者,作为吞咽障碍终末期的营养支持方式。

(詹　艳)

第三节　老年慢性疼痛康复

本节 PPT

疼痛是一种令人不快的主观情绪上的感受,它伴随着现有的或潜在的组织损伤,是疾病康复中最常见、最痛苦的症状。但大多数情况下,疼痛并没有得到相应的重视和有效的控制,如果长时间持续的疼痛得不到恰当的处理,往往给患者带来比疾病本身更严重的痛苦,影响睡眠、进食、活动等日常生活,对老年人的影响尤为显著,因此给予有效的康复治疗是十分重要的。

一、概述

(一) 疼痛的基本概念

痛感常与躯体感觉、情绪、认知等因素有关,属于一种主观感受。1986 年国际疼痛研究协会(IASP)将疼痛定义为伴随着组织损伤或潜在的组织损伤并由这种损伤引起的一种不愉快的感觉和情绪体验。从生理学角度看包含痛觉和痛反应,痛觉是指存在躯体某一部位的厌恶和不愉快的感觉,属于个人的主观知觉体验,表现为痛苦、焦虑等;痛反应是指机体对疼痛刺激产生的一系列生理病理反应,如呼吸急促、血压升高、瞳孔扩大、心率加快以及出汗、骨骼肌收缩等。

(二) 疼痛的临床分类

疼痛可根据疼痛的病因、部位、发作频率、强度、持续的时间和病理等进行不同的分类。常根据疼痛持续时间将其分为急性疼痛和慢性疼痛。

Note

1. 急性疼痛 急性疼痛主要有明确的伤害性刺激,具有局限性特点,性质常为锐痛,如皮肤、深部组织、内脏的疾病和(或)损伤所致的疼痛,病程一般不超过 3 个月。但如未接受正规治疗或治疗不当,则会引起疼痛的持续存在,导致发展为慢性疼痛。

2. 慢性疼痛 慢性疼痛的界定意见不一,大多数学者界定为持续 6 个月以上的疼痛,也有学者以 3 个月为界。慢性疼痛可以分为两大类,一类是进行性机体组织破坏所致,如癌症性疼痛;另一类虽有持续性疼痛,但却没有进行性机体组织破坏,称为慢性良性疼痛综合征,临床上常见的有头痛、颈腰部疼痛、关节炎、创伤后痛、肌筋膜性疼痛、纤维肌痛、神经病理性疼痛等。康复治疗中多见于后一类。

慢性疼痛可对患者生活的多个方面产生影响,慢性持续性反复疼痛,可影响患者的睡眠,改变患者的情绪,特别表现为焦虑和抑郁,同时对疼痛的害怕引起行为的改变,使患者的生活活动能力降低,严重影响生活质量。因此疼痛、睡眠、情绪被称为慢性疼痛三联征,具体表现为情绪抑郁或焦虑、易疲劳、活动减少、性欲下降、失眠、大量使用药物和乙醇、对他人产生依赖以及与损伤不相称的功能障碍等。慢性疼痛多见于女性,有心理疾病者、缺乏家庭及社会支持者、不愿意工作或对工作状况不满意者、失业者等亦多见。

(三) 慢性疼痛的特征

慢性疼痛与急性疼痛相比较而言,存在一定的差别。急性疼痛是疾病的一种症状,而慢性疼痛不仅仅是一种症状,其本身就是一种疾病,为主要不适,导致患者出现躯体功能障碍、心理障碍、治疗障碍等问题;心理反应不同,急性疼痛常伴随着焦虑,而慢性疼痛常伴随着抑郁;一旦慢性疼痛形成之后,则疼痛完全缓解的可能性极小,且容易出现药物成瘾。

慢性疼痛常产生疼痛之外的各种表现:①疼痛组织的代谢改变;②运动控制不良;③自主神经功能不良;④中枢神经系统功能不良;⑤自我感觉差;⑥心理障碍。

二、疼痛的评定

临床上对疼痛进行评定的主要目的就是要了解疼痛的性质、部位、程度,疼痛的发作情况和时间进程以及诱发原因与伴随症状等,协助对疼痛的病因进行诊断,以便确定最有效的疼痛控制方法。

疼痛评定方法分为两种。①直接法:即依据刺激-反应的原则,直接给患者以某种致痛性刺激所测得的痛阈,包括压痛评定法、肢体缺血性痛测定法、激光测痛法、电测痛法、温度痛阈评定法等。②间接法:让患者自己描述或评定他现有疼痛的性质和程度的方法,包括视觉模拟评分法、口述分级评分法、问卷法、行为评定法等。

临床上多以间接法评定为主,常见的疼痛评定方法如下。

(一) 视觉模拟评分法

视觉模拟评分法(visual analogue scale,VAS)也称目测类比评分法,是在白纸上画一条 10 cm 长的线段,线段左端表示无痛(0),右端表示极痛(10)。目测后让患者根据自己所感受的疼痛程度,在线段上用手指出疼痛位置。从起点至记号处的距离长度也就是疼痛的强度(图 9-3-1)。一般重复两次,取两次的平均值。VAS 简单、快速、精确、易操作,具有较高的信度和效度,在临床上广泛应用于评价治疗的效果。缺点是不能做患者之间的比较,而只能对患者治疗前后做评价

应用视觉模拟评分法的关键是医生或检查人员在使用前需要对受检者进行详细的解释工作,让患者理解该方法的操作以及此法测痛与真正疼痛的关系,然后让患者在直

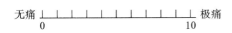

无痛 |_|_|_|_|_|_|_|_|_|_| 极痛
0 10

图 9-3-1 0～10 数字疼痛强度量表

线上相应的部位标出自己疼痛的强度。该方法对那些理解能力差的人士会有一定困难。

（二）口述分级评分法

口述分级评分法（verbal rating scale，VRS）是另一种评价疼痛强度和变化的方法。其特点是列举一系列从轻到重依次排序的关于疼痛的描述性词语，让患者从中选择最适合于形容自身疼痛程度的词语。VRS 是由简单的形容疼痛的字词组成，所以能迅速被医生和患者双方所接受。

口述分级评分法包括 4 级评分、5 级评分、6 级评分、12 级评分和 15 级评分，这些词通常按从疼痛最轻到最强的顺序排列（表 9-3-1）。最轻程度疼痛的描述常被评估为 0 分，以后每增加 1 级即增加 1 分，因此每个描述疼痛的形容词都有相应的评分，以便定量分析疼痛。这样，患者的总疼痛程度评分就是最适合其疼痛水平有关的形容词所代表的数字。

表 9-3-1 口述分级评分法

4 级评定法	5 级评定法	6 级评定法	12 级评定法	15 级评定法
1 无痛	1 无痛	1 无痛	1 不引人注意的痛	1 无痛
2 轻度痛	2 轻度痛	2 轻度痛	2 刚刚注意到的疼痛	2 极弱的痛
3 中度痛	3 中度痛	3 中度痛	3 很弱的痛	3 刚刚注意到的疼痛
4 严重痛	4 严重痛	4 严重痛	4 弱痛	4 很弱的痛
	5 剧烈痛	5 剧烈痛	5 轻度痛	5 弱痛
		6 难以忍受的痛	6 中度痛	6 轻度痛
			7 强痛	7 中度痛
			8 剧烈痛	8 不适应性痛
			9 很强烈的痛	9 强痛
			10 严重痛	10 剧烈痛
			11 极剧烈痛	11 很强烈的痛
			12 难以忍受的痛	12 极剧烈痛
				13 很剧烈痛
				14 不可忍受的痛
				15 难以忍受的痛

此方法简单，适用于临床简单的定量评测疼痛强度以及观察疗效的指标。由于缺乏精确性、灵敏度，不适合科学研究。

（三）McGill 疼痛问卷和简化 McGill 疼痛问卷

McGill 疼痛问卷（McGill pain questionnaire，MPQ）是由 Melzack 和 Torgerson 在 1971 年提出的。该问卷除患者一般情况外，共列出 78 个描述疼痛性质的形容词，分为四类 20 组，每组 2～6 个疼痛描述词。从感觉、情感、评价和其他相关类四个方面因素以及现时疼痛强度（present pain intensity，PPI）对疼痛强度进行较全面的评价。每组词按照疼痛程度递增的顺序排列，其中 1～10 组为感觉类（sensory），11～15 组为情感类

Note

(affective),16 组为评价类(evaluation),17~20 组为其他相关类(miscellaneous)。被测者在每一组词中选一个与自己痛觉程度相同的词(没有合适的可以不选),对多方面因素进行评定。此外还设有疼痛与时间的关系、影响因素、痛对生活的影响等栏目。目前多数学者认为,此方法敏感性强,结果可靠,不仅能顾及疼痛体验多个方面,而且对疼痛的治疗效果和不同诊断亦十分灵活,是目前国际上最为广泛的测痛工具,多应用于科研。

但由于 MPQ 过于繁琐、费时,临床上应用不便,1987 年 Melzack 在此基础上提出简化 McGill 疼痛问卷(short-form of McGill pain questionnaire,SF-MPQ),称为简式 MPQ。由 11 个感觉类和 4 个情感类对疼痛的描述词以及视觉模拟评分法(VAS)和现时疼痛强度(PPI)三部分组成。简化的 McGill 疼痛问卷内容见表 9-3-2。

用表 9-3-2 中的 Ⅰ 项进行测痛时,由检查者逐项提问,患者可根据个人感受选择"无痛""轻度痛""中度痛""重度痛",检查者根据患者的问答将相应的级别(0、1、2、3)做上记号;用表 9-3-2 中的 Ⅱ 项进行测痛时,让患者用笔根据自己的疼痛程度在 10 cm 长的线段上划出相应的点,不求十分准确;用表 3-2-1 中的 Ⅲ 项进行测痛时,根据患者主观感受,在相应分值上做上记号。总评时 PRI 感觉项和情感项总分越高,表示疼痛越严重。

表 9-3-2　简式 McGill 疼痛问卷

Ⅰ 疼痛分级指数(pain rating index,PRI)评定				
疼痛性质	疼痛程度			
A 感觉项	无	轻	中	重
1. 跳痛	0	1	2	3
2. 刺痛	0	1	2	3
3. 刀割痛	0	1	2	3
4. 锐痛	0	1	2	3
5. 痉挛牵扯痛	0	1	2	3
6. 绞痛	0	1	2	3
7. 烧灼痛	0	1	2	3
8. 持续固定痛	0	1	2	3
9. 胀痛	0	1	2	3
10. 触痛	0	1	2	3
11. 撕裂痛	0	1	2	3
B 情感项				
1. 软弱无力	0	1	2	3
2. 厌烦	0	1	2	3
3. 害怕	0	1	2	3
4. 受罪、惩罚感	0	1	2	3

感觉项评分(S):_____　　　　　　情感项评分(A):_____

疼痛总分(T＝S＋A):_____

Ⅱ　视觉模拟评分法(VAS)

无痛 ⌊_⌊_⌊_⌊_⌊_⌊_⌊_⌊_⌊_⌊_⌋ 极痛
　　0　　　　　　　　　　10

续表

Ⅲ　现时疼痛强度(present pain intensity,PPI)评定	
0 无痛	3 痛苦
1 轻痛	4 可怕
2 不适	5 极痛

总评:S=_____;A=_____;T=_____;VAS=_____;PPI=_____

三、康复治疗

(一) 康复治疗目标

慢性疼痛患者康复治疗目标是:消除疼痛行为的强化因素;缓解或控制疼痛反应;提高功能水平和日常生活活动能力;减少药物使用;防止慢性症状的复发;提高生活质量。

在疼痛的急性期即应强调预防性干预,一旦发现慢性疼痛的危险因素要及时治疗。在慢性疼痛的治疗中,康复医生首要职责就是要确实证明患者的疼痛是良性的,没有进行性的破坏性疾病存在。然后根据全面评估的结果,针对存在的问题,确定治疗目标,为患者制定和实施合理的治疗方案。由于慢性疼痛是一个复杂的问题,是由多因素造成的,所以其治疗应该是从多方面入手,采用综合的康复治疗计划。

(二) 药物治疗

药物治疗是老年慢性疼痛治疗的最常用的方法。然而,尚无单一的理想药物能够治疗老年人疼痛。由于老年人常并存多种疾病,加之老年人各种生理功能减退、年龄相关的药效动力学及药代动力学改变等因素,在多种药物的联合应用下,老年人更容易发生与药物有关的不良反应,所以老年人临床应用药物前需要权衡利弊后再考虑使用。可以选用的药物有非阿片类镇痛药、阿片类镇痛药、镇静药、安定药、抗痉挛药、激素、中草药等(表 9-3-3)。

表 9-3-3　疼痛的常用药物治疗

种类		主要药物
镇痛药物	非阿片类药物	阿司匹林、扑热息痛、消炎痛、布洛芬、芬必得、炎痛喜康、奈普生、双氯灭痛、普威、奥湿克、扶他林、凯扶兰、曲马多、颅痛定
	弱阿片类药物	可待因
	强阿片类药物	吗啡、杜冷丁、美散痛、芬太尼、二氢埃托啡
辅助药物	抗焦虑药	安定
	抗抑郁药	丙咪嗪、阿咪替林、氟西汀、舍曲林
	抗精神病药	氯丙嗪、氟哌啶醇
	抗癫痫药	卡马西平、苯妥英钠
	解痉药	巴氯芬
	糖皮质激素	强的松、强的松龙、地塞米松

老年人使用药物起始剂量要小,一般开始用成人量的 1/4～1/2,缓慢滴注,一边滴定一边观察老年人临床反应,直至达到有效浓度。严格遵守剂量个体化的原则,这对于肝

肾毒性较大而治疗指数又较小的药物尤为重要。

根据时间生物学和时间药理学的原理,选择最合适的给药方法及最佳的给药时间进行治疗以提高疗效和减少不良反应,如降血压药选在早晨服,因为血压上升前半小时是最佳时间;停药应掌握其原则如激素、镇痛药物,需逐渐减量后再停用。

临床上老年人并存的多种慢性疾病中,以心血管疾病居多,由于心血管疾病有可能引起老年人心脑血管意外,导致偏瘫、昏迷甚至死亡,因此临床药物治疗老年人慢性疼痛时,需优先治疗老年人心血管疾病。

（三）物理因子治疗

物理因子治疗在慢性疼痛患者功能恢复中具有重要作用。物理因子治疗可协助缓解疼痛、降低痛阈、缓解痉挛、减少疼痛介质的释放等,可根据患者的具体情况选择其中的2～3种治疗方法。

1. 电疗法　首选经皮神经电刺激疗法（transcutaneous electrical nerve stimulation, TENS）,应用 TENS 治疗是在 Melzack 和 Wall 提出闸门学说以后。TENS 可兴奋周围神经粗纤维,关闭闸门而阻抑疼痛冲动向中枢传递。但 TENS 止痛的确切机制目前仍未完全明确。TENS 已广泛用于慢性疼痛的治疗。对反射性交感神经营养障碍、幻肢痛、周围神经损伤均有效。其他如关节炎、颈痛、黏液囊炎症、肩痛、腰痛、腕管综合征、头痛等也可作为适应证。但疗效较好的还是某些急性疼痛和手术后的切口痛等。TENS 的不良反应相对较少,主要为局部皮肤过敏。装有心脏起搏器的患者禁用。其他可选用经皮脊髓电刺激疗法、间动电疗法、干扰电疗法、感应电疗法、音频电疗法、调制中频电疗法、高频电疗法、直流电药物离子导入疗法等。

2. 热疗和冷疗

（1）热疗　包括电热垫、电光浴、热水袋、热水浴、中药熏蒸等。可以抑制疼痛反射,提高痛阈;可使肌梭兴奋性下降,减轻肌肉痉挛;可改善血液循环,促进炎症吸收。

（2）冷疗　包括冷敷、冷喷、冰按摩、冰水浴等。可以降低肌张力,减慢肌肉内神经传导速度,从而减轻肌肉痉挛。

根据病情可选取单一方法或热疗和冷疗交替使用。

3. 光疗法　包括红外线、红外偏振光、激光、紫外线等。

4. 超声波疗法　特别适合神经肌肉、骨骼系统所引起的疼痛。

5. 生物反馈疗法　常采用肌电生物反馈疗法、手指皮肤温度生物反馈疗法,帮助患者体会紧张和放松的感觉,学会对疼痛的自我调节和控制。经过训练,有些患者可以达到无须仪器帮助就可自行放松肌肉和对疼痛进行调控的目的。

6. 其他　磁疗法、石蜡疗法等。

（四）运动治疗和手法治疗

运动治疗的作用:一些骨骼肌肉疾患的慢性疼痛的发生,主要是由长期维持某一不良姿势或反复进行某一动作造成局部劳损,致使骨骼肌肉的力量关系不平衡所引起的。运动治疗和手法治疗主要是通过促进骨骼肌肉正常生物力学关系的恢复,改善运动组织的血液循环和代谢,恢复肌肉的正常张力、肌力和关节的正常活动范围,增加柔韧性,纠正功能障碍,达到止痛目的。同时还可产生良好的心理效应,消除或减轻疼痛。主要包括被动运动、主动-助力运动、主动运动、牵伸运动、放松训练、牵引、按摩、关节活动度训练、肌力训练、关节松动术、PNF 技术等。

1. 医疗体操　如颈椎病的 mckenzie 自我复位法。

2. 关节松动术　颈肩腰腿痛的手法治疗主要是用关节松动术,采用手法促进肌肉骨关节正常生物力学关系的恢复,待恢复到一定程度后教以专门的医疗体操,采用特定的体位、姿势进行主动训练达到镇痛目的。

3. 治疗性锻炼　运动疗法的形式:主要有被动运动、助力运动、主动运动、牵张运动和放松训练等,可根据患者的具体情况选择一种至数种方法。最近有研究显示,牵张运动在慢性下背痛的治疗中很有效果。

（五）传统康复疗法

传统康复疗法包括针灸、推拿、按摩、拔罐等。有人认为针灸治疗能刺激粗的感觉神经纤维,抑制痛觉;针灸还可以激活神经元的活动,使其释放出 5-羟色胺,诱导内源性阿片样物质的产生,加强镇痛作用。对关节或肌肉进行推拿、按摩治疗,有助于肌肉的放松,改善异常收缩,纠正关节的紊乱,减轻活动时的疼痛。拔罐可以驱寒除湿,疏通经络,促进局部血液循环,达到消肿止痛、恢复功能的目的。小针刀是一种介于手术和非手术疗法之间的闭合性松懈术,在治疗部位刺入深部到病变处进行切割、剥离等不同刺激以达到止痛祛病的目的,其适应证主要是软组织损伤性病变和骨关节病变。

（六）行为治疗

50%～70%的慢性疼痛患者均伴有认知行为和精神心理的改变,从而进一步加重疼痛,不进行干预,易形成恶性循环。对于慢性疼痛患者,其重要的治疗目标是降低心理不良应激,控制病态行为(如减少用药量和就诊次数),改善生活习惯以获得良好的适应行为,改变对人、对己、对事物的错误思想观念,从而改善个人与生活环境的关系,强化健康行为(如增加体能锻炼及日常活动,逐步恢复工作等)。为此,必须阻断伤害性刺激的输入,缓解紧张和压抑,引导患者重新安排和强化新的健康行为。认知行为疗法是针对慢性疼痛患者的综合性、多方面的治疗,可采用的治疗方法有生物反馈疗法、认知行为调整疗法、放松训练等。

1. 生物反馈疗法　已证明对部分慢性疼痛有疗效。这是通过有意识的学习,调节血压、心跳、胃肠蠕动、皮肤温度、脑电波等功能,达到消除或缓解疼痛的一种训练方法。肌电生物反馈疗法临床较为常用,可将肌肉活动的电流转化为声或光信号并显示给患者。因此,患者可通过此项训练使肌肉得到充分的放松。

2. 认知行为调整疗法　通过改变患者对疼痛的认知构成和处理过程,减轻或消除患者不良的行为倾向,帮助患者学习自我控制和自我处理疼痛的能力。临床上常采用注意力转移、疼痛想象移除、意念集中、意念分离等方法。

3. 放松训练　包括肌肉的完全放松、腹式深呼吸、意念、瑜伽和自律练习等,亦可教会患者自我催眠术。

（七）局部神经阻滞

应用局部麻醉剂如利多卡因等注射于周围神经干、神经根或神经节以阻断疼痛向中枢传导的方法称为神经阻滞疗法,是中、重度疼痛的有效治疗方法之一。神经阻滞疗法的机制是通过阻断痛觉的神经传导通路,阻断疼痛的恶性循环,达到镇痛目的。也可以采用100%乙醇、苯酚等神经破坏性药物进行神经阻滞,产生长期止痛效果。

临床上也可选用麻醉剂、激素、维生素等注射于疼痛点,或在腱鞘内、关节内、骶管内等处行局部注射以缓解疼痛。

根据疼痛部位不同而宜选用的神经阻滞方法见表9-3-4。

表 9-3-4　康复治疗中较常用的神经阻滞方法

神经	治疗目的
三叉神经	三叉神经痛
星状神经节	肩手综合征(反射性交感神经营养不良)、灼性神经痛
肋间神经	肋间神经痛
腹腔神经丛	腹腔内脏痛
腰交感神经节	下肢灼痛、幻肢痛、下肢周围血管病
上肢肌皮神经	脑卒中、颅脑损伤等引起上肢偏瘫时的屈肘痉挛及痛
正中神经	脑卒中、颅脑损伤等引起的屈腕、指痉挛及痛
尺神经	脑卒中、颅脑损伤等引起的屈指痉挛及痛
闭孔神经	截瘫、脑瘫等引起的内收肌痉挛及痛
胫神经	偏瘫、截瘫、脑瘫等引起的足跖屈痉挛及痛

(八) 手术治疗

严重、且经保守治疗无效的顽痛,可考虑用手术方法破坏神经通路达到止痛的目的。但手术除痛方法需慎重选择,因理想的手术要求是:①只切断痛觉纤维,不损伤其他感觉纤维或运动纤维;②手术对周围正常组织无侵袭;③术后无疼痛复发。然而,到目前为止,尚无一种手术能同时满足上述三条要求。目前较常用的有周围神经切断术、高选择性脊神经后根切断术、脊神经前根切断术、三叉神经分支切断术、脑白质切断术、丘脑切开术、交感神经部分切除术等。还可以进行外科冷冻神经、手术置入刺激器治疗慢性疼痛。

(九) 心理治疗与健康教育

慢性疼痛常伴有精神、心理的改变,大部分患者表现为抑郁或焦虑状态。利用宣传板、宣传册、健康讲座、媒体等对患者进行宣传教育,增强患者对疼痛的正确认识。可采用心理支持疗法、理性情绪疗法、集体心理疗法、认知行为疗法等方面进行心理治疗。学会控制自己的不良情绪及对压力的反应,适当宣泄。多从事一些休闲性活动如园艺活动、户外散步、观赏风景、听轻音乐等,以分散大脑对疼痛的注意力。要劳逸结合,确保睡眠的时间和质量,保持充沛的精力。热爱生活,充分享受生活的乐趣,使自己拥有愉快的心情。

常见慢性疼痛综合征及其止痛方法如下。

1. 肌筋膜痛综合征　肌筋膜痛的特点是疼痛存在触发点,刺激该点可引起局部疼痛和放射痛。多发生在颈肌、提肩胛肌、冈下肌、臀大肌、阔筋膜张肌和腰方肌。常用的康复治疗方法包括药物、理疗、运动、推拿、局部神经阻滞等。

2. 周围神经痛　由代谢性、免疫性等系统性疾病(如糖尿病、神经炎)及中毒所致的周围神经病变均可产生疼痛。在病因治疗的基础上,可采用运动、脱敏、经皮神经电刺激和药物等治疗。

3. 截肢后幻肢痛和残肢痛　幻肢痛是患者对被截除的肢体部分感到疼痛,截肢患者中 50%~80%患者存在幻肢痛。残肢痛是发生于残肢末端的疼痛,有残肢痛患者更易发

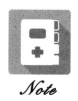

生幻肢痛。目前尚无特殊治疗方法,短期镇痛措施有镇痛剂、局部封闭、残肢脱敏、理疗等。

4. 脊髓损伤后慢性疼痛　包括弥漫性疼痛、根性或节段性疼痛、肌肉骨骼疼痛和中枢性疼痛。可采用药物镇痛、触发点封闭、经皮神经电刺激疗法(TENS)、认知和行为疗法等。

5. 脑卒中后疼痛　脑卒中痉挛性疼痛可用神经阻滞或药物治疗;上肢失用性疼痛可由肩关节半脱位、关节囊粘连等引起,可应用多种理疗、矫形器或辅助具治疗。

6. 癌性疼痛　疼痛是癌症患者最常见的症状之一,临床上多采用理疗、镇痛剂、麻醉、心理治疗以及支持性治疗等综合措施。其中,药物疗法是最常用的镇痛措施,可根据世界卫生组织推荐的癌症疼痛三级阶段治疗方案进行;联合用药可增强镇痛效果,从小剂量开始,逐步加量;可根据癌痛的程度个体化用药;严重疼痛时才采用强阿片类镇痛药。

7. 带状疱疹性疼痛　带状疱疹患者经过急性期治疗后,往往会遗留慢性疼痛。可采用神经阻滞、针灸、物理因子治疗等方法进行治疗。

四、老年人慢性疼痛的预防保健

由于老年人机体退行性病变、各种慢性疼痛的顽固性,老年人慢性疼痛持续时间长、复发率高,住院期间的治疗仅仅是一个阶段的完结,为防止疾病进一步发展、复发,需要老年患者长期进行预防保健和对症治疗,日常生活中尽量避免受凉、劳累,注意饮食,改变不良生活习惯,保持精神愉快,避免精神刺激,加强相应的功能锻炼,以达到最好的远期效果。

临床常见慢性疼痛的预防保健方法如下。

1. 肩关节周围炎　急性期或早期最好对病肩采取一些固定和镇痛的措施,慢性期以功能锻炼为主,可采用前后摆动练习、回旋画圈运动、爬墙、梳头及选用适当的保健枕、头枕双手等,可根据个人的具体情况选择交替锻炼,每天3～5次,一般每个动作进行30次左右。

2. 腰椎间盘突出症　术后以卧床休息为主,2～3周内避免弯腰提重物,选择适合个人的腰背肌锻炼方式,如利用门框或单杠等物进行悬垂锻炼、撑臂锻炼、拱腰锻炼、倒走锻炼、多角度不同方位的腰部运动、下蹲锻炼、腰部后伸锻炼、按摩肾俞穴(腰眼)、腰部保暖、腰部保护;注意动作轻柔舒缓,力度适中。

3. 骨性关节炎　控制体重,减轻关节负担,尽量少上下楼梯、少登山、少久站、少提重物,避免膝关节的负荷过大而加重病情。

4. 三叉神经痛　进易消化软食,注意口腔卫生,使用软牙刷或漱口液漱口;说话、刷牙、洗脸动作轻柔,以免诱发扳机点而引起疼痛。

5. 带状疱疹后遗神经痛　重点在于带状疱疹急性期进行及时和彻底的治疗,急性期除进行抗病毒治疗外,还需积极采取各种方法控制疼痛,阻断其向慢性期迁延。

(陈安琪)

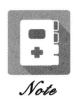

本节 PPT

第四节　老年排尿障碍康复

一、概念

老年排尿障碍广义上是指老年人由于多种原因导致的泌尿、储尿、排尿任何一环节出现的异常。在这里只狭义讨论单纯的排尿环节出现障碍的康复处理方法。

二、临床上老年排尿障碍的常见病因

（一）动力性梗阻导致的排尿障碍

动力性梗阻导致的排尿障碍主要是由于膀胱的排尿压力（腹压和膀胱逼尿肌产生）与尿道阻力（括约肌）开放不协调所导致的排尿障碍。常见的疾病有老年性尿失禁、老年人尿道综合征、脑卒中并发排尿障碍，都与神经功能失调或尿道感染有关。

（二）机械性梗阻排尿障碍

这种情况的排尿障碍病因有多种，如：前列腺增生肥大、前列腺纤维化及钙化压迫尿道导致排尿障碍；老年性膀胱颈部肥厚也会导致尿道排尿障碍；膀胱结石或尿道结石阻塞尿道可引起排尿障碍；老年反复尿道感染及创伤刺激可导致尿道畸形愈合而狭窄导致排尿障碍。

（三）精神性排尿障碍

患者精神紧张可导致排尿困难；脑卒中伴认知障碍可导致无排尿意识，出现尿潴留或尿失禁。

三、临床表现

以尿频、尿急、尿痛、咳嗽性溢尿、尿失禁、尿潴留为主要表现。

四、康复评估

（一）一般情况

（1）观察患者排尿障碍特点，询问有无膀胱充盈感、排尿感等，了解饮水和排尿习惯，了解有无外伤、手术、糖尿病、脊髓炎等病史或相关用药史。

（2）排尿频率、排尿量记录表，是指在不改变生活状态和排尿习惯的基础上，用一个表连续记录患者 72 h 摄入液体和排尿时间、每次尿量、尿失禁次数及失禁量、伴随症状等。它能客观反映患者排尿状态。

（二）体格检查

检查内容包括：患者的血压；腹部检查包括腹部的肌张力、小腹有无包块、压痛；神经系统检查包括感觉、反射、肌力、肌张力等。检验手段如下。

1. 实验室检查　根据医嘱进行的血常规、尿常规、细菌培养、细菌计数、药敏试验、血尿素氮、血肌酐等检查。

Note

2. 器械检查

1）尿流动力学检查　该检查是对下尿路功能状态进行定量评估的有效方法,能客观地反映逼尿肌、尿道外括约肌的功能、形态及其在储尿、排尿过程中的相互作用,有助于准确诊断及治疗膀胱功能。

2）简易膀胱容量与压力测定　由于设备条件的限制和患者转移困难的原因,尿流动力学往往无法进行。临床上可采用水柱法来初步评估膀胱内压力和容量之间的关系。一般认为,膀胱充盈期安全上限为 $40\ cmH_2O$,虽然排尿期压力允许短暂升高,但如果排尿时间延长,膀胱内压力长时间高于 $40\ cmH_2O$,将会造成上尿路引流不畅,损害肾功能。膀胱内不超过安全压力的容量称为安全容量。

3）测定残余尿量　排尿后膀胱内残余的尿液称为残余尿,正常女性残余尿量不超过 $50\ mL$,男性不超过 $20\ mL$,若残余尿量大于 $100\ mL$,需要用导尿的方法帮助排出。测定残余尿量常用的方法有导管法、膀胱容量测定仪法、B超法。

（1）导管法　残余尿量的传统测量方法,检查前患者排空膀胱,按导尿常规操作,经过尿道置入 F12～F16 号双腔气囊导尿管测量残余尿。

（2）简易膀胱容量测定　根据压力表的原理,将与大气压相通的压力管与膀胱相通,膀胱内压力随储量的改变通过水柱波动来显示,可以判断患者膀胱容量大小和压力的变化情况。通过简易膀胱容量测定,可以判断括约肌的运动功能及膀胱感觉功能,获得逼尿肌活动性和顺应性。膀胱内压力变化、安全容量等信息,指导膀胱训练。

（3）B超法　为临床上最常用的测量方法,嘱患者在检查前排空膀胱,取平卧位,B超下测定残余尿的体积。

五、尿功能障碍的分类

尿功能障碍的分类,一是根据临床表现和尿流动力学特点,二是根据欧洲泌尿协会提供的 Madersbacher 法。

（一）根据临床表现和尿流动力学特点的分类法

见表 9-4-1。

表 9-4-1　尿功能障碍临床表现和尿流动力学特点

临床表现	尿流动力学特点
尿失禁	（1）由膀胱引起　逼尿肌无抑制性收缩;膀胱容量减少;膀胱顺应性降低;逼尿肌正常(但有认知、运动功能障碍等问题) （2）由出口引起　膀胱颈功能不全;外括约肌松弛等
尿潴留	（1）由膀胱引起　神经源性逼尿肌松弛;肌源性逼尿肌松弛;膀胱容量最大时顺应性增加;逼尿肌正常(但有认知、运动功能障碍等问题) （2）由出口引起　机械性因素;内括约肌功能性梗阻;外括约肌功能性梗阻
潴留和失禁混合	（1）逼尿肌-括约肌失调引起 （2）逼尿肌-括约肌正常(但有认知、运动功能障碍等问题)

（二）Madersbacher 分类法

根据逼尿肌和括约肌的功能分以下四种:逼尿肌过度活跃伴括约肌过度活跃;逼尿

Note

肌不足伴括约肌不足;逼尿肌不足伴括约肌活跃;逼尿肌活跃伴括约肌不足。

六、康复治疗

（一）尿失禁

常见的疾病有老年性尿失禁、老年人尿道综合征、脑卒中并发排尿障碍。处理策略有如下几种。

1. 膀胱功能再训练　膀胱功能再训练是根据学习理论和条件反射原理,通过患者的主观意识或功能锻炼来改善膀胱的储尿功能,从而达到下尿路功能的部分恢复,减少尿路功能障碍对机体的损害

1) 行为技巧

（1）习惯训练　根据排尿规律安排患者如厕的训练方法,这种训练方法可以提醒患者定时排尿。

①详细记录患者 3 天的排尿情况。

②根据患者排尿模式和日常习惯,确定排尿间隔时间表。

③根据患者排尿模式,在预定的时间内协助并提示患者排尿。若 24 h 尿失禁超过两次,将排尿间隔时间减少 0.5 h;若 24 h 尿失禁不超过两次,保持排尿间隔时间不变;若 48 h 都没有尿失禁,将排尿间隔时间增加 0.5 h,直到达到 4 h 排尿一次的理想状态。

（2）延时训练　对于膀胱逼尿肌过度活跃而产生的尿急症状和反射性的尿失禁患者,可使用此法。部分患者在逼尿肌不稳定收缩启动前可感觉尿急,此时收缩括约肌阻断尿流出现,最终中断逼尿肌的收缩。治疗目标是让患者形成 3～4 h 的排尿间歇,避免尿失禁的发生。

2) 排尿意识的训练（意念排尿）　适用于留置尿管的患者。每次开放尿管前 5 min,患者卧于床上,指导患者全身放松,想象自己在一个安静、宽敞的卫生间,听着潺潺的流水声,准备排尿,并试图自己排尿,然后由家属或陪护缓缓放尿。本方法开始时应由专业的康复护士指导,直到患者掌握了正确的方法后由患者自己训练,家属配合协助放尿,护士每天检查监督训练情况。

3) 盆底肌训练　对于出口松弛导致的尿失禁患者,患者有意识地反复收缩盆底肌群,增强支持尿道、膀胱、子宫、直肠的盆底肌力量,以增强控尿能力。此方法适用于盆底肌尚有功能的尿失禁患者,心功能不全、心律失常、膀胱出血、尿路感染的急性期和张力过高的患者慎用。方法:患者在不收缩下肢、腹部、臀部肌肉的情况下自主收缩盆底肌（会阴及肛门括约肌）。每次动作维持 5～10 s,重复 10～20 遍,每日训练 3 次。

2. 使用集尿装置　在膀胱再训练期间,使用外部集尿器,如成人尿不湿、阴茎套,以减轻患者心理压力,提高生活质量。

3. 导尿　在膀胱再训练期间,使用外部集尿器无法暂时解决尿失禁的情况下,可以考虑使用间歇导尿或留置导尿,对于留置导尿患者,要及时配合进行排尿意识训练,定时夹闭尿管,保持或建立膀胱的储尿功能,争取早日拔管,因为留置尿管超过 2 周,泌尿系统的感染风险明显增加。

4. 使用药物　针对膀胱原因的失禁,必要时可以使用抗胆碱能药物、肾上腺能激动药、钙离子阻断药物等。对于出口松弛者,可给予 α 受体激动剂、丙米嗪等。

5. 手术　在上述方法都无效的情况下,手术治疗即膀胱扩容术可作为一种选择。

（二）尿潴留

1. 膀胱功能再训练　膀胱功能再训练是根据学习理论和条件反射原理,通过患者的

主观意识或功能锻炼来改善膀胱的储尿功能,从而达到下尿路功能的部分恢复,减少尿路功能障碍对机体的损害。主要包括习惯训练、排尿意识训练、反射性排尿训练、代偿性排尿训练、肛门牵张训练。

(1)习惯训练　根据排尿规律安排患者如厕的训练方法,这种训练方法可以提醒患者定时排尿。

①详细记录患者 3 天的排尿情况。

②根据患者排尿模式和日常习惯,确定患者排尿间隔时间。

③根据患者排尿模式,在预定的时间内协助并提示患者排尿,直到达到 4 h 排尿一次的理想状态。

(2)排尿意识训练(意念排尿)　方法及注意事项同"尿失禁"。

(3)反射性排尿训练　此训练应用范围有限,仅适用一些特殊病例,其前提是逼尿肌、括约肌功能协调,膀胱收缩容易触发,且收缩时压力在安全范围内,收缩时间足够,无尿失禁。

方法:在导尿前 30 min,通过寻找刺激点,轻叩耻骨上区或大腿 1/3 内侧,牵拉阴毛挤压阴茎(蒂)或用手刺激肛门诱发反射性收缩,产生排尿。如在排尿时膀胱内压明显增加,超过 40 cmH$_2$O,时间过长,需配合药物降低逼尿肌张力或放弃此方法。

(4)代偿性排尿训练　适用于逼尿肌和括约肌活动均不足的患者。对于括约肌亢进,逼尿肌与括约肌失调,膀胱出口梗阻,膀胱-输尿管反流,颅内高压,尿道异常,因心律失常或心功能不全而不宜行屏气动作的患者是禁忌。临床上常用的有 Valsalva 屏气法和 Crede 按压法。

①Valsalva 屏气法　患者取坐位,身体前倾放松腹部,屏住呼吸 10～12 s,增加腹压,向下用力做排便动作,帮助排出尿液。

②Crede 按压法　用拳头于肚脐下 3 cm 处按压,并向耻骨方向滚动,动作缓慢柔和,同时嘱患者自己腹压帮助排尿。

(5)肛门牵张训练　对于尿道括约肌过分活跃导致的尿潴留,可给予肛门扩张训练。方法:先缓慢牵拉肛门括约肌使肛门放松,再用 Valsalva 屏气法排空膀胱。

2. 导尿　在膀胱再训练期间,患者有急性尿潴留的情况下,可以急行间歇导尿或留置尿管导尿,方法及注意事项同"尿失禁"。

3. 使用药物　必要时可以使用抗胆碱能药物,如氨基甲酰甲基胆碱。或使用 α 受体阻滞药、骨骼肌松弛药等。

4. 手术治疗

(1)对于机械性梗阻导致排尿障碍的,可以进行手术治疗。如:前列腺增生肥大、前列腺纤维化及钙化、老年性膀胱颈部肥厚导致的排尿障碍;膀胱结石或尿道结石导致尿道阻塞而引起的排尿障碍;老年反复尿道感染及创伤刺激导致的尿道畸形愈合而狭窄导致的尿潴留。

(2)对于内外括约肌功能性梗阻,在上述保守疗法无效的情况下,可以行括约肌切除术等。

(三)尿失禁合并尿潴留

1. 导尿　由于患者病因病机相对复杂,患者应及时行间歇导尿或留置尿管导尿。留置导尿患者,要及时配合排尿意识的训练,定时夹闭尿管,保持或建立膀胱的储尿功能,争取早日建立排尿反射。留置尿管超过 2 周的,由于泌尿系统的感染风险增加,要注意做好防护措施。

2. 手术治疗　患者出现急性尿潴留，尿管插入困难的，考虑尿管留置时间长容易导致尿路感染，可以行耻骨联合上造瘘术及回肠行膀胱替代成形术。

（栾汝峰）

本节 PPT

第五节　老年卧床综合征康复

一、概述

（一）概念

老年卧床综合征由多种病因导致，如脑血管病、跌倒后综合征、虚弱、活动能力减退、痴呆以及各种医源性因素等，可导致全身各系统的并发症，目前国内外尚没有统一的诊断标准。

老年卧床综合征的诊断标准需追溯到 20 世纪 70 年代，当时日本提出，老年人因病残经过临床及康复治疗后没有再起床的希望，并卧床 6 个月以上称为久病卧床或卧床不起。但是由于老年人的个体差异大以及卧床的病因不同，卧床时间不能一概而论，即使卧床 1 个月，也可根据疾病的种类和程度确定为久病卧床。由于人口老化和疾病谱的变化，提高老年人生活质量逐步受到重视。20 世纪 90 年代日本再次提出，老年人因长期患病和伤残所致的日常生活能力减退，部分或全部需要帮助的临床现象，称为久病卧床。

根据残疾老年人日常生活自理程度分级如下。①生活自理：虽有残疾，但日常生活一般能自理，并能自行外出。②卧床前期：室内生活一般能自理，但无人扶持则不能外出。③卧床 A 级：室内生活需他人扶持，床上生活为主。④卧床期 B 级：全天床上生活。

也有学者认为，老年卧床不起患者是指因衰老、长期患病、伤残或护理不当，导致老人日常生活活动能力减退，部分或完全需要他人帮助的老年人群，包括长期卧床，坐轮椅及只能室内生活而不能外出者。

卧床不起使身体处于一种失重力的状态，久之，就会导致身体各机能迅速衰退，产生各种严重的并发症，导致生活质量明显降低。

（二）老年卧床综合征的流行病学特征

卧床不起的发生率很高，而且随年龄增长而递增。然而并未有明确的发生率统计，不同地区、不同人群发生率也有很大的差异。有调查显示，老年人中卧床不起的发病率为 4.3％左右。日本一项基于 65 岁以上人群的研究表明，卧床不起发生率在 3.2％左右。而在欧洲的一项研究表明卧床不起患者只有 0.5％。

（三）老年卧床综合征的危险因素

老年卧床综合征的特点是，多种危险因素为其病因。研究显示，老年卧床综合征有共同潜在的危险因素。

1. 脑部疾病　脑部疾病是引起老年人久病卧床的首要原因，约占发病总数的一半。

（1）脑卒中　患脑卒中的老年人经过急性期神经科治疗后，常常遗留下神经缺损症状，影响肢体功能活动，包括认知能力减退，站立、行走能力减退，深部知觉障碍所致的共

Note

济失调,双侧瘫痪或重症弛缓性偏侧瘫痪。仅仅依靠神经科的治疗,患者的肢体残疾往往不能得到改善,致使患者长期卧床。

(2)老年性痴呆 老年性痴呆就是我们常说的阿尔茨海默病,是一种隐匿性起病进行性发展的神经变性疾病,临床上以多种认知功能障碍和行为改变为特征,是临床上最常见的痴呆类型,发病约占整个痴呆人群的60%。本病女性比男性多见,是一种严重影响老年人群生活质量的常见病,并给社会带来了沉重的负担。出现症状到死亡的平均病程为5~12年。老年性痴呆的早期表现:转瞬即忘、顾前忘后;时间和空间判断不清;抽象思维能力丧失;随时乱放物品;行为无常;性格变化和丧失主动性。中期患者远记忆和近记忆都有明显受损,如记不清自己的出生日、有几个子女及年龄等。多数患者表现为对周围的事情不感兴趣,缺乏热情,不能完成已经习惯的工作,日常生活也发生困难。到晚期,患者明显表现出失认、失用、失语,甚至四肢僵硬,大小便失禁,终日卧床不起,日常生活不能自理,需要人照顾。

(3)脑卒中合并其他疾患 某些脑血栓患者尤其是高龄患者虽遗留轻瘫,但在此基础上合并严重肺部感染、心力衰竭、急性心肌梗死等,部分患者跌倒导致并发骨折使病情加重而致长期卧床,这种情况称为复合性残疾。

2. 骨关节疾病

(1)骨折 骨折也是老年人长期卧床的主要原因之一。在卧床老年人中,由跌倒所致的股骨颈骨折最多,其次是股骨、桡骨、肱骨、脊椎与胫腓骨骨折,骨折后进行石膏固定、卧床休息,很容易促使肌肉或骨萎缩造成关节挛缩或强直状态,使患者卧床不起。

(2)骨关节病 类风湿关节炎、痛风性关节炎、糖尿病骨关节病、骨性关节炎等发展至晚期可引起关节变形、强直,使患者活动受限进一步导致卧床不起。骨关节病无论手术与否都会严重影响患者活动,导致长期卧床。

3. 其他相关疾病

(1)进行性加重的疾病 某些疾病早期经治疗、康复可能有效,但由于疾病呈进行性发展病情逐渐加重,最终导致久病卧床。如脊髓侧索硬化、帕金森病、小脑萎缩症等。

(2)跌倒后综合征 因跌倒后活动减少导致关节强直和体力衰弱,进一步减少活动范围,最终卧床不起。患者跌倒同时会产生心理上的恐惧,害怕再次跌倒而不敢活动。尤其是有过跌倒导致骨折的患者,深受跌倒产生的巨大身体损害之苦,有所恢复后更加惧怕再次跌倒。

(3)误用综合征 由于治疗或康复不当,康复技术不符合神经生理学的偏瘫康复训练,按摩手法粗暴等,均可导致患者久病卧床。

(4)器官功能衰竭 由于器官功能衰竭,以及慢性疾病所致的晚期器官功能衰竭,使老年人卧床不起。

(5)严重的脏器疾病 肺部感染、心力衰竭、严重心律失常均会导致卧床发生,一旦发生严重内科疾病,患者很难摆脱疾病造成的痛苦而导致长期卧床。

4. 高龄 高龄老人受多种疾病、残疾和衰老的影响,近半数者生活不能自理。因此寿命延长而病残比例增加是久病卧床的常见原因之一。高龄作为卧床不起的危险因素之一,有其病理生理基础。

由于衰老的原因,致病因子尚未达到一般足够的致病条件时,老年人就已经不能忍受了,甚至病倒、死亡,有可能医生并不能找到明确的致死原因。高龄老人即使是上呼吸道感染也可引起卧床,并在短期内引起一系列的连锁反应发展成卧床不起,甚至疾病引起的疼痛也是导致卧床并最终死亡的原因。

衰老的发生表现在很多个方面,分子遗传学、神经免疫学、组织学的改变贯穿衰老的整个过程。老年人群免疫力降低,更易发生脏器感染、肿瘤,肌肉功能减退,肌纤维数量减少、退变。衰老容易引起老年性眩晕,这是引起患者跌倒的重要原因,最终可能发生长期卧床。眩晕的发病原因也有多种,血管性、外伤性、感染性、代谢性,甚至肿瘤、颈椎病、视听觉异常等均可能导致眩晕的发生。

5. 医源性因素 医疗环境和医疗行为也会直接或间接影响患者,导致患者长期卧床。老年患者适应环境能力相对较弱,对长期生活环境有一定的依赖性,陌生的环境往往导致患者惧怕活动,不愿出门,不愿与人交往等。复杂的病情也会导致患者行动受到束缚,一般情况下,带有胃管、引流管、尿管等的患者更不情愿参与户外活动,更多的时间留在病房或卧床。他们会因此厌烦,甚至恐惧交往,从心理层面影响患者的户外活动。有些情况下,由于医院提供的医疗服务过度保护患者生命体征的稳定,从而忽视了患者日常生活活动能力的保持和提升。例如长时间进行心电监护的患者会因此失去活动的自由,而心电监护本身的意义有待商榷。

6. 观念 从我国国情来讲,我国的老年人普遍有养老之说,很多老人生病后会过度保养,导致小病大养,大病长期养,养病期间的不良生活方式会在短期内引发很多问题,其中最大的影响应该是缺乏运动导致的身体机能变化。即使是很普通的疾病,如果过度保养,也会导致多器官、系统机能明显下降,甚至使疾病复杂化。

(四) 老年卧床综合征的临床表现

1. 躯体表现 卧床不起可发生各种并发症,使病情逐渐恶化。由于长期卧床和制动引起的一系列临床表现,称为失用性综合征,卧床不起会使各个器官系统功能逐步下降,进入一个恶性循环中难以摆脱。其中最为突出的表现是肢体无力、不能活动、心肺功能下降、不能承受日常生活活动需要。

1) 神经系统

(1) 感觉改变 卧床不起的老人常伴有感觉异常和痛阈降低,当瘫痪患者累及感觉传入神经纤维时,机体表现出在损伤水平以下的感觉缺失或感觉迟钝,进而可能成为压疮、烫伤、静脉血栓等疾病的直接或间接原因。

(2) 运动功能减退 卧床不起老人日常活动能力明显受限,活动强度逐渐减少,肢体废用性功能下降,症状迅速出现,肌肉可能出现弛缓性肌无力,因弛缓性肌无力引起的运动受限者更为明显。卧床不起老人常常固定肢体于屈曲位,一周时间就能发生关节挛缩,肢体固定,伸展时疼痛明显,不愿活动。

(3) 自主神经系统功能不稳定 卧床不起的老人自主神经系统活动过度或活动不足,结果很难维持自主活动的平衡状态,因而不能适应姿势变更等日常活动。自主神经系统不稳定还对心血管系统产生一定的影响,患者出现心悸、多汗症状,坐起时心悸明显,伴有头晕等,甚至出现体位性低血压。

2) 运动系统

(1) 肌肉系统 肌肉萎缩是卧床不起最显著的特征,无论是偏瘫、截瘫患者,还是其他疾病卧床患者,发生肌肉萎缩的速度均非常迅速。

①肌力、耐力减退 卧床1周以后,肌力可丧失20%,以后每卧床1周将使剩余肌力减弱20%;在无任何运动神经受损时,人的优势侧握力如果是50 kg,制动1周以后只有40 kg,2周以后32 kg,3周以后则为25 kg,依此类推。而肌力恢复的速度则要缓慢得多,按每天以最大肌力参加锻炼的人计算,每周只增加原有肌力的10%。耐力丧失是肌

力减退的结果,其发生速度与肌力减退一致。

②失用性肌萎缩　肌肉体积缩小是卧床不起最明显的征象之一,也是肌力、耐力减退的原因。在弛缓性瘫痪患者中,上运动神经元所支配的肌肉纤维因疾病而丧失了收缩能力,逐渐产生肌肉萎缩。上运动神经元受损引起的痉挛性瘫痪患者,肌肉萎缩可以相当于正常体积的 30% 左右。

卧床不起的高龄患者,因长期卧床和慢性疾病的影响,导致其营养状况较差,机体蛋白质的消耗最早从骨骼肌开始,肌蛋白的消耗必然导致肌力的下降,表现出双手握力的下降,甚至肌肉耐力的明显减退。

③本体感觉减退及肌腱挛缩　肌肉萎缩、肌力减退及耐力受限等因素引起动作不协调,严重影响日常生活活动能力。卧床不起对本体感觉的影响非常显著,因为卧床患者本体感觉功能会短时间明显受损。

(2) 骨关节系统

①骨质疏松与异位骨化　由于肌肉活动减少和卧床后羟脯氨酸和钙排泄量增加,骨的有机与无机化合物的耗竭,导致骨质疏松,因而卧床老人比同龄人更容易发生骨折。骨钙的转移引起短暂或持续性高钙血症,常伴有钙质沉积在受损的软组织中,这称为异位骨化。异位骨化造成疼痛以及关节活动障碍,最终会引起长期卧床发生。

②关节纤维变性与关节强直　这两种损害也是久病卧床的主要表现。卧床老人由于关节运动减少,关节周围的肌肉逐渐被结缔组织代替,加之关节周围软组织的钙化及组织纤维化,关节变僵硬,不能进行全范围的活动,引起关节永久性强直并可造成变形性关节炎与关节周围炎,关节因此不能到达正常活动范围。

(3) 心血管系统

①心率增快　卧床不起的老人,交感神经的张力超过迷走神经,导致基础心率加快,这是老年人心功能储备较差的表现。

②心力储备减少　老年人心肌收缩力减退、心排血量降低,而卧床不起后心率增加,舒张期充盈时间缩短,舒张末期容量降低,心功能储备较卧床前进一步减少,故老人只能进行有限的体力活动,因为过度用力可能引起显著的心动过速甚至心前区不适。

③直立性低血压　这是卧床不起后最普遍的心血管系统不适应的症状之一。卧床不起的老人在起立和坐起时,两下肢都明显淤血,静脉回流减少,妨碍舒张期心室充盈,心室搏出量减少,从而使立位血压明显降低,患者表现为站立位头晕、心悸、血压下降等。

④下肢肿胀　四肢运动能促进静脉回流,因废用而不能活动的四肢容易导致静脉血液淤滞,使毛细血管的流体静压增高,液体渗透到组织间隙,发生水肿。如水肿持续时间长,血浆中的纤维蛋白原渗出到血管外,形成纤维蛋白,容易引起挛缩,挛缩又可增加废用程度,结果形成恶性循环。

⑤静脉血栓形成　长期卧床时,骨骼肌的泵作用显著减少或消失,下肢静脉血液淤滞,加上老年人常处于高凝状态,容易引起静脉血栓形成。

(4) 呼吸系统

①肺活量减少与最大通气量降低　卧床老人在最大吸气或用力呼气时,肋间肌、膈肌以及腹肌很少收缩,加上呼吸肌肌力减退,关节活动度减少,导致肺活量、有效呼吸量及最大通气量均明显降低,最终导致组织缺氧。

②缺氧　肺功能的损害和卧床对肺循环的影响,使通气与血流的比值明显降低。卧床老人可发生肺下部通气不足和血流过度,引起显著的动静脉短路现象,从而降低了动脉氧分压,导致缺氧。如果患者由于感染或运动提高了代谢需要则缺氧更明显。

③坠积性肺炎 卧床使呼吸道纤毛清除功能明显降低,呼吸道黏液分泌易于聚积在下部支气管,加上呼吸运动受限和咳嗽反射减弱,容易引起细菌和病毒在肺内繁殖而发生坠积性肺炎。老年人久病营养不良、抵抗力降低或喂食不当造成食物误入气道,容易诱发肺部感染。脑卒中引起的呛咳以及沉默性误吸均会导致严重肺部感染,最终导致老人卧床不起,生活不能自理。

(5)消化系统 卧床老人肠胃活动全面减退,不仅影响胃肠蠕动功能,也影响消化腺的正常分泌。卧床不起老人是住院患者中的特殊群体。卧床不起后胃电节律变慢,酸和胆汁的反流量增多,使老人渐感腹胀、反酸、纳差、消化不良、呕吐,并可能因焦虑出现厌食,导致营养不良。

①食欲减退 不活动的老人热量需求减少,卧床不起引起焦虑-抑郁症,可引起食欲显著减退,最终导致营养不良。

②便秘 卧床不起老人因交感神经张力增强,胃肠蠕动功能降低,肠道吸收水分增加,液体和纤维摄入量过少,容易引起便秘。长时间便秘会引起粪便阻塞,甚至肠梗阻。

(6)内分泌与泌尿系统 长期卧床患者必然会发生代谢综合征,其中包括脂代谢紊乱、糖耐量受损,甚至发生肾结石与尿路感染(由于尿钙显著过多,膀胱功能受损及放置尿管,容易发生尿路感染)。尿钙过多、尿路感染可导致肾盂或下尿路产生结石,反复发作尿路感染与结石可逐渐损害肾功能。

(7)皮肤 压疮,这是长期卧床的常见临床表现,多见于骶骨、坐骨结节和外踝等部分。这不仅是单纯的机械性压迫所造成的循环障碍,而且也与营养不良,粪、尿等所形成的局部湿润与污染等因素有关。

2. 心理表现 久病卧床老人,几乎都有一定的心理精神障碍,因为不能活动,社交活动减少容易产生焦虑或抑郁状态。患者闭门不出的卧床状态导致认知能力明显减退,智力、定向力、言语沟通能力均会因此减退。患者对电视、报纸等媒体关注减少,缺少生活趣味,生活质量很差,躯体疾病带来的痛苦让他们走入心理精神障碍→躯体障碍→加重心理精神障碍的恶性循环,直到使老人逐渐走向生命的终点。

3. 社会表现 长期卧床不仅给老年人造成身心障碍和生活质量下降,同时也给家庭和社会带来了沉重的负担。卧床老人因日常生活能力下降,需专人照顾者占90%以上,从而导致57.1%的家人不能外出,33.4%的家人不能安睡,25.6%的家人不能上班工作,1.5%的家人不能结婚。卧床老人对医疗保健需要增加,医疗费用高、住院率高。久病卧床老人中,在医院者占31%,其余的69%,有2/3在家,1/3在养老单位。随着中国计划生育政策的推行,传统的大家庭逐渐减少,小家庭日益增多,老年人对下一代经济上的依赖性逐渐减少,小家庭增多与人口老化将导致无人照顾的老人与鳏寡孤独老人数增加,因而对卧床老人的照顾将逐渐转化为以社会服务为主,如何利用有限的社会资源和医疗服务费用,研究采取各种社会措施,改善社会环境,以保证卧床老人的医疗保健和生活条件,是我们所面临的挑战。

二、康复评定

1. 运动功能评定 需进行关节活动度、肌力、肌张力、平衡协调能力、心肺功能等评定,详见第二章相关内容。

2. 作业功能评定 需进行日常生活活动能力、生存质量等评定,详见第二章相关内容。

3. 其他评定 详见第二章相关内容。

三、康复治疗

老年卧床综合征患者在积极进行药物治疗的同时,应尽早进行全面的康复治疗,即肢体功能、日常生活活动能力、言语及心理功能等训练,肢体功能包括平衡能力、上肢运动、下肢运动、作业治疗等。

（一）治疗要点

（1）使用合格的康复医疗设施,由专业医师、治疗师进行康复治疗。

（2）防止继发性、废用性改变。

（3）最大限度使用自然恢复能力。

（4）利用康复训练增进功能恢复。

（5）创造神经机能恢复的最佳条件。

（二）治疗目的

老年卧床综合征的康复,是指综合、协调地应用医学、教育、社会的各种方法,借助某些方法,对老年人进行训练和再训练,改善其生活,增强自理能力,使老年人已经丧失的功能最大可能地得到恢复和重建,使他们在体格上、精神上、社会上和经济上的能力得到尽可能的恢复,提高生存质量。其意义在于,减少各种综合征的发生率、提高老年人的机体功能,减少并发症、提高生活质量,减少住院时间、节约医疗护理费用、降低护理级别等。

（三）治疗原则

（1）早发现、早诊断、早治疗。

（2）康复治疗与日常生活密切结合。

（3）康复治疗必须有针对性。

（4）康复评定贯穿于康复治疗的全过程,康复治疗计划建立在康复评定基础上。

（5）康复治疗要循序渐进,要让患者主动参与,并争取家属的积极配合,并与健康教育相结合。

（四）治疗方法

1. 抗痉挛模式（患者在仰卧位时）　偏瘫患者的痉挛模式如下。

头部:患侧颈部侧屈,面部转向健侧。

躯干:患侧躯干向患侧侧屈并向后方旋转。

肩胛骨:后撤、下沉。

肩关节:内收、内旋。

肘关节:屈曲。

前臂:旋前。

腕关节:屈、尺偏。

拇指:内收、屈曲。

手指:屈曲。

骨盆:上抬并向后方旋转。

髋关节:伸展、外收、外旋。

膝关节:伸展或过伸。

踝关节:跖屈内翻。

Note

趾:屈、内收。

（1）躯干抗痉挛模式　由于患侧躯干的背阔肌,使肩关节下降的肌肉（斜方肌）的痉挛和患侧躯干的感觉减弱或丧失常常导致患侧躯干缩短,牵拉患侧躯干的屈肌将缓解异常的肌张力,从而可达到矫正患者姿势的目的:牵拉患侧躯干使之伸展。方法:

①牵拉躯干:患者健侧卧位,治疗师站立于患者身后,一只手扶其肩部,另一只手扶起髋部,双手做相反方向的牵拉动作,在牵拉范围内停留数秒。

②进行桥式运动。

③患者被动从仰卧位→俯卧位（向健侧翻身）。

④进行中心关键点的控制。

（2）肩部抗痉挛模式:

①肩向前、向上方伸展。

②巴氏握手,向前向上举。

③患者取仰卧位,治疗师一手抓住患侧上臂,另一手置于患者的肩胛下面并向前向上按摩活动肩胛。

④患者卧位上肢向上举90°向上伸。

⑤治疗师将患者患侧上肢外旋并充分上提。

（3）上肢抗痉挛模式　患侧上肢外展、外旋、伸肘,前臂旋后。

（4）下肢抗痉挛模式　轻度屈髋、屈膝、内收,内旋下肢,踝关节背屈、伸趾。

（5）手的抗痉挛模式:

①巴氏握手。

②患者患侧腕关节、手指伸展,拇指外展并使之处于负重位。

③患者腕关节处于伸展位,再牵拉拇指和手指。

④患手屈曲痉挛时,治疗师将该腕屈曲使手指打开并牵拉。

⑤双手抱膝运动。

2. 仰卧位训练

（1）做关节和肌肉的被动运动。

（2）做关节和肌肉的主动加被动运动。

（3）做关节和肌肉的主动运动。

（4）做关节和肌肉的主动运动加阻力。

3. 坐位训练

（1）正确的坐姿与头、颈、躯干的训练:

①正确的坐姿:躯干直立,两肩平放,头端正,重心放在两侧臀部之中位。

②头、颈、躯干的训练:头和躯干向健侧转（牵拉患侧躯干肌）;做骨盆屈伸运动（躯干的屈伸运动）;进行双手推巴氏球训练;做向患侧重心转移的训练。

（2）上肢的训练

①上肢抗痉挛模式负重。

②头、躯干向健侧旋转:双手交叉抱肩,用健手带动患肩向健侧旋转。

③巴氏握手臂伸直,向健侧移动。

（3）下肢的训练

①做足着地踝关节背屈的训练。

②做患腿上抬训练。

③做内收、内旋训练。

④做夹球训练。

⑤做跷二郎腿训练。

4. 从坐位到站立位的训练　在做从坐位到站立位的训练时可先进行足跟踏地活动，这可作为下肢肌张力及感觉低下患者的立位准备动作和下肢负重的准备动作。足跟踏地活动时，辅助者用一只手保持患足和足趾的背屈，将另一只手放在患膝上，先把患足从地面举起，然后向下按压膝部，使足跟触及地面，这时踝部全处于背屈状态，跖趾关节底部不能触及地面，如此反复。

（1）扶持站立　扶持站立对于一般患者来说不太难，只要身体条件尚好，没有活动禁忌，很容易做到。由助手扶持训练完成后，患者可自己扶着床栏、门、椅子等练习站起。

（2）主动站起　站起练习时，患者双足平踏地面，足跟不能离地，患足要与健足平行或稍后一些，否则影响患足负重。双手十字交叉相握前举，肘关节伸直，躯干前倾，抬头、颈、脊柱伸展，髋关节自然弯曲，膝关节前移并弯曲；头部超越双足，伸展髋、膝关节后站起。站起练习开始时坐位可以高一些，随着患者的进步逐渐降低坐位高度，坐位越低，站起来就越困难，下肢在屈曲状态下的负重就越大。站起训练时一定要注意保护患者，开始时可适当扶持一下，直到患者能自己完成动作。要特别注意患侧腿不能倾倒。站起时伸膝要缓慢进行，站立时要保持一定程度的屈膝和踝关节背屈，避免膝关节背伸。

5. 站立位的训练　此训练是为行走做准备的，条件是单腿能负重，能屈髋屈膝、背屈踝关节、伸膝。包括如下几种。

（1）双下肢负重训练，包括双腿屈伸训练、双腿交替负重训练。

（2）足踝的背屈、内翻矫正训练（踩斜板）。

（3）患侧负重训练。

（4）健侧负重训练。

（5）站立位的上肢擦桌子训练。

（6）上、下台阶训练。

6. 步行训练

（1）扶持行走　可由辅助人员扶持或自己扶固定物（如扶手、床架、桌子等），由别人扶持时，辅助者应站在患者患侧，迈步顺序为先患腿，后健腿；扶固定物时，开始可以健侧靠近物体，迈步顺序为手前扶，同时迈健腿然后患腿跟上。以后可改为患侧靠近物体，手前扶，迈患腿，同时健腿跟上。注意此阶段步行强调的是每一步的基本动作，而忌讳赶速度。

（2）向前行走　扶轮椅、三轮或四轮步行器，或自制四轮小推车练习行走，有一定向前行走的基础后，还可逐渐加大难度，如进行后退、拐弯、上下斜坡的练习。

（3）扶杖步行　由于腋杖行走不利于姿势控制，所以多数偏瘫患者使用手杖，常用的有二点步和三点步。三点步：手杖、患腿、健腿三个支持点依次着地步行。步行顺序为手杖—患腿—健腿和手杖—加患腿—加健腿。这种步行方式稳定性较好，但步行速度比较慢，多用于步行训练早期。二点步：手杖和患腿同时前伸为一个支持点，健腿为另一个支持点交替支持体重的步行动作，这种步行的特点是步行速度比较快，但要求持杖者具有较好的平衡能力。

（4）越障步行　从实用性行走考虑进行跨门槛、上台阶和斜坡等方面的练习。

（5）独立步行　患者经过以上训练，患腿达到较好的自主控制能力后，可逐渐过渡到独立步行。

7. 上下楼梯训练　能稳当地完成平地走路后，应开始进行上下阶梯练习。开始练习时应有别人保护和协助,上台阶练习时,先健手前扶阶梯栏杆,着力点落在健臂上,健腿先上阶梯,而后患腿跟上,与健腿落在同一个台阶上,然后重复开始的动作。第一次练习上阶梯,以不超过 3 个台阶为宜。以后随着能力的提高再逐渐增加上台阶数。练习下台阶时,先健手前扶,患腿向下迈一个台阶,然后健腿迈下台阶,与患腿落在同一个台阶上,再继续重复以上步骤,以后可逐渐向下一级台阶进展。

(罗　红)

第十章　老年康复护理

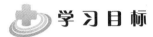

学习目标

掌握:老年意外、老年社区居家康复、老年癌症患者的康复、老年安宁照护的护理方法和健康宣教。

熟悉:老年意外、老年社区居家康复、老年癌症患者康复、老年安宁照护的服务范围、评估、诱因和特点。

了解:老年意外、老年社区居家康复、老年癌症患者康复、老年安宁照护的现状与发展史。

第一节　老年人突发意外的康复护理

本节PPT

老年人常见的意外事件有跌倒、误吸、烫伤、自杀、走失等,这些意外事件的发生,致伤致残率很高,极大地危害了老年人的健康甚至生命。

一、跌倒

跌倒是一种不能自我控制的意外事件。

国际疾病分类将跌倒分为两类:从一个平面至另一个平面的跌落;同一平面的跌倒。

老年人跌倒发生率高,是老年人伤残和死亡的重要原因之一。世界卫生组织(WHO)指出,跌倒是老年人慢性致残的第三大原因,每年大约有30%的65岁以上的老年人发生过跌倒,15%的老年人发生2次以上,并伴有骨折、软组织损伤和脑部伤害等,导致老年人活动受限、医院就诊增加甚至死亡。在美国老年人意外事故中有2/3由跌倒所致,每年因跌倒造成的医疗总费用超过200亿美元。在我国,跌倒是65岁以上老年人首位的意外伤害,按30%的发生率估算每年将有4000多万老年人至少发生1次跌倒。老年人跌倒死亡率随年龄增长急剧上升,严重威胁着老年人的身心健康,给家庭和社会带来巨大负担。

(一)危险因素

跌倒是多种因素相互作用的结果,跌倒的可能性随着危险因素的增加而增加。引起跌倒的危险因素分为内在因素、外在因素及社会因素。

1. 内在因素(主体因素)　内在因素是指主要来源于患者本身的因素,通常不易察觉且不可逆转,需仔细询问方可获知。

Note

（1）生理因素　①中枢神经系统：随着年龄的增长，小脑逐渐萎缩，老年人的神经肌肉协调能力减退，步态异常，反应迟缓，平衡协同能力、步态及运动能力都有所降低，使跌倒的危险性增加。②感觉系统：老年人的视力和视敏度下降；老年性传导性听力损失，老年性耳聋甚至耳垢堆积影响听力，老年人很难听到有关跌倒危险的警告声音；老年人触觉下降，前庭功能和本体感觉退行性改变，导致老年人平衡能力降低；各种感知觉能力的下降导致对环境不能做出正确的判断，从而增加跌倒的危险性。③步态：步态的稳定性下降也是引发老年人跌倒的主要原因。老年人因步幅变短、行走不连续，脚不能抬到一个合适的高度；又因中枢控制能力下降，容易导致跌倒危险性增加。④骨骼肌肉系统：老年人骨骼、关节、韧带及肌肉的结构、功能损害和退化是引发跌倒的常见原因。老年人骨质疏松会增加与跌倒相关的骨折的发生率，尤其是跌倒导致的髋部骨折。⑤体力不支，对各种紧急情况的反应变得迟钝，容易导致跌倒。这是老年人跌倒最重要的原因。

（2）病理因素　①神经系统疾病：脑卒中、帕金森病、脊椎病、小脑疾病、前庭疾病、外周神经系统病变。②心血管疾病：直立性低血压、脑梗死、小血管缺血性病变等。③影响视力的眼部疾病：白内障、偏盲、青光眼、黄斑变性。④心理及认知因素：痴呆、抑郁症。⑤其他：昏厥、眩晕、惊厥、偏瘫、足部疾病及足或脚趾的畸形等都会导致神经反射时间延长和步态紊乱；感染、肺炎及其他呼吸道疾病、血氧不足、贫血、脱水以及电解质平衡紊乱等会导致机体的稳定能力受损；老年人泌尿系统疾病或其他伴随尿频、尿急、尿失禁等症状的疾病常使老年人如厕次数增加或发生排尿性晕厥等而增加跌倒的危险。

（3）药物因素　某些药物的使用影响老年人的神志、精神、视觉、步态、平衡等方面而容易引起跌倒。可能会引起跌倒的药物如下。①精神类药物：抗抑郁药、抗焦虑药、催眠药、抗惊厥药等。②心血管药物：抗高血压药、利尿剂、血管扩张药等。③其他：降糖药、非甾体抗炎药、镇痛剂、多巴胺类药物、抗帕金森病药等。

（4）心理因素　部分老人因对自己的能力估计不足，不服老，或担心增加他人负担，不愿过多地麻烦他人而勉强为之；沮丧、抑郁、焦虑、情绪不佳及其导致的社会隔离等心理均可增加跌倒的危险。另外，害怕跌倒也使行为能力降低、活动受限，影响步态和平衡能力而增加跌倒的危险。

2. 外在因素

（1）环境因素　约1/3跌倒与环境有关。室外因素常见于障碍物过多，台阶和人行道缺乏修缮、路面不平坦、雨雪天气或路面潮湿、拥挤、夜间照明不足或对比度过强，使老年人看不清路面的障碍物等，都可能引起老年人跌倒。室内因素常见于室内灯光昏暗，地面湿滑，通道障碍，家具高度和摆放位置不合适，厕所、浴室、走廊缺乏扶手。

（2）其他因素　鞋子不合适，裤子或睡袍下摆过长；老年辅助器具使用不当；行走、上下楼梯、变换体位、重体力劳动；家务劳动、交通损伤。

3. 社会因素　老年人的教育和收入水平、卫生保健水平、享受社会服务和卫生服务的途径、室外环境的安全设计，以及老年人是否独居、与社会的交往和联系程度等都会影响其跌倒的发生。

（二）护理措施

1. 紧急处理

（1）检查伤情　处理老人跌倒时，应将老年人就地置于平卧位，观察生命体征和神志，询问老人的自觉症状，做出正确判断，情况严重的应立即拨打急救电话。检查确认伤情：①老年人跌倒情况及对跌倒过程是否有记忆，如不能记起跌倒过程，提示可能为晕厥或脑血管意外,需要行 CT、MRI 等检查确认;②询问是否有剧烈头痛或口角歪斜、言语不利、手脚无力、感觉异常及大小便失禁等,提示可能为脑损伤,处理过程中注意避免加重脑出血或脑缺血;③检查有无骨折,如查看有无肢体疼痛、畸形、关节异常、肢体位置异常等,以确认骨折情形进行适当处置。

(2) 采取正确搬运方法。如需搬运应保证平稳,尽量保持平卧姿势。

(3) 有外伤、出血者,立即止血包扎并进一步观察处理。

(4) 对跌倒后意识不清的老年人应特别注意:①有呕吐者,将头偏向一侧,并清理口腔、鼻腔呕吐物,保持呼吸道通畅;②有抽搐者,移至平整软地面或身体下垫软物,防止碰、擦伤,必要时使用牙垫等,防止舌咬伤,注意保护抽搐肢体,防止肌肉、骨骼损伤;③如发生呼吸、心跳停止,应立即进行胸外心脏按压,或进行口对口人工呼吸。

2. 一般护理

(1) 病情观察　严密观察患者神志、生命体征的变化,警惕内出血及休克征象;观察神志、瞳孔以及单侧肢体无力、口齿不清、打哈欠、大小便情况,警惕有无颅脑损伤等。

(2) 提供跌倒后的长期护理　大多数老年人跌倒后伴有不同程度的身体损伤,往往导致长期卧床。对于这类患者需要提供长期护理:①根据患者的日常生活活动能力,提供相应的基础护理,满足老年人日常生活需求;②预防压疮、肺部感染、尿路感染等并发症;③指导并协助老年人进行相应的康复功能锻炼,预防失用综合征的发生,促进老年人身心功能康复,回归健康生活。

3. 健康指导　积极开展预防老年人跌倒的指导干预,将有助于减少老年人跌倒的发生,减轻老年人跌倒所致伤害的严重程度。

(1) 评估并确定危险因素,制定针对性指导措施。通过监测、调查或常规工作记录收集老年人跌倒信息,进行分析评估,确定老年人跌倒的危险因素,制定预防老年人跌倒的指导措施。

(2) 指导老年人纠正不健康的生活方式和行为,避免或消除环境中的危险因素,防止跌倒的发生。

具体指导内容如下。

①增强防跌倒意识　对老年患者及家属进行防跌倒知识和技能的宣教,使老年人及家属了解跌倒的危险因素,增强防跌倒意识,积极采取应对措施,提高对跌倒的防御能力。告知老年人及家属发生跌倒时所采取的应急措施,以及在紧急情况下寻求帮助的方法。

②进行合理运动　指导老年人坚持参加适宜、规律的体育锻炼,以增强其肌肉力量、柔韧性、协调及平衡能力、步态稳定性和灵活性,提高运动系统功能,从而减少跌倒的发生。适合老年人的运动包括太极拳、散步、慢跑、游泳、平衡操等。

③合理用药　避免或慎重使用有可能引起跌倒的药物。必须使用时,应向老年人交代药物的副作用,指导老年人按医嘱正确服药,不要随意加药或减药,要避免自行同时服用多种药物,并且尽可能减少用药的剂量,注意用药后的反应。自觉身体不适时,应立即卧床休息,避免在用药后外出活动。

④去除环境危险因素　创造安全的老人居室环境。如室内设计尽量减少台阶和门槛,地面采用防滑材料,台阶有防滑踏板,地毯不要松弛或卷起,随时保持地面干燥无水迹、无杂物,避免在打蜡或刚用水拖过的地面走动,浴室和楼梯、走廊过道应有扶手,家具摆放要适当,床和椅子的高度适宜;保持室内光线明亮,通风良好,将经常使用的东西放在伸手容易拿到的位置,尽量不要登高取物;衣着舒适、合身,避免穿过于紧身或过于宽

松的服饰，以防行走时绊倒；鞋子大小合适，尽量避免穿拖鞋、高跟鞋、鞋底过于柔软或过大的鞋。

⑤选择适当的辅助工具　行动不便的老人应配备适宜的助步器、轮椅或拐杖，指导老年人使用高度合适、底部面积较大的拐杖，使用轮椅时上下轮椅前应锁定轮子，平时将拐杖、助行器及轮椅等放在老年人触手可及的位置；有视觉、听觉及其他感知障碍的老年人应佩戴视力补偿设施、助听器及其他补偿设施。

⑥调整生活方式　指导老年人及家属在日常生活中避免走过陡的楼梯或台阶，上下楼梯、如厕时尽可能使用扶手；在体位转换如起床、蹲便或由坐位转换成站立位时，动作应缓慢，防止由于体位性低血压造成的眩晕跌倒；走路保持步态平稳，尽量慢走，避免携带沉重物品；避免去人多及湿滑的地方；乘坐交通工具时，应等车辆停稳后再上下车；避免睡前饮水过多导致夜间多次起床如厕，晚上床旁尽量放置小便器；避免在他人看不到的地方独自活动。

二、误吸

误吸是指在进食或进水的吞咽过程中，有部分液体或食物进入到声门以下的呼吸道，而没有随着吞咽动作进入到食道。其主要表现为在进食过程中，突发剧烈呛咳、呼吸困难、面色青紫，重者引起窒息，甚至危及生命。误吸是造成高龄老年人吸入性肺炎的主要原因之一。

（一）误吸分类

误吸分为显性误吸及隐性误吸两类。

1. 显性误吸　伴有咳嗽，轻者可致呛咳，重者可引起肺部感染、呼吸道梗阻、急性左心衰竭、急性呼吸衰竭，并可直接引起窒息甚至死亡。呼吸困难是较重误吸的首发和突发的临床表现。

2. 隐性误吸　不伴有咳嗽，可以在无症状的情况下发生。

（二）误吸的危险因素

1. 组织结构功能减退　随着年龄的增长，老年人牙齿松动、脱落，咀嚼能力差，咽喉部的感觉、知觉减退，协调功能减弱，吞咽反射降低，容易导致液体和食物的哽噎或误吸。同时，老年人卧床的时间增多，腹胀、咳嗽时易引起呕吐而发生食物反流导致误吸。

2. 疾病因素　包括脑血管意外、老年痴呆症、帕金森病、颅内肿瘤、颅脑损伤、神经性吞咽困难等。慢性阻塞性肺疾病的老年人由于喘息、咳嗽、痰多可导致误吸。长期服用某些药物如镇静安眠类药物会使吞咽反射迟钝，容易发生慢性误吸。

3. 医源性因素　持续后仰体位、气管切开与气管插管术、鼻饲置管的老年人，进行鼻饲输注时速度过快、输注量过多，影响胃内压力，可导致胃食管反流产生误吸。

（三）误吸的急救

发生误吸时，应立即停止进食水，指导老年人置于头低位，用拍背和刺激咳嗽的方法，协助老年人排出异物。一旦发生严重的误吸或哽噎，应就地抢救，迅速清除老年人咽部异物，疏通呼吸道。以上方法无效时，应尽快在喉镜或纤维支气管镜下取异物，必要时进行气管切开，以保持呼吸道通畅，维持正常的呼吸功能。

（四）误吸的护理

1. 评估　对老年人进食情况及时、正确、动态地评估，发现问题，及时处理。

2. 避免咽喉部刺激 进行口腔护理、口腔检查、吸痰等操作时动作应轻柔、迅速,避免刺激咽喉部,以免引起恶心而导致误吸。

3. 保持正确体位 意识清楚的老年人进食时尽量取坐位或半卧位,进食后不应立即躺下,应保持坐位或半坐卧位 30 min 以上,防止食物反流。卧床老年人进食时抬高床头 30°～45°,头偏向一侧,如果病情不允许,抬高床头时可采取患侧卧位,有助于健侧功能代偿。对意识不清的老年人采取鼻饲法,在餐中和餐后 1 h 保持半卧位或侧卧位,头偏向一侧,保持呼吸道通畅,以免误吸。

4. 尽早开始管喂饮食 有严重吞咽困难及意识障碍的老年患者,应及早给予管喂饮食,避免呛噎和误吸的发生。病情好转后,逐渐过渡到照顾者协助进食或自主进食。要注意观察患者进食的情况。

5. 经口进食的喂养 老年人进食时环境保持安静,进食速度应缓慢,注意力集中,不要谈论与进食无关的问题;喂食时,护理人员态度应和蔼,不急不躁。给视觉障碍的老年人喂食时,每次喂食前应用餐具或食物触碰老年人的嘴唇,以刺激知觉;给偏瘫老年人或一侧舌肌瘫痪的老年人喂食时,应将食物放在口腔健侧;对口唇不能紧闭、面颊肌无力的老年人喂食时,应将搅拌好的食物用长柄勺送入舌根附近,进行咽下动作;老年人进食时应细嚼慢咽,出现恶心、呕吐时,应暂停进食;有吞咽障碍的老年人进食时应选择合适的糊状食物,避免进食流质及干硬食物;意识障碍或气管切开的老年患者,进食前后半小时不宜吸痰,以免刺激患者引起呕吐,增加误吸的危险。

6. 功能训练 进行吞咽功能训练,如训练老年人做伸舌、吹气动作,提高吞咽反射的敏感性。

7. 积极治疗原发病 对于脑血管意外、颅脑损伤、呼吸道感染、糖尿病合并脑血管病变等出现呛咳和吞咽障碍的老年人,应及早治疗原发病及伴随症状。

三、烫伤

烫伤是指因高温的液体(开水、沸油)、高温固体(烧热的金属等)、蒸汽侵蚀身体所引起的组织损伤,是热力烧伤的一种。常见的有低热烫伤,低热烫伤又可称为低温烫伤。烫伤给老年人机体组织带来损伤,还会因老年人抵抗力低下发生伤口感染,影响生活质量,增加医药费用和家庭负担。

(一)烫伤的危险因素

1. 生理因素 老年人因感觉功能、平衡功能减退,容易在烤火、倒开水、沐浴、盛饭菜或汤时发生烫伤。

2. 保暖产品的使用 随着各种保暖产品的不断出现,老年人在使用热水袋、暖手宝等保暖用物时因温度持续过高,外表无包裹直接长时间接触皮肤可导致烫伤。

(二)烫伤的分度

烫伤一般分为三度。

1. 一度 烫伤只损伤皮肤表层,局部轻度红肿、无水疱,疼痛明显。

2. 二度 烫伤在真皮层,可出现局部红肿疼痛,有大小不等的水疱。

3. 三度 烫伤至皮下层,脂肪、肌肉、骨骼都有损伤,并呈灰色或红褐色。

(三)烫伤后的处理

1. 一度 应立即脱去衣袜,将无破损创面放入冷水中浸洗半小时,以停止冲洗时不感到疼痛为止。水温应为 20 ℃ 左右。切忌用冰水,以免冻伤。

2. 二度 大水疱可用消毒针刺破水疱边缘放水,涂上烫伤膏后包扎,松紧要适度。

3. 三度 应用干净布包住创面及时送往医院。切不可在创面上涂紫药水或膏类药物,这会影响病情观察与处理。

创面较深的严重低温烫伤,通过局部换药很难治愈的,须采用手术方法把坏死组织切除,依烫伤的程度而异,必要时接受外科治疗。

（四）烫伤的护理

1. 评估 评估老年人烫伤高风险情况,如既往有糖尿病、下肢动脉闭塞、肢体感觉异常、视力障碍、烫伤史及长期卧床,对高风险的老年人应重点防护。

2. 消除或降低危险因素 老年人因机体感受外界的敏感性下降,随时有烫伤的危险。对于视力障碍的老年人,在倒热水、处理热油或盛汤时应由照顾者来操作;在做饭或接触有蒸汽的器皿时应从侧面揭开锅盖,避免蒸汽烫伤;沐浴或泡脚时应先放冷水再放热水,用手测试水温合适后再洗;冬季尽量不用热水袋、暖手宝等用物,确实需要用时应保证温度不超过 50 ℃ 并用布包裹,应远离身体。应用药物热疗时,先了解药物的性质、作用、注意事项,使用时及时观察皮肤的颜色和使用后的反应,如有不适或皮肤有异常应立即停止使用,及时到医院就医。

3. 饮食护理 发生烫伤后禁食辛辣刺激性食物,避免烟、酒、茶等。香烟中的尼古丁可使血管收缩,不利于皮肤创面的愈合。酒会扩张血管,并会促进血液循环。大量饮茶会冲淡胃液,影响机体对蛋白质的吸收。

4. 伤口护理 伤口避免强烈阳光曝晒,以免引起色素沉着。伤口局部应保持清洁干燥,及时换药处理,预防感染。

四、自杀

自杀是指个体在复杂心理活动作用下,采取各种手段结束自己生命的行为。自杀观念(自杀企图)是指想自杀但没有行动。

（一）危险因素

1. 社会人口统计学因素 多为男性、60 岁左右的老年人、被隔离、离婚、寡妇、独居、家庭无小孩、经济困扰,或近来遭受羞辱等。

2. 自杀的疾病原因 疾病原因与精神障碍有关,常见精神障碍包括抑郁、精神分裂症、物质滥用、惊恐发作或其他焦虑症状等。

（二）自杀的临床表现

1. 精神表现 常表现为紧张、焦虑、抑郁、悲伤和恐惧,甚至出现恼怒、敌对、失望和无助等情感。处于急性应激或自杀准备阶段的患者,会出现认知范围缩小,对事物的分辨、决断能力下降,并可有记忆力减退、注意力不集中等表现。在行为上表现为哭泣、孤独、不合群。工作能力下降,做家务兴趣减退、社交技能丧失,对周围环境漠不关心。对前途悲观和失望,拒绝他人帮助和关心,脾气暴怒或易冲动。

2. 自杀相关的躯体症状 表现为失眠、多梦、早醒、食欲下降、心悸、头痛、全身不适等多种躯体不适,部分患者还会出现血压、生理及脑电等方面的变化。重度抑郁者有心跳加快、便秘、食欲改变、体重下降、睡眠困难等躯体症状。

3. 自杀伴发症状与共病 表现为严重焦虑、惊恐发作、酒依赖、明显失眠、严重悲观绝望。

（三）自杀的干预措施

（1）护理人员采用倾听（包括同情、理解、真诚、接纳）和尊重的沟通方式，应用换位思考的方法，设身处地地从患者的角度去理解和确认其所认识的问题。

（2）尽可能采取各种方法保证患者的安全。

（3）给予强有力的支持，不评价患者的经历与感受是否值得称赞或批评，使患者相信确实有人非常关心自己，即要以积极的方式接纳所有求助者。

（4）对危险品，如刀、剪、玻璃器皿、电线、绳索等要严格管理，不要让患者单独使用。

（5）护理人员多加巡视，观察患者入睡情况，避免患者私藏药物后一次性大量吞服。

（余新华）

第二节　老年人社区居家的康复护理

本节 PPT

随着社会的不断发展和人们生活水平的不断提高，人类的平均寿命也明显延长，老年人口所占的比例越来越大。老年人作为社区的特殊人群，在医疗服务及疾病防治方面，包括社会角色、生理、心理、社会适应能力等方面具有特殊的要求。随着我国居民生活水平及医疗服务水平的提高，医疗模式已由过去的单一模式向生物-心理-社会医学模式转变，老年人对社区护理的需求也逐渐增大，希望能得到方便、经济、快捷的社区卫生服务以满足健康需求。对于老年人，社区护理的工作重心应该是指导其居家护理和保健，以便增强其自我生活能力，有效地保持健康的状态。良好的居家康复护理不仅可以延迟其自理能力的丧失或恢复其自理能力，缓解慢性病痛，还可以节约医疗成本，减轻患者家庭的经济负担。

一、概述

社区康复是指患者经过临床治疗阶段以后，为进一步促进患者的身心健康而进行的康复。社区康复不同于医疗康复，是一种融医疗、预防于一体，全面兼顾心身健康的连续的具有协调性的全科医疗服务。世界卫生组织提出：社区康复是在社区内促进所有残疾人康复并享有平等机会和融入社会的一项战略。社区康复的实施有赖于残疾人自己和家属、所在社区，以及相应的卫生、教育、劳动就业与社会服务等部门共同努力。

社区康复护理是在康复医学理论的指导下，围绕全面康复的目标，根据总的康复医疗计划，将整个护理与社区康复相结合，在社区的层次上实施康复训练及家庭护理，使社区广大残疾人和社区群体享受到经济、有效、方便、综合、连续的护理服务。

居家康复护理目前国内外尚无统一的定义，一般认为是将现代整体护理融入社区康复，在康复医师的指导下，社区护士依靠政府和社会力量以家庭为单位，社区为范围，为居家的病伤残者提供的一切康复护理活动，以减少其身体、心理和社会的功能障碍或最大限度地恢复其功能，使之重返社会，以提高生活质量。老年人居家康复护理应以采取措施延缓或减轻生理功能的衰退，预防、减轻或逆转疾病所造成的残疾为主。

二、老年人社区居家康复护理的特点

（1）服务地点：家庭或社区机构。

Note

（2）服务提供者：社区或医院康复护理工作者，其中社区护士占据主要地位。

（3）服务对象：社区内遗留有各种身体功能障碍或残疾的老年人。

（4）服务内容：主要包括对家庭环境和患者的活动能力等内容的评估，根据评估结果及患者实际情况制定康复护理计划，以及后期的计划执行、评价和反馈等。包括：营造安静舒适的生活环境；宣传康复知识；饮食指导；个人卫生指导；残损部位的功能锻炼指导和心理护理。

（5）护理重点：家庭护理、健康教育、医疗保健等。

（6）工作模式：社区护理具有团队合作与多元化的服务模式。

（7）社区康复护理具有延续性：在患者准备出院时即开始提供连续的康复护理。

知识链接

居家护理的内涵

国外有关卫生机构或学者对居家护理所下的定义中指出，居家护理定义的内涵中至少应包括三个方面的内容：第一，居家护理的地点应该是在护理者家中或在被护理人的家里，但主要是指在被护理者家中；第二，护理对象可以是不同类型的人，包括处于不同健康状况、需要长期照顾的有慢性病或残障的人，需要间断或偶尔照顾的有急性病的人，还包括对一个健康的人或其整个家庭进行的健康教育和预防保健工作；第三，护理的形式不同，可以是专业人员提供的专业性服务，如注射、伤口护理及各种管道的护理等，也可以是非专业人员提供的日常生活服务，如洗衣、做饭、购物等。

三、老年社区居家康复护理的服务内容

老年社区居家康复护理的服务内容主要包括基础护理、康复护理、家庭访视、心理疏导、康复训练与康复技术指导、相关疾病的健康宣教与生活方式指导等服务。随个体和家庭情况的不同，以及社区和医院的不同，居家护理的服务内容也是有差别的。居家护理分为家庭健康护理和家庭病床护理。家庭健康护理是由社区医院为家庭提供上门护理保健服务和由家庭护士进行的护理服务，也可以是在社区康复护理的人员指导下进行的家庭自我护理。

家庭病床护理主要包括如下内容。

（1）为老年患者提供有关康复护理知识和技术的咨询指导，针对不同病情采取相应的康复护理措施或方案。

（2）对老年患者及家属进行康复护理操作技术培训，使之协助做好康复护理工作。

（3）加强老年患者心理护理，与患者家属沟通，多鼓励关心老年人，减轻心理负担，增强其战胜疾病的信心。

（4）宣传普及卫生知识及康复护理保健知识，增强人群的健康意识及自我保健能力。

（5）为慢性病老年患者提供良好的康复护理，促进其恢复。

四、老年社区居家康复护理的常用方法

1. 观察与沟通　仔细观察老年患者的残疾情况与康复训练的反应，认真做好记录，及时向有关人员汇报。康复训练是综合的治疗过程，加之老年人生理机能的特殊性，因

此护士应与患者及其他人保持良好的人际关系,加强沟通协调,及时提供信息,使整个康复过程能有序完成。

2. 纠正患者的不良姿势 目的是预防并发症和继发性残疾的发生。

3. 掌握有关功能训练的方法 根据老年患者的需要,不断学习与实践,配合康复医生及治疗师做好功能评价与训练。

4. 日常生活训练 改变老年患者依赖家属的"替代护理"观念,灌输"自我康复护理"的理念,使其积极参与康复训练及日常生活训练,发挥老年人的主动性、创造性,提高患者的自我价值感。

5. 心理康复护理 老年患者多半患有各种慢性病,其心理活动具有特殊性、复杂性,甚至有些患者会出现精神、心理障碍和行为异常。作为社区护士应及时掌握患者的心理动态,及时、耐心地做好心理护理工作,帮助他们树立信心,鼓励参与康复训练。

五、老年社区居家康复护理

(一)生命体征的观察

生命体征是机体内在活动的一种客观表现,其变化可以反映机体的健康状况,对老年人尤为重要。

(二)一般护理

1. 提供安全的生活环境 老年人的生活环境应保持安静,空气清新,生活便利。房间应朝阳、光线明亮、通风良好、避免潮湿。室温以 18～23℃ 为宜,湿度以 50%～60% 为宜。居室地面平整、干燥、防滑,通道畅通无障碍物,避免放置小块的地毯等,防止老年人跌倒。卫生间内安装专门的扶手及紧急呼叫铃。厕所宜安装马桶,尽可能避免使用蹲便器。

2. 饮食护理及指导 合理营养、平衡膳食对于老年人维护健康至关重要,不合理的饮食会引起众多的疾病,如高血压、糖尿病等,老年人应摄入种类齐全、数量充足、比例恰当的饮食,与机体需要保持平衡。主食以谷物类为主,注意摄入量。对于蛋白质,老年人应该多摄入奶类、大豆、鱼类等蛋白质丰富的食物;脂肪尽量选择花生油、菜油、玉米油等植物油,减少肥肉、猪油等动物脂肪的摄入;由于老年人钙的消化吸收能力降低,容易患骨质疏松症等疾病,因此,老年人需要加强食物中钙的摄入量。钙的最好食物来源是奶类、虾、蟹、蛋类、绿叶菜和豆类;同时不宜吃太咸的食物,多饮水,每日饮水量保证在 1500～2000 mL。多食用蔬菜和水果,保持维生素的摄入量,保证大便通畅。

3. 老年人睡眠护理 老年人应该保证充足的睡眠,以消除机体的疲劳,恢复体力和精力。睡眠时间保持在 7～8 h 为宜,午休 0.5～1 h 有利于老年人体力和精力的恢复。睡觉前,可以适当地进行散步,或者用热水泡脚和洗澡,同时保证按时睡觉。床铺的软硬度要适宜,过软或者过硬的床铺都会使老年人难以入睡,并且在睡醒后全身不适。枕头的高度以保持在老年人的一肩高为宜,过高或者过低有可能引起老年人呼吸困难或颈椎疾病。

(三)康复健康宣教

针对老年患者及家属进行相关知识的宣教,包括所患疾病的相关知识的预防、康复护理、训练、用药、家庭护理常识等,可通过定期开展讲座或发放健康宣教手册等方法来达到目的。

1. 康复训练 老年人在进行运动时不能超过自己的承受极限,以能够耐受为宜。在锻炼以后应该注意自我监护,从而有效地预防过度疲劳。可以根据运动后的呼吸、脉搏等调整自己的运动量,使之与身体状况相适应。在进行运动时,为了避免身体不适,应该遵循以下原则:首先,老年人应该根据自身的健康状况选择合适的锻炼项目,从而使全身肌肉和关节都能够得到很好的施展,比较适合老年人的运动项目有步行、慢跑、打拳、做操等;其次,在进行锻炼时应该循序渐进,不能心急,运动量应该由小到大,日积月累。同时锻炼应该持之以恒,不能随心所欲、断断续续,最好是每天都进行定量的锻炼。

老年人活动时的注意事项:

(1)起床后不要立即进行剧烈的活动,应该在机体充分舒展后慢慢地开始运动,以使身体相适应。

(2)运动时要注意室外的温度变化,避免着凉感冒等,还要考虑老年人的身心状态,运动中以不感到疲劳为宜。

(3)如果在活动中出现气短、头晕、胸闷等自觉不适症状,要立即停止运动,测定脉搏和呼吸的频率,休息后再检查脉搏。

2. 老年人的用药指导 当老年人患有慢性疾病时,需要定时进行服药治疗,但是应该严格按照医嘱用药,不能随意滥用药物,也不能随意更改剂量和用药时间。由于老年人器官的功能减弱,药物代谢缓慢,因此药物剂量不宜过大,药物种类不能过多,以免发生不良反应。应该时刻关注药物的不良反应,如有不良反应应立即联系医务人员,避免发生意外。

3. 保持健康的心理 指导老年人拥有积极向上的生活目标,鼓励老年人参加各种社区内的公益活动,从而保持良好的心理和精神状态。告知老年人应心胸宽阔、豁达,时刻保持稳定、轻松、悠闲的生活情绪,注重培养多样化的兴趣,以增添生活乐趣,丰富精神生活。多和老年朋友聊天,相互关心,以缓解和消除不良的情绪,促进身心健康。

(四)定期健康体检

老年人的各项身体功能和组织器官常处于退化衰老的阶段,因此定期进行相应的健康体检是十分必要的,这样既可以评价其变老的程度,也可以及时发现相关疾病,并进行相应的诊断和治疗。

六、我国社区居家康复护理的现状

我国社区居家护理起步较晚,发展速度也较慢,与目前我国人口老龄化迅速增长不匹配。我国老年人对社区居家护理的需求、护理形式和服务内容也在不断地发生变化。家庭病床、上门护理的居家康复护理形式可以减轻家属负担,提高老年人生活质量,逐步成为老年人接受的形式。老年人需要来自家庭以外的长期的可负担得起的护理和生活服务。

七、居家康复护理存在的问题

(1)社区作为老年人康复的重要平台,其护理质量的好坏直接影响居家康复护理质量,然而目前我国社区护理发展不成熟,存在管理体制不完善、社区护理服务普及率较低、服务内容单一等一系列问题,从一定程度上阻碍了我国老年居家康复护理的进程。

(2)老年家庭护理人数不足、素质不高。居家康复护理需要对个人和家庭提供连续、综合的医疗保健护理,涉及多学科的医疗护理知识,而从目前我国社区居家护理队伍的发展现状来看,能起到这种综合作用的护理人员数量相对不足。

（3）缺乏系统、专业的康复指导。我国从事老年人康复护理的专业人士很少，从事社区康复护理工作的护士主体年龄偏大，多由其他临床科室转岗，接受专业康复知识的培训较少，对康复知识认识不充分，社区卫生服务的知识与技能相对缺乏，不能将康复对象当作整体来考虑，对需要照顾的老年人实施全面护理比较困难，只能针对患者个体提供某些单纯的治疗性护理服务。在健康促进、健康维护与疾病预防方面的工作开展较少，对于整个家庭系统的护理更是缺乏。

（4）缺乏系统、整体性护理。目前的护理主要是针对个体疾病方面所采取的护理。在家庭环境下实施护理，护理人员很难控制家庭环境（比如电视噪音、孩子玩闹等）的影响，不能给患者提供一个良好的治疗和护理环境。在家中各种医疗器械的使用也受到一定限制，实施过程中缺乏相应的检查督促与质量反馈，使得居家康复护理的质量难以保证。

（5）对居家康复护理重要性还没有足够认识。受传统健康观的束缚，淡化了防病与保健意识，更不需要居家康复护理，在某种程度上限制了居家康复护理的发展。影响居家康复护理发展的另一个重要因素是社会对护理工作的偏见和对康复护理的不了解，认为护理工作就是打针、输液等一些技术含量较低的工作，护士是医生的助手，对护士独立提供护理服务持怀疑态度，对康复护理工作的内容及重要性不知晓，最终导致居家康复护理的开展和实施很难顺利进行。

（6）缺少必要的家庭和社会支持。社会支持对老年人的康复可作为心理刺激的缓冲因素或中介因素，对老年人的身心健康产生间接的保护作用，从而有益于健康。

八、老年居家康复护理的建议

（1）完善社区康复设备，充分利用社区和家庭资源。相关研究调查显示，专业性的家庭护理服务主要集中在家庭病床、康复护理和健康教育系列服务三个方面，因此应该大力发展社区康复，确定专职康复护士，选择器材进行强身健体训练。针对老年患者的具体情况，利用家庭资源，制作简单易行的训练器具进行在家治疗与训练。

（2）建立专业的居家康复护理团队，注重多学科合作。国外居家康复护理常由专业的康复护理工作者、临床康复医疗专家、作业师、营养师、心理治疗师和社会工作者等跨学科、多专业的居家康复合作团队组成，可以明显提高康复护理水平，更好地为老年人服务。同时多学科团队合作的康复护理更能增强患者的独立性。

（3）普及居家康复知识，促进健康宣教。让老年人及其家属掌握基本康复护理知识，可以保证科学地给予患者康复指导，从而满足老年人的身心康复需求。

（4）重视家庭关怀和社会支持，完善政策制度。我国社区康复的发展需要从社会保障、政府意识等多方面入手，甚至涉及经济、社会的发展等方面。我国社区康复的发展需要多部门的配合和长期调整，而社区居家康复护理更需要社会的关注与重视，大力进行人才的培养，提高专业水平和服务能力，提高基层康复护理人员的福利待遇，稳定队伍。

（余新华）

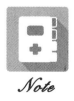

Note

本节 PPT

第三节　老年癌症患者的康复护理

一、概述

随着我国社会人口进入老年型格局,城乡老年人口的比例日益增加,老年癌症发病率不断攀升。老年癌症患者的康复,已经成为社会公众和各个家庭关注的问题。

二、老年癌症患者的表现

(一) 生理表现

老年癌症患者的生理表现为生命体征紊乱(血压、心率、呼吸改变),单个或多个器官功能逐渐衰竭。其表现如下。

1. 疼痛　由癌症本身或抗癌治疗引起的疼痛称为癌性疼痛,简称癌痛。大多数中晚期癌症患者有不同程度的疼痛。常表现为痛苦面容,异常姿势,烦躁不安等。在癌症患者的生理表现形式方面,疼痛是最突出的症状。

2. 消化功能减退　常表现为胃肠蠕动减慢或停止,患者食欲减退、恶心呕吐、便秘、口干。

3. 呼吸功能异常　出现鼻翼呼吸、潮式呼吸、间停呼吸等。

4. 血液和体液循环衰竭　常表现为四肢发绀,皮肤湿冷等。

5. 神经系统障碍　常表现为意识不清,感觉、知觉障碍、模糊。

6. 肌张力消失　表现为大小便失禁,吞咽困难,不能进行自主躯体活动,易发生压疮。

(二) 心理变化

1. 恐惧期　此期常见于突然得知自己患有癌症的患者,患者反应强烈,不能接受事实,多表现为惊恐、心慌,甚至出现木僵状态;最常见的心理反应是恐惧。

2. 怀疑期　此期患者从恐惧的情绪中安静下来,开始怀疑医生诊断是否正确。因此病急乱投医,希望能找到否定癌症病情的医生。常借助于否认机制来应对有癌症诊断所带来的紧张与痛苦。

3. 沮丧期　随着时间的推移及癌症的事实无法改变,患者的情绪表现为激动、心烦、愤怒,甚至出现攻击行为。悲哀和沮丧的情绪油然而生,感到绝望,有轻生和自杀的行为。

4. 适应期　此期患者选择接受和适应患癌症的事实,大多数患者情绪难以恢复到病前,逐步进入慢性的抑郁和痛苦之中。患者进入治疗后,情绪随病情变化而变化,手术和化疗药物带来的副作用常让患者陷入"趋·避"冲突之中,从而加剧了患者的心理应激,有些患者会感到绝望,而少数患者会出现精神病性症状,如幻觉、妄想等,甚至出现人格的变化。

癌症患者的情绪变化对疾病治疗和康复有极大影响。作为家属应提供全面的身心照顾与支持,以满足老年癌症患者生理、心理、社会等方面的需求。

三、老年癌症患者的评估

（一）生理功能及合并症的评估

老年人随着年龄增长机体会逐渐衰老,器官功能减退,因老年人衰老程度个体差异极大,年龄不能独立地成为生理功能变化的依据。因而在评估时注意时钟年龄和生理年龄(也称"功能年龄")的区分。老年人生理功能改变表现最突出的症状是衰弱。表现为生理储备功能下降,不能很好耐受应激和化疗,轻微的应激即可丧失独立活动能力进而引发一系列导致死亡合并症。合并症亦是老年癌症患者治疗前需做的另一项评估指标。

（二）老年癌症疼痛评估

只有运用合理科学的评估方法进行正确的癌症疼痛评估,才可以更好地进行癌痛控制和治疗,才能减轻老年癌症患者的痛苦,从而提高他们的生活质量。

对癌症患者的病情及相关疾病进行全面评估,收集全面翔实的资料。

评估疼痛发生的病因及类型;疼痛发作的情况;止痛治疗情况;重要器官功能情况;既往病史等。

癌症疼痛评估方法如下。

（1）数字量化疼痛评估法　常用十个数字(0～10)表示不同程度疼痛,让患者选出自己的疼痛数值来评估。此法容易、简单,十分适合老年癌症患者,尤其是表达能力丧失的患者。

（2）文字描述量法　能很好地描述疼痛。

（3）简答疼痛问卷法　从患者工作、睡眠、情绪、行走等多维度来评估疼痛。

四、癌症疼痛的治疗

癌症疼痛通常分为癌症病因治疗和癌症病状治疗,前者常用肿瘤治疗法和肿瘤感染治疗法来进行,后者常用药物法和非药物法来治疗。其中药物治疗常采用世界卫生组织推荐的"三阶梯"止痛治疗法。非药物治疗有心理学方法、末梢神经阻滞、麻醉和神经外科手术等。

五、老年癌症的护理

采用合理科学有效的护理可以更好地减轻和改善老年癌症疼痛患者的生活质量。

1. 疼痛的护理

（1）镇痛药物护理　护理人员应准确评估患者的疼痛程度,遵循"三阶梯"药物镇痛原则,结合患者自身情况进行合理的药物治疗。及时观察止痛药物的疗效和不良反应,掌握应对方法。治疗过程中,全面掌握患者的用药时间、剂量等相关护理数据,注意观察患者的病情和不良反应现象,特殊患者给予相关辅助药物治疗。

（2）其他护理　癌痛属于慢性疼痛,根据疼痛的性质、部位、程度及持续时间可采用心理治疗、音乐疗法、放松、按摩等不同的方法消除疼痛。

2. 心理护理　老年癌症患者的抑郁、忧郁等不良情绪非常严重,医护人员可以通过有效的沟通来疏导和排解老年患者的不良情绪,关心老年患者的生活及病情,多倾听其诉说心中的焦虑。

3. 基础护理和营养护理　给患者提供舒适的治疗环境,对于患者的心情有一定的积极作用。制定科学合理的饮食计划,保证老年患者的营养膳食水平。

4. 教育护理 加强护理人员的癌痛教育。

5. 家庭护理

（1）生命体征的观察　生命体征包括体温、脉搏、呼吸和血压。疼痛，每天可测 1 次。基础体温，如有发热可随时测量（正常值：腋下 36～37 ℃）；呼吸时可观察患者胸廓起伏，冬天或其他情况不易观察者可在鼻翼处放一棉花丝。测血压应做到"四定"，每天可早晚 1 次，必要时随时测量并做好记录。

（2）饮食及喂药　药膳与食疗容易被老年人所接受，针对可以自行进食的老人，儿女应扶起老人坐起，每天根据营养的调配准备饮食，避免食物禁忌。不能自理的老人，应把床头抬（垫）高，头偏向一侧，慢慢喂入，避免呛咳而引起误吸和肺不张。

（3）皮肤护理　由于老年癌症患者的疼痛及其身体的不舒适感，导致其产生排斥翻身的心理和行为，出现拒绝翻身现象。另外，由于疾病影响致免疫力低下，长期卧床，容易发生压疮。因此，照顾者应每 2 h 翻身 1 次，每次翻身后按摩背部及轻轻拍背，以利于痰液引流及背部血液循环。由于长期卧床容易发生肌肉萎缩，可先给予热敷后按摩其四肢。

（4）排泄物的处理　对于可以下床的老年患者，可以搀扶至坐式的便器上。防止太过用力解大便，便秘时，可给予灌肠或按摩下腹部等。不能起床的老年患者只能在床上大小便时，保持床单元的清洁，大小便解完后及时处理；用湿纸巾轻轻擦拭，避免用较硬的草纸，必要时用扑粉或婴儿护臀霜。处理大小便时，要观察大小便的量及性质。

（余新华）

第四节　老年安宁照护的康复护理

本节 PPT

一、安宁照护的来源

安宁照护方式的开创者是英国人桑德丝（Dame Cicely Saunders）。1947 年她照顾一位年轻的癌症患者大卫·塔斯马，两人建立起深厚的友谊。由于当时医生对癌症患者的疼痛束手无策，桑德丝突发奇想："不知能否为癌症患者的疼痛做点什么？能否给他们更好的照顾？"于是桑德丝决定为癌症患者建立一个像家而不像医院的地方。1948 年大卫去世，并将他的遗产五百英镑都留给桑德丝，自此桑德丝便特别关心癌症患者，且继续为她的理想到处演讲、募款。为了有更多照顾患者的机会，桑德丝还想应征晚上照顾患者的义工，但一位医师建议她：如果你真想帮助癌症患者，就该去当医生，因为是医生遗弃了癌症患者。于是她在 33 岁时进入医学院，40 岁以前终于成为正式医师。

1958 年到 1965 年间，她研究出许多能减轻癌症患者痛苦的新药。1963 年她开始修建医院，1967 年医院落成，取名"Hospice"，引申含义为照顾癌症末期患者的地方。

桑德丝开创了全世界第一家有特殊服务方案的医院，以医疗团队合作的方式照顾癌症末期患者，陪他们走完生命全程，并辅导家属度过哀恸时期。目前，英国已有一百多家"Hospice"，全世界也有十多个国家的医护人员前往学习观摩。我们相信，死亡不是最后的悲剧，真正的悲剧是病患临终前被冷落，失去精神支柱与爱的援助。让生死两无憾，请伸出你的援手，助癌症末期患者及家属们一臂之力！

Note

二、安宁照护的概念

安宁照护(姑息治疗)不同于一般传统医疗,它是针对癌症末期临终患者及其家属的特别照顾。安宁照护的理念是通过由医生、护士、志愿者、社工、理疗师及心理师等人员组成的团队服务,为患者及其家庭提供帮助。在减少患者身体疼痛的同时,更关注患者的内心感受,它在整个照顾过程中,患者拥有最大的自主权,家属亦全程参与,以满足患者身体、情绪、社会、精神以及患者家属的需要。它是一种提升癌症患者与家属生活质量的全面照顾,它让患者有尊严地走完人生最后一段旅程。死者了无牵挂,生者还得坚强地继续自己的人生。

三、安宁照护的简介

安宁照护又称安宁和缓医疗、安宁疗护、姑息疗法。20 世纪 70 年代中期,美、德、法等发达国家建立起各种形式的临终关怀机构。"安宁照护"主要做法是:首先,临床医生诊断患者已处于临终期,现有医疗水平不可能使其痊愈;其次,护士与家属沟通,是否接受"安宁疗护",即不进行插管、心肺复苏等创伤性抢救措施,而主要针对不适症状进行处理,如针对患者的水肿、疼痛、尿失禁等症状进行照护;随后,心理护理跟进,帮助患者平静地面对死亡,完成心愿。

四、照护需求

安宁照护不是"安乐死",而是给予临终患者积极而整体的照顾。安宁照护需成立一支由心理咨询师、营养师、医护人员、志愿者等组成的安宁照护专业护理团队。

安宁照护这一新的医疗护理服务是不少患者迫切需求的。

五、安宁照护的优点

(1)家是最佳的病患疗养场所,它能带来温馨与安全感。

(2)在医护小组的医疗服务与指导下,家属能熟练地照顾患者,并可增进家属与患者之间的亲密感。

(3)临终关怀与处理,让患者在家安息,符合我国民间习俗。

六、安宁照护的服务对象

安宁照护的服务对象以癌症患者为主。

(1)癌症末期患者,已不愿接受治愈性、积极性的癌症治疗,并拒绝临终前的任何急救措施。

(2)患者的病情不需住院,但仍需安宁照护者。

(3)患者及家属均认同安宁照护模式,并能配合医护处置。

(4)患者可移动,需要照顾者协助生活作息和常规医疗照顾。

七、安宁照护的目的与做法

(一) 目的

提供患者及照顾者有关症状治疗、护理等专业知识及照顾技能。帮助患者顺利度过临终期,尊严而平安地走完人生最后一站,家属亦能顺利度过照顾临终患者与丧亲的心路历程。帮助、尊重患者,减轻其痛苦,让患者拥有生命的尊严,能完成心愿,安然逝去。家属也能重新展开自己的人生。

（二）做法

由一组医疗专业人员,用专业的医疗服务及爱心陪伴癌症末期患者走完人生最后一程,提供身、心、灵的全面照顾,让生死两无憾。

1. 服务推广 积极对社会大众推动安宁照护及生命教育的理念,将死亡话题用艺术加以包装,以讲座及讨论会形式讨论安宁照护及死亡的话题,制作各式宣传手册,以音像、书籍等形式记录人生最后时刻,延伸生命的美好价值。

2. 教育培训 以标准化的培训课程培育安宁照护医疗专业人才。

3. 课程架构 为使课程更符合安宁照护专业人员的需求,将课程学习定位为正确的态度、熟练的技巧与精确的知识三个方面。由于不同层面的专业人员所需并不相同,所以又可将课程又分为入门、专业在职及专家师资三个阶段。

4. 经济补助和合作医院 采购医疗仪器赠送合约医院,提供给合约医院贫困末期患者的医疗费用补助,使他们能够安然面对生命终点,有尊严地走完人生旅程。鼓励医院加入合约医院,共同推广安宁照护,并派出咨询小组协助各院推广安宁照护或成立病房,为更多患者及家属提供服务。

八、人员配置

（一）医师

（1）应有专职的主治医师负责。

（2）应经相关训练。

（3）应提供平均一位患者每周约 1 h 的访视。

（二）护理人员

（1）应至少有一名专职访视护理人员。

（2）若每名专职访视护理人员每月超过 45 次访视,需增加一名专职访视护理人员。

（3）需具备至少 2 年之内外科临床经验。

（4）需经下列训练:安宁照护的理念与原则;身体评估;症状处理;肿瘤急症、濒死患者及家属的心理、社会及灵性需求与照顾;家庭评估;死亡准备;沟通技巧及工作人员压力调适。

（三）社会人员

（1）应有专职的社会工作人员负责。

（2）应经下列训练:各层面疼痛缓解概念;临终患者及家属的社会评估及照顾计划;沟通会谈技巧;社会资源运用方法;各项个人或团体哀伤处理方法。

（四）个案管理人员

（1）应有专职的个案管理人员负责协调、沟通,进行个案安排等事宜。

（2）可由医师、护理人员、社会工作人员或宗教灵性辅导人员担任。

（五）其他人员

根据业务需要设置物理治疗人员、临床心理师及宗教灵性辅导人员。

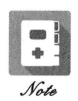

九、医疗照护服务

(一) 转介服务系统

(1) 提供安宁照护的医院需具有完整的患者出院计划且根据需要转介患者至安宁居家照护单位。

(2) 提供安宁照护的医院,可接受由院外转介的患者,需有医嘱及转介单,内容应含患者状况及问题、用药及家庭关系等情形。

(二) 服务项目

(1) 病状控制:含疼痛、呼吸困难、恶心、呕吐、肠阻塞等常见末期症状的处理方法。

(2) 患者的身体照护。

(3) 患者与家属心理社会咨询与照护。

(4) 患者与家属灵性宗教需求的照护。

(5) 死亡准备。

(6) 患者死亡后家属的哀伤辅导与后续追踪。

(三) 服务时间

(1) 根据患者的需求提供服务。

(2) 上班时间外提供值班联系服务。

(3) 当患者需入院接受照护时,需有相应处理方法。

(邹秋玉)

第十一章　老年健康与康复管理

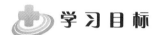
掌握：老年健康评估的方法，老年健康教育的内容；医康养护融合的概念、内涵，养老服务需求现状，助行器的使用方法。

熟悉：身体评估和心理评估的内容，我国老年康复机构服务体系及管理策略，老年健康管理的措施；医康养护融合的类型、必要性及发展对策；辅助器具的分类及作用，家居环境的评定。

了解：社会评估的内容；老年健康管理的策略、影响健康的因素；医康养护融合养老模式发展困境、工作及社区环境的评定。

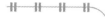

本节PPT

第一节　老年健康评估与管理

一、老年健康评估

对老年人的健康情况及需求进行评估，是老年人护理工作的重要部分。

（一）概述

老年健康评估主要包括身体、精神、心理及社会健康评估。对老年人进行综合健康评估，可以获得全面、客观的资料，从而准确判断老年人的健康状况与功能状态，是老年人健康管理的重要基础。

1. 老年健康评估原则　由于老年人的机体功能老化，慢性病患病率较高，在进行健康评估时，护士应结合老年人的特点，遵循以下评估原则。

（1）了解老年人身心变化的特点。随着机体的老化，老年人身体方面包括生理及病理会随之发生变化。护士在进行评估时应认真、细致地区分不同的病因，并根据评估结果，给予适当的措施进行干预。除身体的变化外，老年人的心理也会发生变化，主要表现为身心变化不同步，个体差异性大；在智力方面，由于反应速度减慢，在限定时间内学习新知识、接受新事物的能力较年轻人差；在记忆方面，记忆能力下降，以有意识记忆为主、无意识记忆为辅；在特性或个性方面，可出现因孤独、任性、把握不住现状而产生怀旧、焦虑、烦躁的现象；老年人的情感与意志变化相对稳定。

（2）正确解读辅助检查结果。老年人辅助检查结果的异常有三种可能：①由于疾病引起的异常改变；②正常的老年期变化；③受老年人服用的某些药物的影响而发生的改

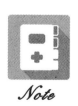

Note

变。老年人检查结果的参考值可参照标准值的范围来确定,但应注意个体差异。护士应通过长期观察和反复检查,正确参照老年人的辅助检查结果,结合病情,确认异常的辅助检查结果是生理性变化还是病理性变化,以便采取正确的处理方法,避免因延误诊断或处理不当造成严重后果。

(3)注意疾病非典型性表现。老年人因感受性下降,并发多种疾病,很多老年人发病后往往症状和体征并不典型。如有些老年人患肺炎时表现出乏力、食欲差或突然意识障碍,并无呼吸系统的症状。像这种非典型的表现,往往给老年人疾病的诊治带来一定的困难,容易漏诊、误诊。因此应重视老年人的客观检查,特别是体温、脉搏、血压和意识的评估。

2. 老年人健康评估方法

(1)交谈　通过与老年人、家属、亲友、照护者及相关医务工作者进行谈话,了解老年人的健康状况。在交谈中,护士应注意使用合适的沟通技巧,建立良好的护患关系,取得患者及相关人员的信任,获取真实有效的健康资料与信息。

(2)观察　护士通过感官获取老年人健康资料和信息的方法。可通过视、听、嗅、触等方法,观察老年人的各种身体症状、精神状态、心理反应及所处的环境有无潜在的健康问题。

(3)体格检查　主要通过视诊、触诊、叩诊、听诊的体格检查方法对老年人进行有目的的全面检查。

(4)阅读　通过查阅病历资料、各种医疗及护理记录、辅助检查结果等资料,了解老年人的健康信息。

(5)测试　运用标准的量表或问卷测量老年人的身心状况。

3. 老年人健康评估注意事项　在对老年人进行健康评估时,结合老年人身心变化的特点,应注意以下事项。

(1)评估环境适宜　老年人体温调节功能、感觉功能降低,容易受凉感冒,体检时应注意室内温度的调节,以 22～24 ℃为宜。老年人的听力及视力下降,评估时应避免光线直接照射,保持评估环境安静、无干扰,注意隐私的保护。

(2)评估时间安排充分　由于老年人感官的退化,反应较慢,行动迟缓,思维能力下降,评估所需时间较长。护士应根据老年人的具体情况,分次进行评估,让其有充足的时间回忆过去发生的事情,以便获得详细的健康资料。

(3)评估方法选择适当　根据评估要求及患者的情况,选择合适的方法。如移动障碍的老年人,评估时体位应合适。在为老年患者检查口腔和耳部时,要取下义齿和助听器。有些老年人部分触觉功能消失,需要较强的刺激才能引出。在进行感知觉检查时,特别是痛觉和温度觉检查时,应注意防止老年人受损伤。

(4)沟通技巧的运用　老年人因听觉、视觉、记忆等功能衰退,会出现反应迟钝、语言表达不清等情况,因此,对他们进行评估时,应适当选用有效的沟通技巧。如使用温柔、关心、体贴的语气提出问题,询问时表达清晰、语速减慢,选用通俗易懂的语言,适当停顿和重复,运用倾听、抚摸的技巧,增进与老年人的情感交流,以利于收集完整准确的资料。在收集认知障碍患者的资料时,提出问题要简洁明了,可由家属或照顾者提供。

(5)注意客观资料的收集　对老年人的健康状况进行评估时应在全面收集资料的基础上以避免因护士主观判断引起偏差。尤其是在进行功能状态评估时,护士应通过直接观察进行合理的判断。

(6)进行全面评估　全面、系统地评估老年人的整体健康状况,包括身体健康、心理健康、社会健康及特有问题的评估。评估时应综合考虑所有因素及其之间的相互影响，重点放在预防问题的发生，而非处理已发生的问题。

（二）老年人身体健康评估

身体健康评估的关键是辨别正常老化和异常病理变化。老年人身体健康状况的评估包括健康史的采集、体格检查、功能状态的评估、其他辅助检查及实验室检查。

1. 健康史

（1）老年人健康史的特点　健康史包括老年人过去、现在的健康状况以及老年综合征的病史。老年人的健康史时间较长，由于老年人各种生理功能减退，会出现记忆不准确、反应迟钝、主诉表述不清、隐瞒症状等情况，因此应采取多渠道形式收集资料。

（2）老年人健康史采集的内容　①基本情况：主要包括老年人的姓名、性别、出生时间、民族、婚姻状况、职业、籍贯、文化程度、宗教信仰、经济状况、医疗费用的支付、家庭住址及联系方式、入院时间等。②现病史：目前有无急、慢性疾病；疾病发生的时间、疾病的严重程度、主要症状、治疗情况、恢复情况、对日常生活活动能力和社会的影响。③既往史：既往所患疾病、手术、外伤史，药物、食物过敏史，使用药物情况，日常生活活动和社会活动参与情况。④家族史：主要了解患者直系亲属的健康状况及患病情况，是否患过遗传性疾病或传染性疾病。⑤老年综合征：包括痴呆、尿失禁、跌倒、听力受损、视力受损、肌力减退、营养不良、衰弱、卧床、步态不平衡、压力性溃疡等。

2. 体格检查　随着年龄的增长，人体机能的老化，老年人患心脑血管等疾病的风险也会增加。老年人应每1～2年进行全面的体格检查一次。在检查时，护士可以根据要求协助老年人采取合适的体位，通过视、触、叩、听诊等检查方法，了解老年人的身体健康状况及重要脏器有无相关疾病的高危风险。主要从以下几方面进行体格检查。

（1）基本情况　包括营养状况、生命体征、意识状态、体位和步态。①老年人营养状况主要通过每日的活动量、进食状况及有无饮食限制，测量体重、身高，计算体重指数来评估。体重指数正常范围为18.5～22.9，低于18.5提示体重过低，等于或大于23提示体重超重，等于或大于30提示肥胖。②生命体征的监测：老年人基础体温偏低，70岁以上的患者感染常无发热的表现。如果午后体温与清晨体温相差超过1℃，应视为发热。为老年人测量脉搏时每次时间应不低于30 s，并注意脉搏的节律是否规则。观察老年人呼吸应注意呼吸的形态、节律、有无呼吸困难及口唇发绀情况。老年人正常呼吸频率为16～25次/分，如果呼吸频率大于25次/分，无其他临床症状和体征，应考虑呼吸道感染、充血性心力衰竭或其他病变的可能。老年人较容易出现高血压和直立性低血压。疼痛被列为第五大生命体征，是老年人常见的症状之一。疼痛与其他生命体征不同，它没有客观的评价依据，护士在评估时应以整体的观点、合适的评估工具进行个体化的评估，对疼痛的性质、程度、来源等方面做出综合的分析判断。③意识状况是反映老年人对周围环境的认识和对自身所处状况的识别能力，通过对意识状况的评估有利于判断有无颅内病变及代谢性疾病的发生。④姿势和步态可以反映运动、感觉和小脑功能。疾病可以使体位发生改变，如心、肺功能不全的老年人，可出现强迫体位。步态的评估对疾病的诊断有一定的帮助，老年人常见的异常步态包括：慌张步态，见于帕金森病；醉酒步态，见于小脑病变；划圈步态，见于卒中；关节炎导致的疼痛步态。

（2）皮肤情况　对老年人皮肤情况的评估主要包括皮肤的颜色、温度、湿度及皮肤的完整性和特殊感觉。卧床不起的老年人重点评估身体受压部位，观察有无压疮的发生。老年人皮肤干燥、褶皱多、缺乏弹性及光泽，常伴有皮损。常见的皮损有老年性色斑、老年性白斑、老年疣、浅表性毛细血管扩张。

（3）头面部与颈部　①头发：随着年龄的增长，头发逐渐变成灰白，发丝变细，脱发，头发变得稀疏。②眼睛与视力：老年人眼窝内的脂肪组织逐渐减少，眼球凹陷，眼睑下垂；瞳孔直径变小，反应变慢；泪腺分泌减少，容易出现眼睛干涩；随着年龄的增长，角膜上出现白灰色云翳。晶状体柔韧性降低，睫状肌肌力减弱，导致视力的调节能力下降，出现老花。因瞳孔缩小，视网膜再生能力减退，导致区分色彩、暗适应的能力出现不同程度的衰退与障碍。老年人眼异常病变有白内障、斑点退化、眼压增高或青光眼、血管压迹。③耳：随着年龄的增加老年人的听力逐渐减退，对高音量和噪音易产生焦虑，常有耳鸣。外耳检查可发现老年人的耳廓增大，皮肤弹性差，耳垢干燥。在为老年人做耳部检查时如佩戴助听器，应取下。④鼻腔：老年人的鼻腔黏膜萎缩变薄，变得干燥。⑤口腔：老年人毛细血管血流减少，唇周逐渐失去红色，口腔黏膜及牙龈变得苍白；唾液分泌减少，口腔黏膜干燥；味蕾退化使味觉减退。牙齿颜色变得发黄、发黑，牙齿缺失，需要佩戴义齿。评估口腔时，应检查口腔内有无出血、牙龈有无肿胀、牙齿有无松动和断裂、有无经久不愈的黏膜白斑等。⑥颈部：老年人颈部结构无明显改变。若出现脑膜刺激征、痴呆、脑血管疾病、颈椎病、帕金森病、颈部肌肉损伤等情况，可有颈项强直的体征。

（4）胸部　①随着年龄的增长，女性乳腺组织逐渐减少，乳房变得平坦。如发现肿块，应高度怀疑癌性病变。男性如有乳房发育，应考虑体内激素改变或药物的副作用。②胸、肺部可以通过视诊、叩诊、听诊来评估。患有慢性支气管炎的老年人，胸部可呈桶状胸改变。由于生理性无效腔增多，肺部叩诊常表现为过清音。胸部检查时会出现胸腔前后径增大，胸廓横径缩小，胸腔扩张受限，呼吸音减弱等体征。③老年人可出现驼背或脊柱侧弯，导致心脏下移，心尖搏动位置改变，可出现在锁骨中线旁。胸廓坚硬，使得心尖搏动幅度变小。静息时心率变慢。主动脉瓣、二尖瓣的钙化、纤维化，可导致瓣膜僵硬和关闭不全，听诊时可闻及异常的舒张期杂音，并可传播到颈动脉。

（5）腹部　肥胖的老年人常常容易掩盖一些腹部体征，消瘦的老年人因腹壁松弛变薄，腹膜炎时也不容易出现腹肌紧张的症状，肠梗阻时会很快出现腹部膨胀。由于肺扩张，使膈肌下降致肝脏在肋缘下即可触及。随着年龄的增大，膀胱容量减少，小便次数增加，触诊时很难触到充盈的膀胱。腹部听诊时肠鸣音减少。

（6）泌尿生殖器　老年女性由于雌激素水平降低，外阴发生以下变化：阴毛稀疏，颜色呈灰色；阴唇皱褶增多，阴蒂变小；阴道变窄，阴道壁干燥；子宫颈变短，子宫及卵巢缩小。老年男性外阴改变与激素水平相关，表现为阴毛变稀，颜色变灰，阴茎、睾丸变小，阴囊皱褶消失。前列腺逐渐发生组织增生，引起排尿阻力增大，导致后尿道梗阻，出现排尿困难。评估老年人排尿情况时，应了解排尿的次数、尿量、尿液性质、有无尿潴留及尿失禁等异常情况，必要时进行膀胱残尿量的测定。

（7）脊柱与四肢　老年人肌张力下降，导致颈部脊柱和头部前倾。椎间盘退行性改变可使脊柱后凸。部分关节活动范围受限。进行四肢评估时，应注意检查各关节及其活动范围、动脉搏动情况，有无疼痛、肿胀、畸形及运动障碍等情况。如发现下肢皮肤溃疡、足冷痛、坏疽、脚趾血液循环不良，提示下肢动脉供血不足。

（8）神经系统　随着年龄的增长，神经传导速度减慢，对刺激反应的时间延长，精神活动能力出现不同程度的下降，如记忆力减退，注意力不集中，反应变慢，容易疲劳，平衡能力降低，动作不协调，睡眠时间缩短。

3. 功能状态评估　功能状态的好坏直接影响老年人的生活质量。定期对老年人的功能状态进行评估，对维持和促进老年人独立生活能力、提高生活质量具有重要的指导

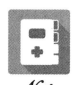

意义。

（1）评估内容　老年人的功能状态受年龄、视力、躯体疾病、运动功能、情绪等因素影响，评估时要结合身体健康、心理健康及社会健康状态进行全面分析。功能状态的评估包括日常生活能力、功能性日常生活能力、高级日常生活能力三个层次。①日常生活能力是指老年人进行自我照顾从事每天必需的日常生活的能力。如穿衣、进食、个人卫生、行走等活动。日常生活能力不仅是评估老年人功能状态的指标，也是评估老年人是否需要提供帮助的指标。②功能性日常生活能力是指老年人在家或公寓内进行自我护理活动的能力，包括购物、家庭清洁、做饭、洗衣、使用电话、外出旅游等，这一层次的功能反映老年人是否能够独立生活并具备良好的日常生活功能。③高级日常生活能力是老年人的智力和社会参与能力，包括主动参加社交、娱乐、职业活动等。高级日常生活能力的缺失比功能性日常生活能力的缺失出现得早，一旦出现，将预示更严重的功能下降。因此一旦发现老年人高级日常生活能力下降，需要及时对日常生活能力和功能性日常生活能力进行评估。

（2）评估工具　常用的标准化的日常生活能力评估量表有 Katz ADL 量表、Barthel 量表、Kenny 自护量表、IADL 量表、LawtonIADL 量表。使用较为广泛的工具包括 Katz ADL 量表和 LawtonIADL 量表。Katz 日常生活功能指数评价表可用于测量、评价慢性疾病的严重程度及治疗效果，也可用于预测某些疾病的发展。该量表将 ADL 功能分为六个方面，包括进食、更衣、沐浴、移动、如厕、控制大小便，以决定各项功能完成的独立程度。可通过与被测试者、照顾者交谈或填写问卷，确定各项评分，计算总分。总分值范围 0～12 分，得分越高，说明被测试者的日常生活能力越好。Lawton 功能性日常生活能力量表主要用于评定被测试者的功能性日常生活能力。该量表将 IADL 功能分为七个方面，包括做饭、做家务、服药、购物、理财、打电话、步行。可通过与被测试者、照顾者交谈或问卷，确定各项评分，计算总分。总分值范围 0～14 分，得分越高，说明被测试者功能性日常生活能力越高。

4. 其他辅助检查

（1）心电图检查　对老年人具有重要意义，通过心电图检查可以及时发现心律失常、心肌缺血、心肌梗死等疾病。老年人不管有无心脏病症状，常规每半年至一年应做一次心电图检查，可以提前筛查出无症状的心肌梗死、心肌缺血、心律失常等。

（2）影像学检查　①X 线检查包括 X 线透视、拍片、钡餐造影、血管造影等，广泛应用于老年病的诊断。钼靶 X 线检查可以快速准确地对乳腺肿块作出诊断。②超声检查包括 B 超、多普勒超声、超声心动图等。③电子计算机 X 线体层显像（CT）、磁共振体层摄影（MIR）、放射性核素扫描（SPECT）等检查对某些老年病的诊断具有十分重要的价值，如颅内肿瘤、脑血管疾病等。

（3）内镜检查　常见内镜包括胃镜、食管镜、结肠镜、腹腔镜、纤支镜等，可以辅助诊断消化性溃疡、胃肠道肿瘤、泌尿系统疾病、呼吸系统疾病等。

（三）老年精神心理评估

老年人随着年龄增长，其心理方面也会出现心理老化或表现出健康老年人的心理活动特点。老年人的心理状况对其老化过程、老年病的治疗、健康长寿等的影响均很大。老年人心理健康应从认知、情感、意志、个性等方面进行评估，重点介绍情感和认知方面的评估。

1. 情感的评估　主要包括焦虑评估和抑郁评估。

（1）焦虑评估　焦虑是个体感受到威胁时的一种不愉快的情绪状态，是一种紧张和不愉快的期待情绪，表现为紧张、不安、焦躁等，但又说不出具体明确的焦虑对象。老年人常因为想知道又害怕知道疾病的结果，对手术的担心及某些疾病本身的影响，如甲亢、焦虑特质、焦虑性神经症、生活的重大事件等原因而产生的焦虑情绪。通常使用评估焦虑的量表有汉密顿焦虑量表（Hamilton anxiety scale，HAMA）和状态-特质焦虑问卷（state-trait anxiety inventory，STAI）。

（2）抑郁评估　抑郁是个体失去某种其重视或追求的东西时产生的情绪体验，是一种常见的情绪反应，其显著特征是情绪低落，典型症状为失眠、悲哀、自责、性欲减退等，可严重影响疾病的治疗进程，严重者可出现自杀行为。老年人常因现实或预期的严重丧失，如器官摘除和截肢、病情危重或加重、某些躯体疾病本身（如甲状腺功能低下）、生活中的重大事件（如友人去世）等原因而产生抑郁。因此老年人是否有抑郁症状是心理健康评估的重要部分。常用的评估量表有汉密顿抑郁量表、Zung 的抑郁自评量表。汉密顿抑郁量表是临床上评定抑郁状态时应用最普遍的量表。在使用量表评估时应由两名经过培训的评定者对患者进行 HAMD 联合检查，采用交谈与观察的方式。评定结束后，两名评定者分别独立评分。抑郁自评量表因操作简单而应用广泛。

2. 认知的评估　认知是人们认识、理解、判断、推理事物的过程，并通过个体的行为和语言表达出来，反映个体的思维能力。认知功能的评估对判断老年人是否能独立生活及生活质量起着重要的作用。进行认知状态评估时需要考虑老年人的视力或听力情况，因视力不良或听力缺损会影响评估结果。常用于评定老年人认知状态的量表有简易智力状态检查（MMSE）和简易操作智力状态问卷（SPMSQ）。简易智力状态检查（MMSE）方法简便，评定员只要经合适训练便可操作，适用于社区和基层，其主要用途为筛选出需进一步检查的对象。使用量表时，可直接询问被试者。若在社区中评定，应注意避免他人干扰，当老年人出现灰心情绪或打算放弃时，需要鼓励。一次检查需要 5～10 min。简易心智状态问卷调查表（SPMSQ）较注重于定向力的测验，对于记忆力和注意力方面的测量项目少，适用于作为评定老年人认知状态改变的前后比较。无论老年患者是否出现认知功能损害，都要进行认知功能的筛查，以便以后被使用。

（四）老年社会健康评估

健康不仅是指躯体健康、心理健康，同时还应包含社会健康。社会学健康观指出，健康是一个人所具有的正常社会角色功能，具有执行其社会角色和义务的最佳活动状态。社会健康评估包括角色、文化、家庭、环境的评估。老年人角色的改变、社会角色功能的改变、社会支持程度的改变等，都将影响老年人的健康水平。社会健康评估也是老年人健康评估的重要内容。老年人的社会健康评估主要包括社会角色功能的评估、环境评估、文化评估和家庭评估。

1. 社会角色功能的评估　角色是社会对个体在特定场合下职能的划分，代表个体在社会中的地位和社会期望个体表现出的符合其地位的行为。社会角色种类繁多，不同职业、不同地位、不同行为特征都有与之对应的角色。老年人在自己的一生中经历了多重角色的变化：从婴儿到青年再到中年直至老年；从学习到工作直至退休；从儿子（女儿）到父母直到祖父母。因而老年人与周围人的关系也在不断地变化。老年人角色功能的评估主要从评估方式、老年人的角色变化、性生活的评估、社会关系形态四个方面进行。

（1）评估方式　在评估社会角色功能时，主要使用交谈法和观察法两种方法。交谈法常用开放式问题进行评估，这些问题包括"这个星期内做了哪些事情？""什么占用了你的大部分时间?""对你而言什么最重要?""什么事情对你来说最困难?""你对自己角色期望有哪些?""你希望从事哪些工作?"等。观察法主要观察老年人有无角色改变、角色不适应的身心行为反应,如疲乏、头痛、心悸、焦虑等。

(2)老年人的角色变化 老年人常因退休而退出某些社会角色。另外,由于子女成家立业,老年人养育子女的角色逐渐淡化,而他们往往承担起照顾第三代和家庭后勤服务工作的角色。在对老年人的角色功能进行评估时,要让其描述对自己承担的角色是否满意、有无角色适应不良(尤其是患者角色适应不良),同时还要描述别人对他们的角色期望及角色改变对他们生活方式、人际关系的影响。

(3)性生活的评估 对老年人性生活的评估有助于评估老年夫妻角色功能,有助于判断老年人社会角色及家庭角色形态。在对老年人进行性生活评估时,护士要秉承科学、尊重的态度,询问老年人过去和现在的性生活情况。

(4)社会关系形态评估 通过询问老年人的每日活动情况,有助于对老年人的社会关系形态进行评估。有助于获得有关老年人自我概念和社会支持资源的信息。如果被评估者对每日活动不能明确表达,提示社会角色的缺失或不能融合到社会活动中;如果对事物反应不明确,也可提示有认知或其他精神障碍。

2. 环境评估 包括物理环境、社会环境。

(1)物理环境 也称为自然环境,是存在于机体外的物质总和,包括生活环境、居住环境,如空气、食物、气候、卫生设施、安全等。环境评估可以通过询问、直接观察和测量获得,重点评估内容为居家安全环境,具体内容见表 11-1-1。

表 11-1-1　居家安全环境评估表

位置	项目	评估要素	是	否
一般居室	光线	是否充足		
	温度	是否适宜		
	地面	是否干燥、平整、无障碍		
	地毯	是否平整不滑动		
	家具	是否稳固、摆放有序、无障碍		
	床	高度是否合适(膝下、平膝、膝上)		
	电线	是否远离火源、热源、外包线 是否有破损		
	取暖设施	是否得当		
	电话	取用是否方便,紧急号码是否容易看见		
厨房	地板	有无防滑措施		
	燃气	开关标识是否清楚		
浴室	浴室门	门锁内外是否易开		
	地板	有无防滑措施		
	便器	高低是否合适,有无扶手		
	浴盆	高低是否合适,盆底有无防滑垫		
楼梯	光线	是否充足		
	台阶	是否完整,高度是否合适、台阶间颜色有无差异		
	扶手	是否完好		

（2）社会环境　影响老年人的社会健康水平,包括生活方式、经济状况、文化背景、法律法规、社会制度、劳动条件、人际关系、社会支持等。这些因素与老年人的健康状况有着密切的联系。

具体评估内容如下。

①生活方式的评估　不同的生活方式对老年人的健康状况影响不同,良好的生活方式有助于老年人的健康。生活方式评估主要包括饮食习惯、生活习惯、卫生习惯、休息和睡眠状况、娱乐休闲等。主要评估老年人有无吸烟、酗酒、不良饮食习惯等。

②经济状况的评估　经济状况对老年人角色影响最大。老年人收入减少,家庭中经济地位下降,因此应重点评估老年人的经济来源、单位工资福利状况,以及收入是否满足日常生活需求和医疗费用;家庭有无经济困难及失业人员;医疗费用支付形式。另外,还需要评估老年人居住条件、卫生条件。

③劳动条件的评估　主要是评估劳动保护条件、生产安全措施、劳动强度的大小等对老年人健康的影响。

④人际关系的评估　个体的社会关系网包括与之有直接或间接关系的所有人或人群,如家人、邻居、同学、同事、领导、宗教团体等,对住院患者进行人际关系评估还包括同室病友、医生、护士等。个体的社会关系网越健全,人际关系越亲密融洽,越容易得到所需的信息、情感及物质方面的支持,这些从社会关系网获得的支持,社会学家统称为社会支持。人际关系对老年人的身心健康更具重要性,因此评估人际关系对老年人健康的影响,主要是评估朋友、家人、邻居、社区与老年人的关系是否和睦,对老年人的关心、照顾程度是否周到等。

3. 文化评估　文化因素可以直接影响老年人身心健康。文化评估的主要内容包括价值观、信念、信仰、习俗等,这些文化核心要素,与健康密切相关,决定着人们对健康、疾病、老化和死亡的看法及信念。不同的文化背景对人的健康也有影响。因此,应从文化程度、生活习惯、卫生习惯、饮食习惯等方面评估其对老年人健康的影响。

4. 家庭评估　包括家庭成员基本资料、家庭类型与结构、家庭成员的关系、家庭功能与资源、家庭压力等。常用家庭功能评估的量表为APGAR家庭功能评估表(表11-1-2),内容包括五个重要部分,即适应度(A,adaptation)、合作度(P,partnership)、成长度(G,growth)、情感度(A,affection)和亲密度(R,resolve)。

表 11-1-2　APGAR 家庭功能评估表

序号	项目	经常	有时	很少
1	当我遇见困难时,可以从家人处得到满意的帮助			
2	我很满意家人与我讨论各种事情,以及分担问题的方式			
3	当我希望从事新的活动或发展时,家人能接受并给予支持			
4	我很满意家人对我表达情感时的方式以及对我愤怒、悲伤等情绪的反应			
5	我很满意家人与我共度美好时光的方式			

注:①"经常"得 2 分,"有时"得 1 分,"很少"得 0 分;②总分 7~10 为家庭功能无障碍,4~6 分为家庭功能重度障碍,0~3 分为家庭功能不足。

二、老年健康管理

随着我国人口老龄化的到来,老年人健康问题在未来社会中将更加突出。近年来,健康管理在控制医疗费用、降低医疗成本方面发挥了很大作用,通过健康管理将科学的健康生活方式传递给老年人,使老年人能改变被动接受疾病治疗为主动进行健康管理,从而能健康生活。

（一）老年健康管理的策略

1. 建立健康档案并规范管理健康档案　可以详细完整地记录老年人生命体征的变化,以及自身所从事过的与健康有关的一切行为与事件。可以通过健康档案为每个人提供全方位的健康服务。同时也可以让医生更仔细、全面、准确地了解老年人的身体状况,从而更加有效地诊断治疗或者指导老年人自我保健和康复。健康档案需要集中保管,统一归档。规范老年人健康档案的管理,可确保档案管理责任到人、网络健全、制度到位、管理达标,为老年人的保健及疾病防治工作提供准确、有效的数据。

2. 建立健康管理的信息平台　可以进一步提升健康档案的科学性和利用率。

3. 健康教育　健康教育的基本策略是信息传播、行为干预。目的是帮助人们树立健康意识,建立健康行为和生活方式。内容包括:老年人的合理饮食及运动方式;老年人常见意外及损伤的防护;老年人常见慢性病发病危险因素及干预;老年人的心理特点及精神卫生健康维护;老年人常见疾病的自我管理和合理用药;不同年龄老年人的保健需求。

4. 建立老年人就医的绿色通道　从社区卫生服务机构到医院,应为老年人建立就医绿色通道,可以保证老年人能够方便、及时就医,保证老年人从入院开始就享有特殊照顾,防止老年人因无人陪同照顾而发生跌倒等意外情况。

（二）老年人健康管理的措施

1. 生活方式管理　良好的生活方式可以消除或减少健康危险因素,减少许多疾病的发生。通过健康管理培养老年人养成健康生活方式,远离不良行为,减少健康危险因素对健康的损害,预防疾病,改善健康。生活方式可从以下几方面来改变。

（1）指导老年人进食。清淡饮食,营养搭配合理,多食新鲜水果、蔬菜、鱼类、豆制品和全麦食品,少食高糖、高脂、高嘌呤食物,不食油炸和腌制食品。戒烟、限酒。养成科学的饮食习惯。

（2）指导老年人每天定时定量运动。根据老年人的体质制定运动类型和运动量。一般每次运动 30 min,以不疲劳为度,每周 5 次左右。运动方式可选择自己喜欢的方式,以便长期坚持,运动量由小到大。

（3）睡眠障碍是困扰老年人常见的病症之一。根据老年人具体情况给出睡眠时间、睡眠质量、失眠策略等方面的指导。如保持有规律的生活,白天干一些力所能及的家务劳动,午睡时间不宜过长,一般以 30 min 为宜;晚饭不宜过饱,睡前不宜饮茶和咖啡,不宜抽烟饮酒,不宜长时间看电视,养成睡前热水泡脚的习惯。

（4）帮助老年人培养个人爱好和兴趣,鼓励支持老年人积极参加社会活动,可以克服因退休产生的空虚和失落感,维持较好的精神状态和一定的活动水平。

2. 心理健康管理　老年心理健康是指个体内部心理过程和谐一致,与外部环境适应良好的心理状态。主要表现有情绪稳定积极、认知功能正常、自我评价适当、人际交往和谐、适应能力良好。老年人多因身体机能退化,易患多种疾病,加之离退休后精神空虚、寂寞,会出现精神压力过大和心情抑郁等不良心理状况。因此,护士应通过疏导和沟通,给予一定的支持和心理干预,帮助老年人调整心态,稳定情绪,形成积极乐观的生活态度,促进老年人身心健康。

具体包括如下内容。

（1）通过随访与老年人沟通，了解老年人的心理需求，给予鼓励和安慰，使老年人感到被重视和尊重，从而保持较好的心理舒适度。

（2）告知老年人精神压力和不良情绪对身体的危害性。

（3）告知老年人调整情绪的方法，如培养兴趣、参加社交活动、加强人际沟通等，学会释放不良情绪，保持乐观情绪。

（4）对退休后、文化层次低、丧偶、独居、患有慢性病的老年人，注意观察有无心理障碍的危险，指导老年人调整心理，保持平和心态，提高自控力。

（5）对有心理问题的老年人，要详细了解患者心理特点，发现问题的根源，针对性地进行心理疏导，必要时给予药物治疗。

3. 慢性病的管理 包括预防、治疗、护理的全过程。在整个实施过程中，首先应为老年慢性病患者建立慢性病档案，针对每个老年人的健康问题制定个性化的处理措施和指导；帮助其建立健康的生活方式；积极治疗原发病，防治疾病进一步发展，预防各种并发症，提高生活质量。

4. 安全用药的管理 老年人因各脏器功能不同程度的退化，可影响药物的吸收、分布及代谢，老年人常多种疾病并存，同时服用多种药物，可导致药物不良反应增强，药物中毒的可能性增大。老年人由于记忆力及分辨力下降，导致对药物的储存、保管、使用不当，增加了药物不良反应发生的概率。因此，针对老年人用药特点，应合理选择药物，尽量减少药物的种类，选择何时得到药物剂量，掌握用药的最佳时间，加强对老年人用药指导和宣教等措施，以提高老年人的用药安全，减少不良反应。

（余新华）

第二节　老年康复健康教育与机构管理

一、老年康复健康教育概述

健康是生存的基础，是幸福生活的保证，人们学习、工作就是为了更好地生活，没有健康，一切妄谈。

（一）健康的基本概念

1. 健康的定义 世界卫生组织 1948 年提出：健康不仅是没有疾病和虚弱，而是身体健康、心理健康和社会适应的完美状态。身体健康，即生理状态良好，人体的各个器官、系统的功能正常，没有疾病与躯体残缺；心理健康，即有良好的个性，良好的处事能力与良好的人际关系；社会健康，即能很好地适应周围环境和社会生活的各方面，自己的思想、情感和行为能适应社会的变化，与社会环境的要求相一致。

2. 健康的十个具体标志 世界卫生组织衡量健康有 10 个标志：①精力充沛，能从容不迫地应付日常生活和工作；②处事乐观，态度积极，乐于承担责任，不挑剔；③善于休息，睡眠良好；④应变能力强，能适应各种环境的变化；⑤对一般感冒和传染病有一定的抵抗能力；⑥体重适当，体态匀称，头、臂、臀比例协调；⑦眼睛明亮，反应敏锐，眼睑不发炎；⑧牙齿清洁，无缺损，无疼痛，牙龈颜色正常，无出血；⑨头发光洁，无头屑；⑩肌肉、皮

本节PPT

Note

肤有弹性,走路轻松。

3. 影响健康的主要因素

(1) 生物、遗传因素　20世纪初期及以前,病原微生物引起的传染病、感染性疾病是人类死亡的主要原因;生物性遗传因素是另一大类致病因素,某些遗传或非遗传的内在缺陷、变异与老化可导致人体发育畸形、内分泌失调和免疫功能异常等。

(2) 环境因素　人类生存环境包括自然环境和社会环境,所有的健康问题都与环境有关,例如:日常生活中的污染、噪音、辐射;社会环境中的文化教育,居住条件及营养状况。

(3) 行为与生活方式因素　生活方式是指一定环境条件下所形成的生活意识和生活行为习惯的总和。糖尿病、高血压、冠心病、肥胖、精神性疾病等均与行为和生活方式有关。世界卫生组织1992年指出,影响健康的诸多因素中,60%取决于个人的生活方式,15%取决于个人生物因素,8%取决于医疗保健,17%取决于环境因素。可见,行为和生活方式与健康是密不可分的。

(4) 医疗卫生服务因素　医疗卫生服务是医疗卫生机构和医务人员为防治疾病,促进健康,运用卫生资源和医疗保健手段向个人、群体和社会提供服务的过程。医疗卫生服务对人类健康的影响主要体现在两个方面:一是医疗卫生服务的提供,包括服务范围、内容与质量等;二是医疗卫生服务的利用,基层健康教育的一项重要内容就是指导人们树立健康的消费观,合理利用医疗卫生服务。

(二) 健康教育的概念

健康教育是指通过信息传播与行为干预,帮助个人和群体掌握卫生保健知识、树立健康观念,自觉采纳健康行为与生活方式的教育活动过程,从而培养人们个体的卫生素养,提高民族整体素质。

(三) 老年康复健康教育概念

随着人们生活水平的不断提高,人类平均寿命日益延长,人口老龄化成为全球发展的趋势。目前我国60岁以上老年人所占比例已经超过10%,由于人口老龄化,临床上老年患者增多,为老年人提供康复健康教育成为医护人员的一项重要职责。健康教育是有计划、有组织、有系统和有评价的教育活动,其核心是教育人们树立健康意识,养成良好的健康行为和生活方式,保护和促进个体和群体健康。康复健康教育是健康教育大系统中的一个分支,是主要由康复治疗师进行的、针对患者或健康人群所开展的、具有康复特色的健康教育活动。

老年康复健康教育是医护人员(主要是康复治疗师)有计划、有目的地向老年人介绍康复健康知识,进行康复健康指导,使其理解健康的意义,增强自我保健与自我康复的能力,是康复治疗过程中一个重要的环节。我们不仅要为老年患者的疾病提供康复治疗,还要为老年患者的健康提供服务与措施,教给老年患者相应的健康知识,使老年人在患病时不至于不知所措,减轻其心理负担,调动患者的积极主动性,配合治疗。老年患者因理解及接受知识的能力差,并且往往病情复杂、病种多,因此反复、细致的康复健康教育对于老年人来说尤为重要。

二、老年康复健康教育内容

(一) 宏观内容

(1) 学习老年人保健知识,科学防治慢性病。积极参加健康演讲活动,看科普书籍,收听养生保健节目,接受专家指导等,尽量多掌握一些健康科普知识,尤其是掌握高血压、高血脂、糖尿病等常见疾病的预防知识,科学防治慢性病。

（2）老年人要定期体检。定期体检是防治疾病的重要手段,可达到早发现、早诊断、早治疗的目的。应每年定期体检一次。

（3）科学调节情志,保持心理健康。老年人要自得其乐,科学调畅情志,放松心情,学会豁达,懂得谦让,喜当一名老顽童。

（4）合理膳食,科学营养。合理饮食和营养是保证老年人精力充沛、身心健康、延年益寿的物质基础,要合理搭配,全面营养,尤其要低盐、低脂、低糖、高维生素、适量蛋白质饮食,食物要多样化,少量多餐,足量饮水,积极参加户外活动,维持适宜体重为宜。

（5）合理用药。用药要遵医嘱,严格遵守用药时间和用药剂量,杜绝滥用保健品。

（6）懂得常用中医养生保健知识,包括调摄情志、饮食调养、起居有常、科学运动、穴位保健等。通过媒体或老年大学学习一些中医养生保健常识,不但可延年益寿,同时还可老有所学,自得其乐,修身养性,做到老有所为,不失为养生良法之一。

（二）具体内容

老年人内脏、肌肉、骨关节等有不同程度退变和功能障碍,这些功能障碍往往都和缺乏运动有关。中国正在进入老龄社会,因此老年人的康复健康教育是防治老年性疾病,保持身体健康的重要环节。健康教育具体内容包括老年心血管疾病康复、老年呼吸系统疾病康复、老年内分泌代谢疾病康复、老年运动系统疾病康复、老年神经系统疾病康复等。

1. 老年心血管疾病　心血管康复健康教育是对患者从生理、心理、文化、社会适应能力等方面进行的一种教育。它通过向老年人传授所患疾病有关的预防、治疗知识与技能,康复锻炼的有关知识,调动老年人参与康复活动的积极性,达到恢复和增进心脏功能的目的。对于老年人的教育要持之以恒、重点突出,根据不同时期、不同病情需求进行教育,教育要因人而异。

2. 老年呼吸系统疾病　由于老年人呼吸道黏膜逐渐萎缩,分泌机能下降,内脏器官功能衰减,体内吸入和排出的气体量相应减少,从而影响新鲜空气的吸入和废气的排放。老年人全身免疫力减弱,体温调节功能减弱,对外界环境变化反应迟钝,也为细菌繁殖提供了有利条件。老年人呼吸系统发病率随年龄的增长而增高,年龄越大,发病率越高。因此积极开展康复健康教育,使他们树立战胜疾病的信心,提高康复意识,增强自我保健能力,才能使他们生活得更舒心、更快乐。

3. 老年内分泌代谢疾病　老年人内分泌系统的变化是伴随着机体的衰老而发生的。随着年龄的增长,老年人内分泌器官的重量降低,在甲状腺、肾上腺和垂体中,甲状腺减轻最为明显。老年机体中各类与激素特异性结合的受体普遍减少,导致生理的或内分泌系统受到刺激时,反应速度慢且程度降低,即反馈过程迟缓,同时对药物刺激的反应性也明显降低。这就会造成内分泌失调,会引起相应的临床表现。

4. 老年运动系统疾病　老年人肌肉的力量随年龄增长而减弱,由于细胞水分减少,细胞间液增加,肌纤维变细,其弹性、伸展性、兴奋性和传导性都大大减弱,使肌肉逐步萎缩。随着年龄增长,肌肉耗氧量减少,老年人容易疲劳,容易损伤,损伤后恢复很慢。随着老年人年龄的增长,骨关节由于软骨纤维化、骨化及磨损,关节滑囊变得僵硬,导致关节灵活性差,活动幅度减少,从而发生各种骨关节病变。

5. 老年神经系统疾病　神经系统疾病是指发生于中枢神经系统、周围神经系统、自主神经系统的,以感觉、运动、意识、自主神经功能障碍为主要表现的疾病。大多数都有明确的病理变化;疾病起病各不相同,发病时可出现意识、认知、运动、感觉等神经异常,病情复杂,发病及死亡率高,致残率高,治愈率低。

三、我国老年康复机构服务体系

世界卫生组织把康复医学、保健医学、预防医学、临床医学并称为人类医疗卫生体系的四大环节。现代康复医学服务是从预防到疾病早期的干预,再到疾病过程系统功能的维护,直到残疾的预防及功能、能力的促进及代偿的过程。其宗旨是将患者看作一个整体的人进行全面的治疗,最大限度地使患者恢复功能,使其重返社会。

老年康复服务体系包括患者从发病、医院救治与急性期康复、出院后稳定期康复到恢复期康复各环节的综合性康复医疗服务。这个服务链条的技术水平和完整性,对疾病伤残的治疗效果和老年患者恢复自理或工作能力的可能性直接相关。

老年康复医疗服务需要一套独立于临床服务之外的系统提供,不但需要场所、专业人员、设施设备等,还需要立法支持、配套的管理政策和其他机制的建立。

(一)大型公立医院康复医学科

康复医疗服务功能已受到各级综合性医院的普遍重视,康复医学科的设置呈现出由省部级大医院向地市级以及基层医疗机构扩展的趋势,康复医学科病区的床位数量呈现较大幅度的上升,其社会需求日益增长,医疗机构的发展理念也发生重要变化。但我国各地之间的学科发展呈现很大差异,康复科硬件建设相对于临床诊疗设备较落后。

(二)康复中心或康复医院

目前,我国康复专科服务资源主要分布在残联、卫生、人社、民政、教育及社会机构六个方面。

中国残联系统在中国政府的大力支持下,建成国家、省、地市、县级康复机构,基本形成了覆盖全国的残疾人康复服务网络。

卫生系统康复资源主要存在于各级医院的康复医学科,近几年随着康复知识的普及,在大中型城市的康复医学科发展迅速,现代康复理念得到快速提升,其中一部分大型公立医院开始建立下属的康复专科医院。

随着我国社会劳动保障制度的不断完善,一些地区开始建立专门为工伤患者提供康复服务的工伤康复机构,服务模式以后期康复和职业康复为主,部分地区采取"购买服务"方式,委托残联或卫生系统康复机构承担工伤康复任务。

康复医学在全国普及的同时,各级民政部门设置的疗养机构开始在机构内部增设康复服务内容,将疗养保健与康复治疗融为一体,治疗理念以休闲、疗养为主,兼部分康复治疗,康复内容相对局限,功能设置欠完整,服务对象多局限于特定人群。

在一些特殊教育学校,以特殊教育和某类特定疾病的康复为主,如聋哑学校、盲校等,这些机构的康复治疗大多与教育内容结合紧密,专业内容更加细化,局限性更大。

民办康复机构通常规模较小,大部分以营利为目的,提供的康复手段十分有限,极少数民办康复机构享有较好口碑。

老年康复服务体系和服务内容贯穿于教育系统以外的康复机构中,受人群发病率及致残率的影响。

(三)社区康复

我国社区康复始于 20 世纪 80 年代中期,是从西方逐渐引入并在康复医学的基础上发展起来的。政府的导向作用促进了我国社区康复事业的大力发展,逐步形成以政府为主导,有关部门各负其责,社会广泛参与的格局。社区康复现已成为我国老年人康复服务的基础,而且也是我国推行老年人"人人享有康复服务",促进老年人全面康复的主要方式。尽管近10年来,我国康复事业取得很大发展,但由于复杂的社会原因,社区康复还存在着许多亟待解决的问题:社区康复工作与二三级康复医疗服务体系缺乏有效衔接,造成社区康复工作无法真正与康复医疗服务体系建立一体化联系。

四、我国老年康复机构管理策略

(一) 建立"社会大康复"体系,全面整合康复资源

建议以卫生、残联、民政部门为主要机构,建立联合协调机制,负责资源规划使用和服务提供过程管理,以医疗机构为技术依托,以残疾人康复、养老院和护理院及社区机构为基础服务,向社会提供整体性康复服务。

(二) 明确各类医院的分工,树立康复医疗机构的正确定位

由综合、专科医院负责较严重疾病和创伤的急性期治疗和手术,病情进入平稳期后,由专业康复医院承担患者相应康复治疗。需形成以医院康复、门诊康复、社区康复、家庭康复为主体,同时兼备长期入院、短期入院、日托、夜托等多种服务形式,将多等级、功能医疗机构紧密配合衔接,保证患者获得长期专业化康复治疗。

(三) 树立"早期、主动、全面"的康复理念

"早期"康复是指患者急重症、危险期过后即开始康复;"主动"康复是指由"被动训练"转为调动患者主动性、积极性的"主动训练";"全面"康复是指康复从伤病开始就进行计划,贯彻始终。

(四) 建立综合、便捷的社区康复服务机构,并加强与机构康复衔接体系的建设

建设科学、综合、便捷、低廉、持续的社区康复服务体系,将社区养老和康复相结合,推动康复医疗分级诊疗体系建设,是我国康复医学面临的严峻挑战,也是康复医学发展的方向。加强社区医疗机构提供康复医疗服务的能力,是推行分级诊疗的重要途径。急性期在综合性医院治疗达病情稳定出院后,转往康复治疗中心或社区康复机构,接受正规康复治疗,大大节约了医疗资源和资金。

(王 平)

第三节 医康养护融合模式设置与管理

本节PPT

一、"医康养护融合"模式概念

随着我国老龄化程度的不断加剧,老年人对医疗、康复、护理、生活照料的需求与日俱增,而我国养老服务和医疗服务相互独立、自成系统、互不衔接,老年人的生活照料和医疗、康复服务需求无法同时得到有效满足。老年人一旦患病,不得不在家庭、医院和养

Note

老院之间往返,既耽误了治疗,也增加了负担。在当前社会背景下,如何有效解决老年人的养老与医疗问题,成为养老服务体系建设和医药卫生体制改革面临的重要议题。养老与医疗相结合,已成为当下老年人安度晚年的必然选择,并将成为老龄产业的里程碑。

医康养护融合,就是医疗资源与养老资源的相互渗透,相互结合,它实现了社会公共资源的最大化利用。其中,"医"是手段或工具,而"养"才是中心和根本。"医"是指医疗服务,包括疾病诊治、护理、康复、安宁照护、预防保健、健康指导等需要专业医疗技术人员参与完成的服务;"养"是指养老护理员为老年人提供的服务,包括生活照料,基础护理、康复护理、心理护理及安宁照护等护理。可见"医"和"养"没有明显的界限,"医康养护融合"是养老服务的升华和必然,集医疗、康复、养生、养老、生活照护等为一体,并将医疗放在首要位置,实现"医疗机构能养老,养老机构有医疗"的目的。

二、养老服务供需现状

(一)养老服务需求现状

当前我国老年人口的总量和占总人口的比重都在不断上升。随着我国老龄化进程的加速,中国失能人口的规模在 2050 年前将快速扩大。伴随着我国人口老龄化、高龄化的不断发展,失能、失智老人的规模不断扩大。空巢、失独老人数量的攀升,老年人患病率高、患病种类多、患病时间长、并发症多、治疗难度高等现实问题,对长期医疗、康复、护理、照料服务的需求不断增加。因此,我国养老服务需求将持续增加。受计划生育、人口流动和老少分居等因素影响,家庭中能够承担老年人照料服务的成员越来越少,家庭整体照料负担增加。家庭规模缩小,家庭结构简化,老年人与成人子女居住在一起的比例降低,意味着很多老年人难以得到家庭的及时照料。即使老年人与子女居住在一起,但由于子女需要应付众多来自学习和工作等方面的社会压力和抚养下一代的教育压力,也无暇顾及老年人的生活照料、情感交流和社会参与等方面的需求,尤其对残障老年人、慢性病老年人、易发病老年人和绝症晚期老年人的医疗、康复、护理和临终关怀等特殊需求更是无能为力。在家庭照料功能大幅度削弱的背景下,如何承接家庭溢出的养老功能,是目前亟待解决的养老难题。

(二)养老服务供给现状

我国已进入人口快速老龄化的阶段,养老服务业发展迅速,但是当前国内养老机构多采取"医养分离"的养老模式,医养结合机构养老服务供给能力较弱,存在总量供给不足、服务内容单一、服务水平较低等问题。大多数养老机构主要以提供简单的生活照料服务为主,医疗服务较少,瘫痪卧床或痴呆的老年人是最需要养老服务的群体,但由于养老机构的风险规避和难以提供专业的医疗护理服务,导致养老机构的覆盖人群出现结构性缺陷,即基本生活能够自理的老年人受到欢迎而拒绝失能、失智老年人。目前我国人均养老床位拥有率不仅低于发达国家 5%～7% 的平均水平,也低于发展中国家 2%～3% 的水平。从理论上讲养老床位应该是供不应求的,但养老机构的床位闲置率却在 50%～60%。这说明融入长期照护理念的"医康养护融合"型养老床位比较缺乏。

大型医院难以提供细致的养老服务,它们主要关注急性病症的救治,对那些大病恢复期、后期康复治疗、慢性病、残障和绝症晚期的老年人无法提供细致的生活护理,但本应出院的老年人趋于风险最小化的行为选择,坚持留在医院,频繁"押床"。这加剧了大型医院医疗资源的紧缺,使得许多老年人的真正需求得不到满足,医院应有的治疗功能没有得到充分发挥,医疗资源也未得到有效利用。大型医院迫切需要"医养结合"型养老机构来承担这些老年人的常规护理工作,以实现治疗、康复与护理的无缝衔接。

在大型医院病床紧张的同时,中小型医疗机构资源闲置,一些二级以下的中小型医疗机构的床位使用率偏低,大部分医疗资源闲置。如何充分利用闲置的医疗资源是中小型医疗机构和民办医院发展面临的普遍问题。

三、"医康养护融合"养老模式的内涵

"医康养护融合"养老模式涵盖五个方面的元素,即服务主体、服务客体、服务内容、服务传递方式和管理机制。

(一)服务主体

服务主体即"医康养护融合"服务的提供方。具体地说,服务主体包括老年公寓、护理院、临终关怀院、康复医院、各级医院、社区卫生服务中心和社区居家养老服务中心等。

(二)服务客体

服务客体即"医康养护融合"服务的对象。全国第六次人口普查根据调查对象的自我判断,将人口的健康状况分为四类,分别是健康、基本健康、不健康和生活不能自理。"医康养护融合"养老服务面向上述四类老年人,但重点面向生活不能自理的老年人,主要包括残障老年人、慢性病老年人、易复发病老年人、大病恢复期老年人及绝症晚期老年人等。

(三)服务内容

服务内容即"医康养护融合"的服务项目。从重点服务对象可以发现,"医康养护融合"服务并不仅仅是提供日常生活照料、精神慰藉和社会参与,更为重要的是提供预防、保健、治疗、康复、护理和临终关怀等方面的医疗护理服务。

(四)服务传递方式

服务传递方式即将"医康养护融合"服务覆盖到老年群体的途径。"医康养护融合"服务的传递方式主要有三种,即养老机构或社区增设医疗机构、医疗机构内设养老机构、养老机构或社区与医疗机构联合。

四、"医康养护融合"养老模式的类型

"医康养护融合"养老模式大致分为三种类型。

(一)养中有医模式

卫生管理部门要支持有条件的养老机构设置医疗机构。养老机构内设医疗机构为老年人提供基本的医疗服务,形式有门诊、医务室、卫生所、保健站、国医堂等,甚至包括内科、外科、检验科、B超室、心电图室、康复治疗室、药房在内的一二级医疗机构,在满足老年人日常身体检查、常规化验、药品购置、康复理疗等多方需求的同时,也能对突发急症老年人进行必要的抢救。

(二)医中有养模式

医疗机构依托现有的医疗平台,开设无陪护老年病科,首次将老年无陪护病房发展成集健康教育、医疗、护理、康复、养老和临终关怀为一体的病房模式,老年人在疾病加重期或治疗期进入住院状态,在康复期和病情稳定期可转为休养状态。由医生、护士、养老护理员组成服务团队,将老年人划分为自理型、介护型、全护型和临终关怀型四种类型,根据不同护理需求确定不同服务内容。入住老年人住院产生的费用纳入医保范畴;康

复、护理费用纳入长期护理保险。医疗机构要积极支持和发展养老服务,有条件的二级以上综合医院应增加老年病床数量,做好老年慢性病防治和康复护理。充分利用现有的优良医疗资源,通过增设、改建等方式使养老服务融入医疗服务中。

(三)医康养护融合新模式

成立医康养护协作联盟。医疗机构依托老年医学专业的技术与服务优势,为周边养老机构提供人才培养、心理辅导、义诊巡诊和健康教育等方面的专业技术扶持。同时,合作养老机构可通过绿色转诊通道随时将患病老年人转入协作医院住院治疗,经医院治疗好转或痊愈的老年人再送回养老院,形成完善的双向转诊机制。医康养护协作联盟的形成实现了养老机构与医疗资源的整合和共享,最大限度地提高了医院床位的周转率和养老床位的利用率。

建立长期医疗护理保险制度,将残疾、半失能和失能等需要长期护理的参保老年人医疗费和护理费纳入护理保险基金支付范围。护理保险费主要通过调整基本医疗保险统筹基金和个人账户基金比例的方式筹集,财政给予一定补助,用人单位和个人不另行缴费。参保人经评估达到半失能和失能标准,并需医疗护理后方可享受护理保险待遇。目前主要有三种护理方式:一是入住定点护理机构接受长期医疗护理;二是居家接受医疗护理;三是入住二三级定点医院接受医疗专护。护理方式不同,护理保险基金支付和个人负担各有不同。同时,保险经办机构与定点护理机构之间实行"定额包干结算,超支不补"的费用控制管理办法。此种养老模式有助于优化医疗卫生资源配置,减轻医保基金的支付压力以及老年人及其家庭的经济负担和护理压力,推动医院、社区、患者和医保多方共赢。

探索医疗机构与养老机构合作新模式,医疗机构、社区卫生服务机构应当为老年人建立健康档案,建立社区医院与老年人家庭医疗契约服务关系,开展上门诊视、健康查体、保健咨询等服务,加快推进面向养老机构的远程医疗服务试点。

五、推行"医康养护融合"养老模式的必要性

人口老龄化进程增速,不良生活方式致慢性病增多,使得医疗服务供需矛盾日渐突出;全民医疗保险体制的推进,后医学时代的到来,使得民众的保健意识不断增强,预防性住院、康复性住院人数逐渐增多;健康服务供需失衡导致医疗机构不断加床,但患者等候住院时间仍不断延长。不断攀升的入院患者与有限的医疗资源的矛盾导致了病床周转率的加快,同时也引出了"延迟出院""长期住院""超长住院"等概念。

长期住院是指住院时间超过30天的患者,大多数长期住院患者属于"延迟出院"。究其原因,疾病仍需后续治疗,但暂时找不到适合继续治疗的机构,或者出院后家庭或社区无法提供后续支持性治疗的场所。长期住院无异于对医疗资源的极度占有和浪费,但后医学机构设置的缺失让这一现象的存在趋于合理。长期住院原因如下:①年龄因素:患者年龄越大,住院时间越长;长期住院患者中,老年人所占比例较多,主要因老年人体质差、慢性病、失能、半失能概率大,治疗复杂,康复时间较长,自理能力较弱,对医疗护理的需求较大。②疾病因素:肿瘤、呼吸循环系统等慢性疾病,病情复杂,复发性较高,康复时间较长,出于安全考虑,多在治疗后期滞留医院接受专业医疗护理。③照护支持:更多的患者滞留医院是由于出院后缺乏专业护理人员的照护或专业照护费用较高,医疗保险不予报销,社区卫生服务能力不足等所致。

长期住院延长了医院的平均住院时间,降低了病床的周转率和使用率,不利于医院

服务的优化管理。同时降低了医院的服务质量和满意度,增加了医院感染的风险;同时增加了患者的经济负担、医疗依赖性和社会隔离感;最主要的是导致医疗资源不合理占用和医疗保险资金的流失,导致医疗保险资金的极大浪费。

长期住院或滞留医院并非患者的主动选择,而是反映了卫生服务未能满足此类处于治疗边缘患者的护理需求,这就需要建立一种既满足长期住院健康服务需求,又不占用急症患者医疗资源的照护模式,即"医康养护融合"照护模式,集医疗护理与生活照料于一体的照护机构,如"护理院""康复中心"等,为老年人、慢性病患者、长期康复患者提供长期照护服务,不仅缓解长期住院患者对医疗资源的极度占用,同时有效地弥补了二级医疗机构的不足,是建设覆盖城乡医疗体系的重要环节,是保障人人公平享有卫生保健的有效措施。

"医康养护融合"将医疗专业护理、康复的优势与养护机构有机结合,在满足生活照料的同时,提高了照护的服务质量,减轻了现代家庭无法提供长期照护的负担。同时人口老龄化使长期医疗护理服务需要迫切,且呈逐渐扩大趋势,在未富先老及养老、医疗、长期照料服务等社会保障制度不完善的情况下,解决老年群体的医疗、长期康复治疗需求,成为当前社会保障和相关政府部门不可回避的问题。通过医疗机构和养护机构之间的多种方式结合,使其资源共享、优势互补,建立并完善"医康养护融合"的照护模式势在必行。

"医康养护融合"照护体系既避免了长期住院只注重患者基本治疗而忽视心理需求的问题,又区别于单纯提供基本生活需求服务。服务内容包括生活照料、心理抚慰、文体娱乐、康复保健、健康咨询、疾病诊治、医疗护理、临终关怀等,对提高养老、康复、护理、医疗等服务的连续性、协调性、整体性均有划时代的意义。构建"医康养护融合"照护体系,设置为长期卧床、重症监护、失能失智群体提供生活护理、康复、临终关怀服务的医疗机构,是现代医疗服务体系的极大补充,对于形成真正的功能互补、有序发展的医疗服务新格局,构建"无缝医疗"体系,深化医疗体制改革,均起着重要作用。

六、"医康养护融合"养老模式发展面临的困境

(一) 资金投入不足,服务主体参与积极性不高

卫生管理部门对养老机构设置医疗机构的标准要求较高,使得设置成本提升。此外,养老机构要满足 24 h 医护值班,才能实现真正意义上的医疗保障。医疗保障的运营成本,人力资源开支对微利甚至不盈利的养老机构而言,无疑是不可承受的压力。如果要建成康复院或护理院,养老机构的建设成本和运营则更加不言而喻。综合能力强的三级医院要发展就要将经济效益放在重要位置,从而导致医疗资源相对紧张,加之医患关系、医疗纠纷和养老行业的低利润等因素,使得医疗机构内设养老机构的积极性不高。现行的护理收费定价标准过低,医院提供的护理服务越多,就意味着亏损越严重。一些社区和小型养老机构主要是与社区卫生服务中心和一级医院合作,但由于合作方医疗设施简陋,基本上很难满足社区和养老机构对高质量医疗服务的需求。很多较大规模的养老机构虽然与附近大型医院签订了合作协议,但合作协议中服务内容、服务标准和要求不够细致明确,而且缺乏有效监管和问责,很难确保老年人突发疾病时能够得到及时救治。

(二) 服务收费水平偏高,服务内容单一僵化

"医康养护融合"型养老机构因其更高层次、专业的医疗服务而导致收费比普通养老

机构要高,而失能、半失能、残疾、患病、高龄老年人的家庭往往因其致贫。"医康养护融合"型养老机构收费偏高与有需求的老年人消费水平低之间的矛盾,导致老年人对医康养护服务的有效需求不足,进而导致"医康养护融合"型养老机构床位利用率不高,资源配置效率降低。真正有需求的残障老年人、慢性病老年人、易复发病老年人等,因为支付能力有限而难以进入"医康养护融合"型养老机构。此外,国外会对入住机构的老年人的状况先行评估,从而保证服务内容的针对性和标准化。而我国目前对老年人缺乏全面评估,导致无法明确老年人是否需要"医康养护结合"服务以及服务的具体内容和需求程度,很难做到服务内容与服务需求相吻合。设有医务室的养老机构主要还是以简单生活照护为主,以提供简单治疗为辅,无法为老年人提供疾病预防、治疗、康复、护理和临终关怀等专业医疗保健服务。与一级医院和社区卫生服务中心合作的养老机构,注重对慢性病老年人提供治疗性措施,但忽视了健康教育、健康咨询、行为干预等服务内容。大型三级医院内设的养老机构能提供相对优质的医疗服务,但往往忽视精神卫生、社会活动和社会交往等服务内容。

(三)管理部门多,政策落实难

普通养老机构归民政部门审批和管理,社区居家养老服务由老龄办组织实施,医疗卫生机构归卫生部门认定和管理,医保报销由社保部门管理。由于制度原因、行业差异、行政划分和财务分割等因素,民政、卫生、老龄和社保等部门都要介入到"医康养护融合"型养老机构中,虽各有职能分工,但仍存在职责交叉情况。如民政部门进行年终考核时要审核"医康养护融合"型养老机构的医护人员资质、设备等项目,这就与卫生部门的职责存在交叉,导致管理部门和养老机构的人力、物力资源浪费。同时,由普通养老机构转型的,有机会获得政府一次性建设财政补贴和运营补贴,但由医疗机构直接转型的却得不到任何补贴。这种"多头管理"或"多头不管"的局面使得各部门对各项扶持政策的认识、调整和落实难以做到协调一致和横向整合。为鼓励社会力量兴办养老机构,各地政府在土地、税收、排污、水电气暖、有线收视、医疗、通信和培训等方面,相继出台了一系列优惠政策和扶持措施,但优惠政策基本上难以落实到位。

此外,能否纳入医保定点范围对"医康养护融合"型养老机构的发展影响较大,普通养老机构转型后难以获得医保定点资质。由于监管体系的缺乏以及利益驱动,部分已过治疗期的老年人借机将常规的养老服务费用转移到医保,损害了医保制度的公平性。这种道德风险的存在促使普通养老机构转型后难以获得医保定点资质。

七、完善"医康养护融合"养老模式的对策

(一)提高供给主体的积极性,完善服务方式

鼓励一二级医院和社区卫生服务中心发挥专业技术优势,转型为康复院、护理院、临终关怀院等"医康养护融合"型养老机构,直接提供养老照料和医疗护理服务,拓宽"医康养护融合"服务的供给渠道。对规模较大的养老机构,在符合医疗机构设置规划和基本标准的前提下,经卫生部门审查准入后可设立医疗机构。养老机构可以通过服务外包、委托经营管理等方式吸收医院来运营管理,从而提升双方的专业优势,相辅相成。对规模较小且社区卫生服务不健全的养老机构,可按规范的设置标准开设医务室、卫生所、保健站等,也可与附近医院协商在养老机构设立医疗联系点。规模较小且周边社区服务网络发达的养老机构,可与附近的医院、社区卫生服务中心合作共享医疗资源,以法定协议形式建立具体明确的合作项目,确认双方责任与义务,形成流畅的双向转诊机制。

（二）依据老年人的不同需求设定相应的服务内容

由卫生、民政、老龄等部门成立专家委员会，对有需求的老年人实施健康评估，根据评估结果确定相应的服务地点和服务内容。对于健康老年人、无疾病的半失能老年人以及患有慢性病但生活仍能自理的普通老年人，可以居住在社区或普通养老院，主要以生活照料为主，由社区卫生服务中心或医务室提供疾病预防保健、健康管理与教育、康复等基本公共卫生服务。处于急性病或慢性病急性发作期的老年人，可以采取转诊二级以上大型医院的方式来解决，待病情稳定后再转移至"医康养护融合"型养老机构，进而接受"医康养护融合"的整体性服务。那些患有慢性病、恶性疾病、易复发疾病、大病初愈或晚期绝症的失能、半失能老年人，对高端复杂的治疗服务需求不大但又依赖专业且中长期的医疗护理，服务内容要以生活照料、精神慰藉和文化娱乐等常规性养老服务项目为基础，以疾病诊治、康复保健以及临终关怀等医疗服务为重点。"医康养护融合"型养老机构可以在充足的硬件和软件基础上贯彻持续照顾理念，在内部设置生活照料区、慢性病治疗区、失能护理区、康复养护区和临终关怀区，通过能力评估和服务需求评估，分别收养基本生活自理能力程度不同的老年人，从而实现服务体系的内部整合。

（三）健全职能部门管理机制，落实各项优惠措施

职能部门要充分认识到多元主体的整合，有助于形成一个具有示范效应的服务规划和供给链条。要紧密结合本地实际情况，科学制定养老服务体系总体建设规划，将"医康养护融合"养老模式纳入经济社会建设发展、城市建设总体规划和医疗资源分布规划中。同时，应进一步完善和落实各项优惠政策，建立"医康养护融合"养老模式发展专项基金或设立养老基金会，鼓励和引导银行增加对"医康养护融合"型养老机构建设项目的信贷支持，对新建的"医康养护融合"型养老机构建设用地采用划拨方式或明确土地出让金的优惠标准，推动税收优惠政策进一步细化、量化、可操作化，从而吸引更多的社会力量参与"医康养护融合"养老模式的建构与拓展。卫生、社保、民政和老龄等职能部门还需进一步加强横向联系，打破条块分割，明晰"医康养护融合"型养老机构的服务性质、服务主体、服务对象和服务范围，制定和完善统一具体的机构建设标准、设施标准、从业人员上岗标准、服务标准和管理规范，建立健全机构星级评定制度和评估制度，进而设定"医康养护融合"型养老机构的准入和退出机制。同时，建立相对集中、统一和独立的老年人长期照护服务支付机构，整合各职能部门的相应资金，如卫生部门用于社区的预防保健经费、医保费用中支付医疗机构和家庭病床的老年人医疗项目经费，以及民政和老龄部门用于机构养老和居家养老服务的补贴等，形成统一的支付体系，对"医康养护融合"型养老机构给予整体的资金扶持。积极开展城市长期照护保险制度研究试点，把参加城镇居民基本医疗保险和城镇职工医疗保险的人员纳入长期照护保险范畴，将在"医康养护融合"型养老机构和居家接受社区照护的参保老年人的医疗费、护理费纳入照护保险报销范围，并逐步实现城乡统筹。已经退休的老年人、残障老年人、失能半失能老年人的长期照护保险费从医疗保险统筹基金和个人账户中抽取，政府按照一定比例划转福彩公益金予以补贴，个人和用人单位不用缴费。"医康养护融合"型养老机构在通过医疗保险主管部门审核批准后，可列为医保定点和长期照护保险定点单位。

"医康养护融合"型养老机构的设置是目前解决我国养老问题的刚需模式，其前提是政策，需要尽快建立民政、卫生、社保、财政等部门互认的以健康生活、健康老龄化为目标的需求评估标准，同时提供资金保障，需打通养老、医疗和社保的政策通道，民政、卫生、人社等部门制定医康养护人才培养、使用和激励政策，同时明确养老机构设立医疗机构

Note

所需设施的条件和申报审批程序,故"医康养护融合"养老模式的实现是一个任重而道远的过程。

(王平　李鸢)

第四节　适老环境改造及辅助器具使用

本节PPT

一、概述

(一) 定义

适老环境改造及辅助器具是康复治疗的重要内容之一,2001 年世界卫生组织(WHO)颁布了《国际功能、残疾和健康分类》(简称 ICF),为从生物、心理和社会角度认识损伤所造成的影响提供了一种理论模式。ICF 由两大部分组成:第一部分是功能和残疾,包括身体功能(用 b 表示)和身体结构(用 s 表示)、活动和参与(用 d 表示);第二部分是背景性因素,主要指环境因素(用 e 表示)。特别是对于一些不可逆的损伤,改变其环境,运用适当的辅助器具可提高患者生存质量,促使其回归家庭,回归社会。

环境因素,是指形成个体生活背景的外部或外在世界的所有方面,并对人产生影响,包括物质环境、社会环境和态度环境。

辅助技术,是指用来帮助老年人、残疾人进行功能补偿以促进其独立生活发挥工作能力的技术。

辅助器具,主要是为患者的自理提供一个有效和重要的帮助,以减少患者对他人帮助的需要和依赖。辅助器具是物理环境中人工物件的一种,因此,辅助器具的使用也是环境改造的一部分。要决定患者是否需要辅助器具,取决于治疗师对患者情况的综合考虑。据估计,临床上有 50%～85%的患者需要持续地使用辅助器具。

(二) 辅助器具

1. 辅具器具的分类

(1) 按使用人群,辅助器具分为肢体残疾辅助器具、听力残疾辅助器具、言语残疾辅助器具、视力残疾辅助器具、精神残疾辅助器具、智力残疾辅助器具。

(2) 按使用用途,辅助器具分为移动类辅助器具、生活类辅助器具、信息类辅助器具、训练类辅助器具、教育类辅助器具、就业类辅助器具、娱乐类辅助器具。

2. 辅助器的功能

(1) 代偿失去的功能　截肢者装配假肢后,可以像健全人一样行走、骑车和负重劳动。

(2) 补偿减弱的功能　佩戴助听器能够使具有残余听力的耳聋患者重新听到外界的声音。

(3) 恢复和改善功能　足下垂者配置足托矫形器能够有效地改善步态,偏瘫患者能够通过平行杠、助行器等康复训练器具的训练恢复其行走功能。

(三) 辅助器具作用

(1) 自理生活的依靠　辅助器具涉及起居、洗漱、进食、行动、如厕、家务、交流等生活

Note

的各个层面,是发挥功能障碍者潜能、辅助自理生活的重要工具。

（2）全面康复的工具　辅助器具涉及医疗康复、教育康复、职业康复和社会康复的各个领域,是康复必不可少的工具。

（3）提供保护和支持　如矫形器用于早期骨折的固定和保护。

（4）提高学习和交流能力　助听器、书写、阅读、电脑、打电话等可以提高学习和交流能力。

（5）改善心理功能　患者能通过辅助器具重新站立和行走,可增加患者对生活的勇气,对疾病的信心,改善心理功能。

（6）节约社会资源、提高生活质量　减少患者住院时间,减少人、财、物的浪费,增加患者社会活动的参与,从而提高生活质量。

（四）辅助器具应用原则

（1）公平原则　不受其他条件限制,公平对待每一个有需要的患者。

（2）简单实用原则　在确保功能的前提下,尽可能地选择简单易行、实用的辅助器具。

（3）节省体能原则　辅助器具有利于节约能量的消耗,不易引起患者疲惫。

（4）安全有效原则　选用辅具器具必须是安全的,并且能有效减轻功能障碍。

（5）个性化原则　因人而异,根据患者功能选择适当的辅助器具。可以根据患者需要和喜好选择。

二、评估

（一）环境的评定

患者(残疾人)出院后回归家庭生活,能否做到真正独立,能否参加社会生活,除了身体因素外,环境也是重要的影响因素。

1. 家居环境的评定　居住环境的评定对每个残疾人在一定程度上把持功能独立具有非常重要的意义。居住环境的评定通常在开始计划出院时进行。评定的依据是调查问卷和与患者及其家属所做的交谈,必要时进行家访,家访时患者及家属应在现场。观察的主要内容包括住宅的外部结构和内部结构,主要考察入口、楼梯、地面、家用电器的安全性、浴室的安全性、电源插座的位置、电话及紧急出口等。评定顺序可以按照患者的日常生活规律顺序进行,应该记录不能完成的项目及其原因,住宅内外环境的评定包括住宅类型、入口、进入住宅的通道、户内入口和通道、客厅、卧室、餐厅、盥洗室、厨房、洗衣、打扫卫生、应付紧急情况等 12 项内容,评完之后制定一张包括室内外环境的平面图并记录道路与住所的位置关系。

2. 工作环境的评定　工作环境是环境评定的重要组成部分,评定患者工作环境的最有效办法是进行实地考察。

实地考察工作环境时应注意从人体工程学角度进行分析。

3. 社区环境的评定　社区环境包括各种社区资源和社区服务。对于期望回归家庭、回归社会的患者来说,社会环境的评定十分必要。在社区环境评定中,残疾者能否利用交通以及各种社会服务是重点。

（二）辅助技术评估

功能障碍不同,辅助器具就不同,所以在选择辅助器具前需要进行系统的辅助技术评估。了解患者目前功能及预后情况,选择最合适的辅助器具。

1. 物件的评估 包括使物件更实用、易于使用或更易于拿取。在考虑物件的实用性时,必须注意所选择的物件的外观不能太怪异和唐突,但同时又要有效地弥补环境的缺陷与不足。另一方面,物件的使用要配合患者的感觉运动能力和认知功能水平,例如,在楼梯上加装高度合适的扶手,对于有认知障碍的患者,可以在扶手上加一些简单的指引或图片。

国际通用的无障碍设计标准如下。

在公共建筑的入口处设置取代台阶的坡道,其坡度应不大于1/12;在盲人经常出入处设置盲道,在十字路口设置利于盲人辨向的设施;门的净空宽度要在0.8 m以上,采用旋转门的需另设残疾人入口;所有建筑物走廊的净空宽度应在1.3 m以上;公厕应设有带扶手的坐式便器,门隔断应做成外开式或推拉式,以保证内部空间便于轮椅进入;电梯的入口净宽应在0.8 m以上。

2. 住房评定

(1)基本事项:一般情况、经济状况、房屋情况、平面图。

(2)日常生活能力:转移、平衡、交流等。

(3)生活环境:生活习惯、家庭环境、社区资源、人际关系。

(4)住房结构:房间的布局等。

3. 住房的具体评估

1)转移、移动 通道宽度、扶手高度、楼梯台阶、加装电梯或电动升降装置。

(1)门口 为方便使用轮椅的患者,出入口的宽度应为80 cm,最好用双开门或趟门,门口处应有1.5 m×1.5 m的平台。

(2)斜坡 倾斜角度为50°左右,或每长30 cm升高5 cm,宽度应为1~1.4 m,两侧要有5 cm高的突起围栏,以防轮子滑出;坡表面要用防滑材料,如与斜坡并行应有一部分台阶,台阶的高度不应大于15 cm。

(3)楼梯 楼梯每阶高度不应大于15 cm,深度为30 cm,两侧均需有离地面0.65~0.85 m高的扶手,梯面要用防滑材料,楼梯至少应有1.2 m的宽度。

(4)通道 通过一个轮椅和一个行人的走廊需宽1.4 m,轮椅旋转90°所需空间应为1.35 m×1.35 m;偏瘫患者用轮椅和电动轮椅360°旋转时需有2.1 m×2.1 m空间;供轮椅出入的门至少应有85 cm以上的有效宽度,通道应有1.2 m的宽度。

单拐步行时通道所需宽度为70~90 cm;双拐步行时需90~120 cm;门的有效宽度至少应为85 cm;通道宽度为1.2 m。

2)排泄 便器的高度、扶手的位置、转移是否方便等。

(1)厕所 大便池一般采用坐式马桶,高40~45 cm,两侧安置扶手,两侧扶手相距80 cm左右,若要供左和右偏瘫患者使用,扶手也可采用可以移动的,移开一侧以便轮椅靠近。单设坐式马桶仅需2 m²的总面积。

厕所的门最好是拉门,以免开关时引起麻烦,如向外开的门需患者后退才能开门,进门后需转过身来关门,向内开的门占据了室内空间,活动不便。厕所浴室门应有81.5 cm,马桶坐圈应当升高以便转移,沐浴头应采用手持式带蛇皮管的,这样患者使用时方便。

(2)洗手池 池深不必大于10 cm,排水口应位于患者够得着处;镜子应倾斜,否则患者难以照见自己较大部分的身体,镜子中心应在离地105~115 cm处,以便坐轮椅的患者使用。

3)入浴 盆浴时盆沿离地面的高度应与轮椅座高40~45 cm相近,盆周与盆沿同高处应有一些平台部分,以便患者转移和摆放一些浴用物品,地面和盆底应有一些防滑措施,水龙头用手柄式较好,盆周应有直径 4 cm 的不锈钢扶手;沐浴时用手持沐浴头,喷头最大高度应该位于坐在沐浴专用轮椅上的患者能够得着处。最小的浴洗室(内有洗手间、马桶和小浴盆)应有 2.21 m×1.52 m 的使用面积,马桶和洗手池中轴线间距不应少于 68.5 cm,与墙的距离不应少于 45 cm,否则轮椅不能靠近。

4)卧室　桌前、柜前以及床的一边应有 1.6 m 的活动空间,以便轮椅可做 360°旋转以应付各种需要;如床头一侧放床头柜,此侧离床应有 81 cm 以使轮椅进入。墙电插座以离地 30 cm 以上为宜。

4. 手杖或腋杖的使用　为合理用力并起到良好的支撑作用,手杖应有合适的长度,通常适宜的手杖长度为患者持杖站立时肘关节屈曲 30°左右,腕关节背伸,小趾前外侧 15 cm 处至腕背伸时手掌面的距离。

使用腋杖时,腋杖高度为用身高减去 41 cm;站立时大转子的高度为把手的位置,测量时患者应穿鞋站立,或者取直立位,将腋杖置于腋下,与腋窝保持 3~4 cm 距离,腋杖底端支脚垫正好在脚前侧和外侧各 15 cm 处,此时把手的高度应与大转子的位置相同。

需注意,腋杖的顶部与腋窝应有 5 cm 或三横指的距离,过高有压迫臂丛神经的危险,过低则失去稳定性,导致走路姿势不良。

1)手杖的使用方法　三点步行:先伸出手杖,再迈出患足,最后迈出健足的步行方式。此方式稳定性较好,除一些下肢运动障碍患者常采用外,大多数偏瘫患者也采用此种方法。两点步行:手杖和患足同时伸出并支撑体重,再迈出健足。手杖与患足为一点,健足为一点,交替支撑体重。此种步行速度快,因此,当患者具有一定的平衡功能或较好地掌握了三点步行时,可进行二点步行训练。

2)腋杖的使用方法　腋杖分双侧和单侧使用,双侧辅助行走时有如下多种步法。

(1)交替拖地步　将左拐向前方伸出,再伸右拐,双足同时拖地向前移动至拐脚附近。

(2)同时拖地步　双拐同时向前方伸出,两脚拖地移动至拐脚附近。

(3)摆至步　双拐同时向前方伸出,患者身体重心前移,利用上肢支撑力使双足离地,下肢同时摆动,双足在拐脚附近着地。此种步行方式适用于双下肢完全瘫痪而无法交替移动的患者。移动速度较快,可减少腰部及髋部用力。

(4)摆过步　双侧拐同时向前方伸出,患者支撑把手,使身体重心前移,利用上肢支撑力使双足离地,下肢向前摆动,双足在拐杖着地点前方的位置着地。训练时注意防止膝关节屈曲、躯干前屈而跌倒。适用于双下肢完全瘫痪,上肢肌力强壮的患者,是拄拐步行中最快速的移动方式。

(5)四点步行法　如图 11-4-1 所示:①持杖站稳;②一侧腋杖向前;③对侧腿向前跟进;④另一侧腋杖向前;⑤对侧腿向前跟进;重复②、③、④、⑤。

(6)二点步行法　见图 11-4-2:①持杖站稳;②一侧腋杖和对侧腿向前;③另一侧腋杖和对侧腿向前;重复②、③。

(7)上台阶　见图 11-4-3:①双脚位于台阶边缘持杖站稳;②腋杖移上台阶随后健腿迈上台阶;③患腿跟上台阶;重复②、③。

(8)下台阶　见图 11-4-4:①双脚置于台阶边缘持杖站稳;②腋杖移下台阶,随后患腿移下台阶;③健腿跟下台阶;重复②、③。

5. 轮椅的使用　展开:双手握住把套向两侧轻拉,使左右车架稍许分开,在坐垫两侧用手心向下轻压至定位处,轮椅车即自行展开平放;展开时,切勿硬扳车架,以免损坏各

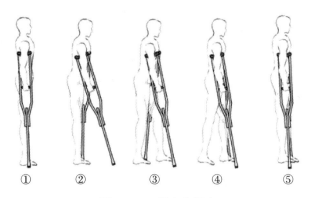

① ② ③ ④ ⑤

图 11-4-1 四点步行法

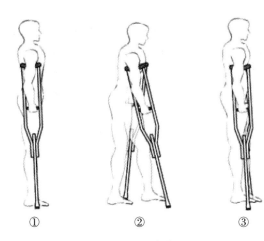

① ② ③

图 11-4-2 二点步行法

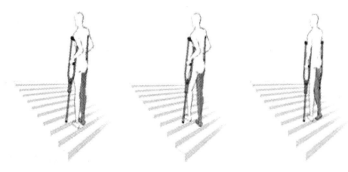

图 11-4-3 上台阶

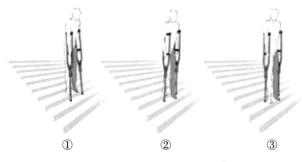

① ② ③

图 11-4-4 下台阶

部件,向下压坐垫时,勿将手指握住左右支撑管,以免夹伤手指。折叠:先将左右脚踏板翻起,用两手抓住坐垫两端向上提起,即可折叠。坐便轮椅的折叠:先取下便桶及坐垫,然后折叠。

手动轮椅的操作方法如下。

1)上车

(1)将展开的轮椅平放在地上。

(2)扳动刹车,刹住左右后轮。

(3)把脚踏板收起,移近轮椅,扶住左右扶手,慢慢坐到坐垫上。

(4)坐上轮椅之后,展开脚踏板,放脚到脚踏板上,系好安全带。

(5)松开刹车即可推行。

2)行驶

(1)在行驶过程中,如遇障碍物,护理人员需双手握住把手套同时用脚踩脚踏套,使前轮抬起越过障碍物,后轮碰到障碍物时,双手紧握把手套,向上提起后轮,即可越过障碍物。

(2)行驶过程中,如遇大的障碍物或台阶,需要两人紧握轮椅两侧大架,将轮椅平抬越过障碍物。

(3)下坡时须倒行,用双手握住手推圈,以控制下坡速度,坡度过陡时需要有护理人员控制,护理人员应该倒行缓慢下坡,上坡即为正常推行。

3)下车 刹住刹车;翻起脚踏板;双脚踩稳地面;松开安全带;手握扶手或由护理人员搀扶站离轮椅。

4)脚踏板高度的调节

(1)脚踏板上共有 4 个调节孔位,可根据乘坐者的身高及腿长调节至合适高度。

(2)用附件内六角扳手松开并取出脚踏板上的固定螺栓。

(3)调节脚踏板到适当高度的孔位,穿上螺栓拧紧。

5)保养和维护

(1)轮椅使用前应检查前轮、后轮、刹车等各部位的螺丝及后轮辐条,如有松动应拧紧(由于运输颠簸等原因,可能会造成轮椅螺丝的松动)。

(2)检查车胎充气是否正常,如气不足,应及时充气,充气方法与自行车相同。

(3)轮椅在使用过程中,每月都需要检查各部位机动、螺丝及后轮辐条是否松动,若松动应及时拧紧,以免产生安全隐患。

(4)活动部位每周应加润滑油,以防活动不灵活。

(5)轮椅车使用后,应用软干布将表面水汽、污物等擦干净,以防生锈。

(6)轮椅应存放在干燥的场所,以免受潮生锈;坐垫、靠背应保持清洁。

6)注意事项

(1)严禁踩踏脚踏板上下轮椅。

(2)严禁未刹住刹车时上下轮椅。

(3)轮椅在行驶过程中,尤其是下坡时严禁使用刹车,以免翻车带来人身伤害;每月检查轮椅的紧固件,如松动应及时拧紧。

(欧阳滢 彭罗平)

Note

参考文献

CANKAOWENXIAN

[1] 邸淑珍.老年护理[M].北京:中国中医药出版社,2016.

[2] 陈冀英.老年人康复护理[M].北京:北京师范大学出版社,2015.

[3] 张绍岚,何小花.疾病康复[M].北京:人民卫生出版社,2014.

[4] 南登昆,黄晓琳,燕铁斌.康复医学[M].5版.北京:人民卫生出版社,2013.

[5] 倪朝民.神经康复学[M].2版.北京:人民卫生出版社,2013.

[6] 燕铁斌,梁维松,冉春风.现代康复治疗学[M].2版.广州:广州科技出版社,2012.

[7] 张长杰,岳寿伟.肌肉骨骼康复学[M].2版.北京:人民卫生出版社,2013.

[8] 莫剑忠,江石湖,萧树东.江绍基胃肠病学[M].上海:上海科学技术出版社,2014.

[9] 何平先,袁杰,冯晓敏.成人健康护理学[M].北京:人民卫生出版社,2013.

[10] 陶秀彬,侯晓山,刘芳娥.老年护理学[M].天津:天津科学技术出版社,2017.

[11] 化前珍,胡秀英.老年护理学[M].4版.北京:人民卫生出版社,2017.

[12] 万学红,卢雪峰.诊断学[M].8版.北京:人民卫生出版社,2013.

[13] 唐强,张安仁.临床康复学[M].北京:人民卫生出版社,2012.

[14] 葛均波,徐永健.内科学[M].8版.北京:人民卫生出版社,2013.

[15] 中华医学会内分泌学分会.中国2型糖尿病合并肥胖综合管理专家共识[J].中华内分泌代谢杂志,2016,32(8):623-627.

[16] 中国成人2型糖尿病胰岛素促泌剂应用的专家共识[J].糖尿病天地(临床),2016.10(12):549-553.

[17] 洪天配,母义明,纪立农,等.2型糖尿病合并动脉粥样硬化性心血管疾病患者降糖药物应用专家共识[J].中国介入心脏病学杂志,2017,25(07):361-371.

[18] 中国2型糖尿病防治指南(2013年版)[J].中国糖尿病杂志,2014,22(08):2-42.

[19] 宁光,高润霖,王卫庆,等.2型糖尿病早期大血管病变无创性检查的专家共识[J].中国循环杂志,2014,29(03):167-171.

[20] 母义明,纪立农.二甲双胍临床应用专家共识(2016版)[J].中国糖尿病杂志,2016,24(10):871-884.

[21] 梁银利.中医辨证联合穴位埋线治疗单纯性肥胖症的临床疗效[J].临床医学研究与实践,2017,(32):134-135.

[22] 方芳,朱丹平.二甲双胍治疗单纯性肥胖症疗效的系统评价[J].中国医院用药评价与分析,2017,17(08):1097-1100.

[23] 韩静,王亚平,张炜,等.中药健脾祛湿法结合运动干预肥胖症临床疗效观察

[J].时珍国医国药,2017,28(08):1924-1926.

[24] 赵宇星,朱惠娟,王林杰.2016年美国临床内分泌医师学会//美国内分泌学会肥胖症综合管理临床实践指南解读[J].中国糖尿病杂志,2017,25(01):10-13.

[25] 崔家玉,谢晓慧.肥胖症的药物治疗进展[J].中国新药杂志,2016,25(02):163-169.

[26] 张勤奕,王洋.解读2014年美国心脏协会指南有关颈动脉支架的更新[J].中华老年心脑血管病杂志,2015,17(09):1004-1005.

[27] 章雄,王廷峰,张鹏.肠道微生物与减肥手术治疗肥胖症和2型糖尿病相关性的研究进展[J].中华肥胖与代谢病电子杂志,2015,1(02):95-97.

[28] 雷枭,牛彩琴,任继刚.中医治疗肥胖症的作用机制研究进展[J].现代中西医结合杂志,2017,26(28):3189-3192.

[29] 张鹏,郑成竹.中国肥胖和2型糖尿病外科治疗指南解读[J].糖尿病天地(临床),2016,10(10):462-465.

[30] 桑德春,贾子善.老年康复学[M].北京:北京科学技术出版社,2016.

[31] 恽晓平.康复疗法评定学[M].2版.北京:华夏出版社,2014.

[32] 李小鹰,郑秋甫.老年医学与保健(内科卷)[M].北京:人民军医出版社,2013.

[33] 闵水平,孙晓莉.作业治疗技术[M].2版.北京:人民卫生出版社,2014.

[34] 化前珍,胡秀英.老年护理学[M].4版.北京:人民卫生出版社,2017.

[35] 燕铁斌、尹安春.康复护理学[M].4版.北京:人民卫生出版社,2017.

[36] 陈峰.老年综合任管理[M].北京:中国协和医科大学出版社,2010.

[37] 童坦君,乐宗玉.医学老年学[M].北京:人民卫生出版社,2006.

[38] 王晓明.老年医学[M].西安:第四军医大学出版社,2011.

[39] 董碧蓉.老年病学[M].成都:四川大学出版社,2009.

[40] 何静.浅析社区老年人的居家护理和保健[J].中外医学研究,2013,11(8):106.

[41] 王有娟,宋丽淑,杜丽英.社区老年人居家护理现状分析[J].社区医学杂志,2008,6(14):5-7.

[42] 万霞,黄煊,赵晶晶,等.我国老年居家康复护理现状与研究进展[J].上海护理,2013,13(1):57-60.

[43] 郑彩娥,李秀云.实用康复护理学[M].北京:人民卫生出版社,2012.

[44] 周立平,杨雪琴,冷玉清.老年护理[M].武汉:华中科技大学出版社,2014.

[45] 黄佳豪,孟昉.医养结合养老模式的必要性、困境与对策[J].中国卫生政策研究,2014,6(7):63-68.

[46] 刘文俊,孙晓伟,张亮.构建全民健康覆盖视角下"医养结合"养老服务模式的必要性[J].中国卫生经济,2016,1(35):35-37.

[47] 窦祖林.作业治疗学[M].2版.北京:人民卫生出版社,2013.

[48] 孙权.康复评定[M].2版.北京:人民卫生出版社,2014.

[49] 林成杰.物理治疗技术[M].2版.北京:人民卫生出版社,2014.

[50] 黄学英.康复护理学[M].2版.北京:中国医药科技出版社,2012.